健康管理师
（二级）
知识手册

主编　朱宝立　巴璐

南京出版传媒集团
南京出版社

图书在版编目（CIP）数据

健康管理师（二级）知识手册 / 朱宝立，巴璐主编
. -- 南京：南京出版社，2023.11
ISBN 978-7-5533-4416-4

Ⅰ. ①健… Ⅱ. ①朱… ②巴… Ⅲ. ①保健 - 资格考试 - 自学参考资料 Ⅳ. ①R161

中国国家版本馆CIP数据核字（2023）第197564号

书　　名： 健康管理师（二级）知识手册
主　　编： 朱宝立　巴璐
策　　划： 范志娟　徐海燕　陈建祥
出版发行： 南京出版传媒集团
南 京 出 版 社

社址：南京市太平门街53号　　邮编：210016
网址：http://www.njcbs.cn　　电子信箱：njcbs1988@163.com
联系电话：025-83283893、83283864（营销）　025-83112257（编务）

出 版 人： 项晓宁
出 品 人： 卢海鸣
责任编辑： 翟聪睿
装帧设计： 赵海玥
责任印制： 杨福彬

排　　版： 南京新华丰制版有限公司
印　　刷： 南京京新印刷有限公司
开　　本： 787 毫米 × 1092 毫米　1/16
印　　张： 20.25
字　　数： 349千字
版　　次： 2023年11月第 1 版
印　　次： 2023年11月第 1 次印刷
书　　号： ISBN 978-7-5533-4416-4
定　　价： 55.00 元

用微信或京东APP扫码购书

用淘宝APP扫码购书

目 录

第一章　职业道德

第一节　职业道德基本知识

一、职业道德概念

不同社会制度和社会阶层有不同的道德标准。道德，就是由一定社会的经济基础所决定，以善恶为评价标准，以法律为保障并依靠社会舆论和人们内心信念来维系的，调整人与人、人与社会及社会各成员之间关系的行为规范总和。

职业道德是道德在职业行为中的反映，它是一种内在的、非强制性的约束机制，是用来调整职业个人、职业团体和社会成员之间关系的行为准则和规范。

二、职业道德的本质

职业道德是生产发展和社会分工的产物，生产的发展和社会分工的出现是职业道德形成、发展的历史条件。

职业道德是人们在职业实践活动中形成的规范，人们在各种各样的职业活动实践中，逐渐地认识人与人之间、个人与社会之间的道德关系，从而形成了与职业实践活动相联系的特殊的道德心理、道德观念、道德标准。

职业道德是职业活动的客观要求，它集中地体现着社会关系的三大要素——责、权、利。

其一，每种职业都承担一定的社会责任，即职责。当人们以什么态度来对待和履行自己的职业责任时，就使职业责任具有道德意义，成为职业道德责任。

其二，每种职业都享有一定的社会权力，即职权。如何行使职业权力，必然联系着社会道德问题。

其三，每种职业都体现和处理一定的利益关系，如何处理好它们之间的关系，不仅是职业的责任和权力之所在，也是职业内在的道德内容。

总之，没有相应的道德规范，职业就不可能真正担负起它的社会职能。职业道德是职业活动自身的一种必要的生存与发展条件。

职业道德是社会经济关系决定的特殊社会意识形态，深深根植于社会经济关系之中，决定于社会经济关系的性质，并随着社会经济关系的变化而变化发展着。

在人类历史上，社会的经济关系归根到底只有两种形式：一种是以生产资料私有制为基础的经济结构；一种是以生产资料公有制为基础的经济结构。以公有制为基础的社会主义职业道德与私有制条件下的各种职业道德有着根本性的区别。

三、职业道德基本要求

我国现阶段各行各业普遍适用的职业道德基本内容为“爱岗敬业、诚实守信、办事公道、服务群众、奉献社会”。

（一）爱岗敬业

爱岗敬业就是“干一行爱一行”，是人类社会所有职业道德的一条核心规范。要求从业者热爱自己所从事的职业。

爱岗，热爱自己的本职工作，为做好本职工作尽心竭力。

敬业，用恭敬严肃的态度对待自己的职业。

（二）诚实守信

诚实，实事求是地待人做事，不弄虚作假；守信，讲求信誉，重信誉，信守诺言。

（三）办事公道

秉公办事指对不同的服务对象一视同仁，不因职位高低、贫富亲疏而区别对待，不以貌取人。

（四）服务群众

服务群众指听取群众意见，了解群众需要，为群众着想，端正服务态度，改进服务措施，提高服务质量。做好本职工作是服务群众最直接的体现。

（五）奉献社会

履行对社会、对他人的义务，自觉地、努力地为社会、为他人做出贡献是社会主义职业道德的最高境界和最终目的。

四、健康管理师基本职业守则

1. 健康管理师不应在性别、年龄、职业、民族、国籍、宗教信仰、价值观等方面歧视个体或群体。

2. 健康管理师首先应该让个体或群体了解健康管理工作的性质、特点以及个体或群体自身的权利和义务。

3. 健康管理师在对个体或群体进行健康管理工作时，应与个体或群体对工作的重点进行讨论并达成一致意见，必要时（如采用某些干预措施时）应与个体或群体签订书面协议。

第二节　职业守则

一、健康管理师保密原则

健康管理师有责任向个人或群体说明健康管理工作的相关保密原则，以及应用这一原则的限度。

在健康管理工作中，一旦发现个人或群体有危害自身或他人的情况，应采取必要的措施，防止意外事件发生（必要时应通知有关部门或家属），应将有关保密的信息暴露限制在最低范围之内。

健康管理工作中的有关信息，包括个案记录、检查资料、信件、录音、录像和其他资料，均属专业信息，应在严格保密的情况下进行保存，不得泄露。

健康管理师只有在个体同意的情况下才能对工作或危险因素干预过程进行录音、录像。在因专业需要进行案例讨论，或采用案例进行教学、科研、写作等工作时，应隐去可能会据此辨认出个体的有关信息。

二、医学伦理与健康管理伦理关系

医学伦理学是研究医学道德及与之密切相关内容的科学，是伦理学的分支。传统的医学伦理学也称医德学，它的范围局限在医疗职业内，现代的医学伦理学则超出了医疗职业范围。

健康管理伦理是指个人、团体、国家在健康管理中应该遵守的行为准则和规范，以及个人、团体、国家对公众健康应该承担的道德责任。健康管理伦理是医学伦理的重要组成部分和丰富发展。

健康管理中的伦理原则是：

（一）以人为本、以健康为中心的原则

要求从业者做到了解、热爱服务对象，尊重服务对象，面向社区各个层次提供不同服务，正确判断、及时处理服务对象的相关健康问题。

（二）公平、合理的原则

（三）保守秘密的原则

特别要注意做好上门服务的保密工作。

（四）有利和主体原则

1. 让健康管理“花钱少，获益大”。

2. 维护服务对象利益，并使之利益最大化。

3. 健康为主，效果明显。

4. 争取服务对象的配合，发挥服务对象的主体作用。

（五）优质服务的原则

1. 了解、发现服务对象健康需求。

2. 以生活方式疾病为管理重点，加强对慢性非传染性疾病的预防与控制。

3. 加强对健康管理人员的培养，使健康管理队伍尽快从以治疗为主转变为具有较高健康管理能力和水平的健康管理提供者。

4. 顺应社会需求，提高健康管理质量。

三、健康管理伦理的规范

健康管理的伦理关系包括健康管理机构及健康管理提供者与社会人群的关系；健康管理提供者与服务对象的关系；健康管理提供者之间的关系；健康管理提供者、服务对象与社会、环境的关系等。

健康管理的伦理规范旨在规范健康管理提供者与服务对象双方的行为，协调健康管理提供者与服务对象间的关系，实质是为了提高健康管理质量。在健康管理提供者与服务对象的关系中，健康管理提供者往往处于主导地位，是主要道德责任方，服务对象处于接受服务地位，是次要道德责任方。因此，健康管理提供者的道德水平决定着社会对健康管理行业的评价，直接影响着健康管理的发展。

健康管理伦理的规范的内容如下。

（一）健康管理提供者应遵守的规范

以人为本、文明管理；增进责任、积极主动；尊重个性、保护隐私；加强修养、提高水平；健全机制、规范制度；有效评价、完善监督；服务社会、保障健康。

（二）服务对象应遵守的规范

与时俱进、科学理念；重视权利、履行义务；配合管理、体现主体；彰显责任、实践健康。

（三）健康管理提供者与服务对象应共同遵守的规范

双方平等、互相尊重；遵守法律、实践规范；相互信任、相互依托；良好合作、健康和谐。

四、健康管理伦理权利与义务的概念

（一）健康管理权利

健康管理中的权利一般是指在健康管理过程中，服务对象和健康管理提供者应有的权利和应保障的利益。它不同于法律上的权利。在健康管理实践中，无论是健康管理提供者还是服务对象，凡是脱离和超出社会现实的权利，是不可能得到伦理支持的。

在健康管理的服务过程中，健康管理服务对象与健康管理提供者之间由于掌握的医学知识、所处地位、职责的不同，在健康管理关系中承担不同的责任并享有相应的权利。

1. 服务对象在健康管理中的权利：

（1）合理的、平等的健康保健权；

（2）知晓健康管理相关措施及进程的权利；

（3）保护自身正当利益的权利；

（4）要求保护秘密和隐私的权利；

（5）要求赔偿健康损害的权利。

2. 健康管理提供者在健康管理中的权利：维护服务对象健康的权利，为服务对象提供健康服务的权利，恰当地使用干涉权、拒绝权等。

（二）健康管理义务

健康管理提供者与服务对象的权利是与其须承担的义务相对应的。

1. 健康管理提供者在健康管理中的义务：由对服务对象的义务和对社会的义务构成。

（1）对服务对象的义务：

①为服务对象提供健康保健服务的义务，运用所掌握的健康知识和技能尽最大努力为服务对象提供健康保健服务，这是健康管理提供者对服务对象义不容辞的义务和责任；

②为服务对象解除痛苦的义务；

③对服务对象进行宣传、教育的义务；

④为服务对象保守秘密、保护隐私的义务；

⑤满足服务对象正当需求的义务。

（2）对社会的义务：

①面向全社会、全人类的预防保健义务；

②提高社会人群生命质量的义务；

③推进健康事业发展的义务。

2．服务对象在健康管理中的义务

（1）保持和恢复健康的义务：个人应该努力消除或远离导致疾病发生或影响健康的重要因素；建立科学的生活方式，养成良好的生活习惯，促进健康。

（2）承担相关费用的义务：每个服务对象在健康管理中都要承担相应的医药、保健费用，以支持健康管理事业的发展，维护自身健康。

（3）支持、配合健康管理提供者的健康管理工作义务：应配合健康管理提供者的工作，参与各种卫生防疫和环境治理活动。

第三节　礼仪和礼貌语言知识

一、沟通技巧

人际沟通技巧指在人际沟通活动中为有效地达到预期目的而采用的语言和非语言的方式方法。人际传播的基本技巧包括：

（一）说话技巧

1．用听者熟悉、能懂的语言。

2．语气和蔼亲切。

3．讲话速度适中，避免过快和过慢。

4．声音应该有高低起伏，不要平铺直叙。

5．发音吐词要清晰，要让对方能够听清楚。

6．讲话的语气要生动。

7．适当重复重要的和不易被理解的话。

8．在与对方交谈时说话要有停顿，避免长时间自己一个人说话。

9．避免使用专业词汇，尽量用通俗语言代替专业术语。

10. 恰当地运用举例引证、示范与演示的技巧。

（二）倾听技巧

1. 尽可能地多听，留意听。

2. 不轻易打断对方的讲话，耐心地等对方讲完。

3. 始终保持友好和礼貌。

4. 不急于表达自己的观点，不轻易对对方的话做出评论。

5. 不应在听对方讲话时被其他事情干扰。

6. 对敏感的问题更要善于听出话外音。

（三）提问技巧

1. 提问题时要注意对方的表情和感受。

2. 要设法使服务对象感到所提问题与自己利益相关。

3. 对敏感问题的提问形式尤其要注意，不要单刀直入。

4. 了解对方的态度、观点时，应该使用开放型问题。

5. 在提问探究型问题时应特别注意语气缓和、态度轻松，不可用质问的语气。

6. 要想收集到真实信息，不能用诱导型提问。

7. 问题尽量简练、明确，不提复合型问题。

（四）观察技巧

简单地说观察就是用眼睛看，交流时对方往往会不自觉地以非语言方式表达出内心的活动。

（五）反馈技巧

在人际交流中有3种反馈形式：语言反馈、体语反馈和书面反馈。

依据性质的不同，反馈也可分为3种：积极性反馈、消极性反馈和模糊性反馈。

在人际交流中，传者和受传者互为反馈，健康管理师应掌握以下反馈的技巧。

1. 听对方的陈述时，要集中注意力，并随时用表情、体语来表示自己对对方谈话的兴趣。

2. 恰当运用体语。

3. 支持对方的正确观点和行为时要态度鲜明。

4. 纠正对方的错误观点和行为时要和缓、婉转、耐心。

5. 对有些敏感问题和难以回答的问题可以暂时回避，不做正面解答。

6. 对于知识性问题或决策性问题，不要给对方似是而非、含糊不清的回答。

7. 对不同人提出的相同问题，回答可以因人而异。

二、非语言沟通技巧

1. 动态体语：以点头表示肯定，以摇头表示否定；微笑、握手表示友好；用亲切的目光注视对方表示尊重。

2. 静态体语：服饰整洁，仪表端庄。

3. 类语言：改变声调节奏、合理运用笑声，可以起到调节气氛的效果。

4. 时间语：如提前到达会场或约会地点、准时赴约，可以给人以信赖感。

5. 空间语：如安静整洁的环境，给人以安全感和轻松感。

第二章　基础知识

第一节　健康管理基本知识

一、健康管理的基本概念

（一）健康管理定义

1. 健康：1948年，《世界卫生组织（WHO）宪章》中首次提出三维的健康概念，1989年，WHO进一步完善了健康的概念，指出健康应是“生理、心理、社会适应和道德方面的良好状态”。

2. 管理：健康服务领域中的管理可看作是以改善个人和人群健康状态以达到最大健康效益的过程。

3. 对健康管理的含义，存在着不同视角的理解：

从公共卫生角度：健康管理就是找出健康的危险因素，然后进行连续监测和有效控制；

从预防保健角度：健康管理就是通过体检早期发现疾病，并做到早诊断及早治疗；

从健康体检角度：健康管理是健康体检的延伸与扩展；

从疾病管理角度：健康管理就是更加积极主动地筛查与及时诊治疾病。

2009年，中华医学会健康管理学分会颁布了《健康管理概念与学科体系的中国专家初步共识》，提出：健康管理是以现代健康概念（生理、心理和社会适应能力）和新的医学模式（生理-心理-社会医学模式）以及中医治未病为指导，通过采用现代医学和现代管理学的理论、技术、方法和手段，对个体或群体整体健康状况及其影响健康的危险因素进行全面检测、评估、有效干预与连续跟踪服务的医学行为及过程。

（二）健康管理研究与服务内容

健康管理由最初单一的健康体检与生活方式指导，发展到目前的国家或国际组织全民健康促进战略规划的制定、个体或群体全面健康检测、健康风险评估与控制管理。

健康管理的宗旨是有效地利用有限的资源来达到最大的健康效果。

健康管理服务的两大支撑点是信息技术和金融保险。

健康管理的任务是防大病、管慢病、促健康。

健康管理的特点是标准化、足量化、个体化和系统化。

（三）健康管理的科学性建立在慢性病的两个特点上

首先，健康和疾病的动态平衡关系及疾病的发生、发展过程及干预策略是健康管理的科学基础之一。个体从健康到疾病要经历一个完整的发生和发展过程。这个过程一般从处于低危险状态到高危险状态，再到发生早期改变，最后出现临床症状。其次，慢性病的危险因素中，大部分属于可改变因素，这为健康风险的控制提供了第二个重要的科学基础。因此，健康管理即是要对这类危险因素进行早期发现、早期评估和早期干预，以实现维护健康的目的。

（四）健康管理基本策略

健康管理有6种基本策略：生活方式管理、需求管理、疾病管理、灾难性病伤管理、残疾管理和综合群体健康管理

1. 生活方式管理是指以个人或自我为核心的卫生保健活动，强调个人选择行为方式的重要性。生活方式管理通过健康促进技术，如行为纠正和健康教育，让人们远离不良行为。针对个体和群体的特点，有效整合三级预防，是生活方式管理的真谛。不管应用了什么样的方法和技术，生活方式管理的目的都是相同的，即通过选择健康的生活方式，减少疾病的危险因素，预防疾病或伤害的发生。

2. 需求管理实质上是通过帮助健康消费者维护自身健康和寻求恰当的健康服务来控制医疗成本，促进健康服务的合理利用。

3. 疾病管理是一个协调医疗保健干预和与病人沟通的系统，它强调病人自我保健的重要性。疾病管理支撑医患关系和保健计划，强调运用循证医学和增强个人能力的策略来预防疾病的恶化，它以持续性地改善个体或群体健康为基准来评估临床、人文和经济方面的效果。

4. 灾难性病伤管理关注的是“灾难性”的疾病或伤害。这里的“灾难性”是指对健康的危害十分严重，也可指其造成的医疗卫生花费巨大，常见于肿瘤、肾衰竭、严重外伤等情形。

5. 残疾管理的目的是减少工作地点发生残疾事故的频率和费用代价。

6. 综合的人群健康管理是通过协调上述不同的健康管理策略来对个体提供更为全面的健康管理。

二、社区健康管理的实施策略

（一）社区健康管理的需求

提高社区居民的健康素养是社区健康管理的基本前提；构建全民基本健康保障体系是开展社区健康管理的根本需求；实施全科医师制度是开展社区健康管理的重要保障；非传染性疾病防控是开展社区健康管理的主要任务；积极应对人的老龄化是社区健康管理的重要内容；促进不良生活方式（行为）转变是开展社区健康管理的基本策略。

（二）社区健康管理实施策略

社区健康管理实施策略有宏观政策与先进观念策略、一般人群策略、高风险人群策略与慢性病人群策略。

1．宏观政策与先进观念策略。认真贯彻新医改方针和《“健康中国2030”规划纲要》，学习梳理现代健康观、医学观与医事观。开展社区健康管理必须以《中共中央　国务院关于深化医药卫生体制改革的意见》和《“健康中国2030”规划纲要》为指导，积极贯彻“以健康为中心”“疾病预防为重点”和“战略前移”“重心下移”的全民基本健康保障体系的方针；牢固树立现代健康观（多维健康概念：生理正常、心理健康、社会适应、环境和谐）、医学观（以健康为中心、疾病预防为主、病前及疾病早期或康复期人群为目标人群、健康管理为基本手段、“生物-心理-社会-环境”医学模式等作为主要内涵的健康医学观）与医事观（现代健康观与医学观指导下的健康事业观，包括健康教育与健康促进观、疾病预防观、健康管理与疾病管理观等）。

2．一般人群策略。坚持预防为主方针，促进健康素养行动。针对社区健康人群或低风险人群的地域分布特点，采取针对性的健康教育与健康促进手段，以提高社区一般人群的健康素养与自主防病能力。

3．高风险人群策略与慢性病人群策略。持续监测、干预疾病风险因素，最大限度地降低非传染性疾病发病率。针对社区慢性病高危人群主要生物学和行为学危险因素，开展人群筛查和连续监测，依据筛查和监测结果进行针对性的健康教育及健康促进活动，强化生活方式改善与非药物干预为主的健康管理措施，促进高风险人群向低风险人群转化，提高高血压、糖尿病、脑卒中、冠心病等相关非传染性疾病及其风险因素的知晓率、干预率及管理达标率，降低其发病率、致残率与致死率。

三、社区健康管理的实施要点

（一）提高个体健康素养及自主健康管理能力

中国居民健康素养三要素包括：具备基本知识和理念素养、具备健康生活方式与行为素养、拥有基本技能。为提高个体健康素养，一要大力推进社区健康教育与健康促进工作，二要努力探索提高全民健康素养水平的新思路和新方法，三要定期开展社区居民健康素养监测与健康状况调查，以监测、调查结果激励和引领社区居民健康素养促进行动的开展。

（二）加强社区人群健康监测与疾病早期筛查

健康监测与疾病早期筛查是健康管理的基本步骤及重要手段，也是开展社区健康管理的基本任务与重要环节。根据监测和筛查结果，可以进行疾病风险评估与分层。

（三）突出慢性病高风险人群健康干预与健康指导

健康干预与健康指导是健康管理的关键环节与重要步骤，社区健康干预分为群体干预与个体干预，重点人群是非传染性疾病高风险人群，其中群体干预的措施有社区健康素养培训课堂、群众性健身活动、运动设施的投放和环境改造等。

（四）重视家庭医学保健与老年人健康照护

开展社区健康管理应重视家庭医学保健和针对老年人身体状况特点的健康照护服务，并将其作为社区全科医师、健康管理师和家庭医生的主要工作职责。服务内容包括：家庭成员健康素养调查、测量与培训；基于物联网技术的家庭健康监测与健康评估、健康咨询及紧急医疗救助服务等；家庭慢性病患者的康复管理与寻医问药指导；家庭饮食、运动、心理健康干预及不良行为改善管理。

（五）创新社区健康管理服务模式与路径

一要创新社区健康教育与健康促进服务模式及路径。二要创新社区健康监测与健康干预服务的模式及路径。三要创新社区老年人慢性病管理与居家养老照护的服务模式及路径。

四、健康管理的主要运用领域

（一）任何有能力进行健康管理项目开发及服务的机构都应该是健康管理服务的提供者

1. 医院、健康服务机构、社区以及工作场所均可在不同层面及深度上开展健康管理。

2. 政府是一个广义上的健康管理机构，它通过政策立法来影响人们的消费行为及人群健康风险控制的策略。

3. 商业服务机构，如体检中心、医院以及保险机构的介入会提高个人参与的积极性。

4. 企业及集体单位也会通过自主或服务外包的方式来开展健康管理。

（二）健康管理创新理论的实践运用

1. 在健康体检服务中的运用：健康管理创新理论可以用于集成、转化、运用健康管理适宜技术，指导构建体检数据标准和大数据，进而推动健康体检信息化与标准化进程。

2. 在慢性病及其风险因素管理中的运用：健康管理创新理论的核心思想之一就是“零级预防”和慢性病及其风险因素管理。从儿童时期开始，就需要通过有效的健康教育和良好的生活方式对儿童进行培养，有效防控慢性病风险因素在全人群中的流行。

3. 在预防保健和职业健康管理中的运用：改变传统临床保健的模式，将“零级预防”和慢性病风险因素管理运用到预防保健和职业健康管理中，强调对服务对象健康素养和自我健康保健能力的教育培养，形成良好的生活方式和习惯，从源头上筑牢对心血管疾病、糖尿病、恶性肿瘤等慢性疾病的综合防线。

4. 在特殊人群健康管理中的运用：特殊人群主要包括老年人、孕产妇、婴幼儿及儿童。

第二节　健康保险相关知识

一、健康保险概念

健康保险是以人的身体健康为目标，对因疾病或意外伤害所发生的医疗费用或因疾病或意外失能所致收入损失的保险，同时健康保险还包括因年老、疾病或伤残需要长期护理而给予经济补偿的保险。

健康保险的产品设计是对保险标的、保险责任、保险费率、保险金额、保险期限等重要内容进行不同排列组合，从而形成满足消费者需求的保险商品的过程。健康保险的产品设计要遵循市场、简明、互补、平衡等原则，涉及要素包括投保范围，保险责任，责任免除，保险期间，续保，保险费，投保人解除合同的处理，被保险人的年龄、性别、职业等及其他风险要素。其中，保险责任是最重要的部分，直接关系到最终保险产品的质量。

健康保险经营管理的基础工作之一是精算工作，主要分为费率制定、赔付率计算和准备金提取三大部分。等价和公平是健康保险费率制定的两大基本原则，前者是指保险公司所承担的被保险人的保险责任应与被保险人所交纳的保险费等价，后者是指风险程度相同的被保险人所交纳的保险费应相等。

按保险性质不同，健康保险可分为社会医疗保险和商业健康保险。社会医疗保险是国家实施的基本医疗保障制度，是为保障人民的基本医疗服务需求，国家通过立法形式强制推行的医疗保险制度。商业健康保险是在被保险人自愿的基础上，由商业保险公司提供的健康保险保障形式。

根据我国2019年发布的《健康保险管理办法》，所谓健康保险，是指由保险公司对被保险人因健康原因或者医疗行为的发生给付保险金的保险，主要包括疾病保险、医疗保险、失能收入损失保险、护理保险以及医疗意外保险等。

（一）疾病保险

疾病保险是指发生保险合同约定的疾病时，为被保险人提供保障的保险，是以约定疾病的发生为给付保险金条件的人身保险。保险金的给付条件只依据疾病诊断结果，不与治疗行为的发生或医疗费用相关。为了防止被保险人带病投保，降低逆选择的风险，疾病保险合同通常设有等待期。

（二）医疗保险

医疗保险是指按照保险合同约定，为被保险人的医疗、康复等提供保障的保险，是以约定医疗行为的发生为给付保险金条件，为被保险人接受诊疗期间的医疗费用支出提供保障的保险。保险金的给付条件是以医疗行为的发生或医疗费用支出作为依据，与疾病诊断不直接相关。

医疗保险产品具有不同的分类方法。按照保险金的给付性质，医疗保险可分为费用补偿型医疗保险和定额给付型医疗保险。按照保障责任范畴，医疗保险可分为基本型医疗保险和补充型医疗保险。补充型医疗保险是指与社会基本医疗保险制度相互衔接的一系列商业医疗保险产品，是构建国家多层级医疗保障制度的重要组成部分，目的是对社会基本医疗保险费用补偿不足部分进行有效的二次补偿。

（三）失能收入损失保险

失能收入损失保险是指以保险合同约定的疾病或者意外伤害导致工作能力丧失为给付保险金条件，为被保险人在一定时期内收入减少或者中断提供保障的保险。失能收入损失保险一般分为短期失能收入损失保险和长期失能收入损失保险。

（四）护理保险

护理保险是指按照保险合同约定，为被保险人日常生活能力障碍引发护理需要提供保障的保险。以因约定的日常生活能力障碍引发护理需要为给付保险金条件，为被保险人的护理费用支出提供保障的保险。长期护理保险一般包括三种护理类型：专业家庭护理、日常家庭护理和中级家庭护理。通常在保险合同中承诺保单的可续保性，保证了长期护理保单的长期有效性。

（五）医疗意外保险

医疗意外保险是指按照保险合同约定，发生不能归责于医疗机构、医护人员责任的医疗损害，为被保险人提供保障的保险。

二、健康保险的风险

（一）健康保险的风险特点

风险是指某种损失发生的不确定性。健康风险是世间存在的若干风险中直接作用于人的身体、影响人的健康的一种风险。

通常，被保险人的健康风险可以归为三类。

第一，一旦必须去医院就医，被保险人可能产生巨额医疗费用而无力承受的风险；第二，被保险人工作能力的丧失或降低，不能从事任何工作，或者必须改变工作，从而带来收入损失并可能导致健康状况恶化的风险；第三，被保险人生活不能自理，可能导致无法承受高额护理费用而使健康状况恶化的风险。

健康保险的风险除了有风险理论上的一般特征，如风险存在的客观性、风险存在的普遍性、风险存在的社会性、某一风险发生的偶然性、大量风险发生的必然性、风险的可变性外，还具有以下特点。

1．不确定性。与普通人寿保险相比较，健康保险具有不确定性的风险特点。人寿保险包括生存保险、死亡保险和生存与死亡两全保险，其精算依据主要是生命周期表，一般几十年可以不变。而健康保险的精算依据是经验数据，随时都可能发生变化。

2．多发性。与意外伤害保险相比较，健康保险有多发性的特点。人身意外伤害的发生率往往以千分之几计，疾病发生率则以百分之几甚至十分之几计。

3．长期性。对于人寿保险和意外险来说，一次保险事故也许就意味着保险责任的结束。但对健康保险来说，健康风险是伴随着人的终生存在的。

（二）健康保险风险控制的原理和方法

健康保险的风险因素主要分为内在风险因素和外在风险因素。内在风险因素主要是指因为保险公司企业经营管理不规范、不严格所带来的风险，体现在业务流程上，就是产品设计、承保以及理赔过程中的一系列风险。外在风险主要是指来自投保方的风险、开放保险市场带来的风险以及社会经济环境变化所导致的经营风险，主要包括投保方逆选择和道德风险、医疗机构风险、社会环境风险、市场风险等。

商业健康保险风险控制的传统方法如下。

1. 条款设计时的风险控制。

2. 核保时的风险控制。

3. 理赔时的风险控制。

4. 对风险转移的方法——再保险。

（三）健康保险风险控制方法的新进展

除了传统的风险控制措施外，健康保险的经营随着多年来的不断发展，出现了新的趋势，演变出更多的风险控制方法。

1. 对医疗服务过程的控制。

2. 医疗服务补偿方式。

3. 无赔款优待和其他利润分享措施。

4. 健康管理机制。

5. 管理式医疗。

三、健康保险的供需概念

（一）健康保险的需求

健康保险的需求主要由居民的当前购买力、保险消费意识、医疗费用的上涨和人口老龄化程度决定。其中保险产品购买力对于健康保险保费收入增长有决定性的影响。

（二）健康保险的供给

我国商业健康保险是医疗保险市场的重要组成部分，在和谐社会建设、发挥经济补偿和社会管理功能、完善社会医疗保障体系方面正在发挥越来越大的作用。近年来，我国健康保险市场呈现快速发展的局面。一是保费收入大幅增长。二是市场主体众多，除7家专业健康保险公司外，几乎全部的寿险和财险公司均开展健康保险业务。三是保险产品品种丰富，目前，健康保险产品已超过两千种，不仅包括医疗费用补偿型产品、住院津贴型产品、疾病保险产品和长期护理型产品，一些保险公司还开展了健康管理服务。四是积极服务于政府基本医疗保障体系建设。

四、健康管理在健康保险中的应用

（一）健康管理定义

在健康保险行业中，健康管理的概念与在医疗行业中略有不同，是指保险管理与经营机构在为被保险人提供医疗服务保障和医疗费用补偿的过程中，利用医疗服务资源或利用与医疗、保健服务提供者的合作，以控制医疗风险或实现差异化服务为目标，对客户实施的健康指导和诊疗干预等服务活动。

（二）健康管理分类

在健康保险行业中应用健康管理，其主要目的是提供健康服务与控制诊疗风险，因此可以将其分为健康指导和诊疗干预两类，具体如下。

1. 健康指导类。主要包括不与诊疗直接相关而与其他健康行为相关的健康指导活动，以预防医学为主要技术，通过降低疾病的发生率降低赔付风险。包括两种类型：一是健康咨询，为客户建立健康档案和提供专业性信息服务入手，通过家庭咨询医师或健康咨询热线实现的个性化健康和诊疗咨询，实现对参保人员健康和诊疗信息的采集，为风险分析和采取控制措施奠定基础；二是健康维护，为客户提供不同需求的健康体检、健康评估和健康指导等健康促进服务，实现更具便捷性与及时性的疾病预防保健和护理服务。

2. 诊疗干预类。主要指参保人员在医疗机构享受诊疗服务时，针对服务选择、服务方式与服务过程等进行建议和管理的活动。它可以通过引导参保人员的诊疗行为，降低诊疗过程中不合理的医疗费用支出。包括两种类型：一是就诊服务，指依托合作医院网络的建立，为参保人员提供就诊指引、门诊或住院预约等绿色通道式的就诊服务，提高其就医的便捷性、及时性与合理性；二是诊疗保障，指依托合作医院网络与医师队伍的组建，为客户提供专家会诊、家庭医生和医护上门等全程式的诊疗管理，满足参保人员的诊疗需求。

（三）健康管理作用

健康保险是以经营健康风险为核心内容的金融服务行业，而健康管理具备健康服务与风险管控的双重功能，因此健康管理在健康保险领域中主要发挥延伸保险服务内容、控制保险赔付风险、拓宽保险投资领域的重要作用。

（四）健康管理意义

1. 健康保险促进健康管理的资源配置与整合。

2. 健康保险可作为健康管理的战略性市场渠道。

3. 健康保险能够加强健康管理的良好认同度。

（五）健康保险与健康管理的结合模式

1. 服务完全外包模式。在该模式下，服务完全由健康管理机构提供，健康保险机构采用整体购买方式。自身服务与管理能力不够，且需要近期占领市场的保险机构，通常采用这种模式。

2. 自行提供服务模式。该模式由健康管理机构提供核心技术，服务实施方式和内容由保险机构与健康管理机构协商确定，最后由保险机构直接面向客户提供服务。将健康管理作为长期发展战略的保险机构，通常采用这种模式。

3. 共同投资模式。由健康保险与健康管理机构共同投入资金和人力，建立用于提供健康管理服务的机构。一方面，服务成本支出由双方按协议分担，服务实施由机构内相关人员进行开展；另一方面，服务实施与项目开展的利润和风险也由双方共同分享与承担。

第三节　医学基础知识

一、健康体检中的物理诊断项目

（一）物理诊断的概念

物理诊断：也称检体诊断，是通过体格检查来收集资料。体格检查是医生运用自己的感官（眼、耳、鼻、手）或借助简单的诊断工具（血压计、听诊器、叩诊锤等）来检查人体健康状况的一组最基本检查方法。一般包括望诊、触诊、叩诊与听诊等。全面、规范和正确的物理检查是诊断学的基础。

（二）物理检查的基本方法

1. 视诊：医生用视觉来观察受检者全身或局部状况的诊断方法。

全身视诊：观察受检者一般状态和许多全身性体征，如年龄、发育、营养、体型或体质、意识、表情、体位、姿势和步态等。

局部视诊：观察受检者身体各部分的改变，如皮肤、黏膜、眼、耳、鼻、口、舌、头颈、胸廓、腹形、肌肉、骨骼、关节外形等，特殊部位的视诊，需借助某些仪器如耳镜、鼻镜、检眼镜等帮助检查。

2. 触诊：医生通过手与受检者体表局部接触时的感觉或观察受检者的反应进行诊断的方法。

感觉触诊法：医生通过手掌感触受检者出现的体表震动，如语音震颤、胸膜摩擦感、心尖搏动、震颤等。

浅部触诊法：医生在受检者体表通过手指柔和地滑动或轻轻地按压进行触摸和感知，适用于浅表组织的检查和评估，包括关节、软组织、浅部动脉、浅部静脉、浅部神经、阴囊、精索等部位的检查和评估。腹部浅部触诊可触及的深度约为1cm左右，检查腹部有无压痛、抵抗感、搏动、包块和某些肿大脏器等。

深部触诊法：医生通过手的感觉，单手或双手重叠由浅入深，逐渐加压以达深部，进行诊断的方法，包括深部滑行触诊法（用于胃肠病变和包块的触诊）、双手触诊法（用于肝脾肾包块的触诊）、深压触诊法（用于确定压痛点）、冲击触诊法（用于大量腹水时触及肝、包块）。

3. 叩诊：医生用手指叩击体表某一部位，使之震动而产生音响，根据震动和音响的特点来判断被检查部位脏器状态的诊断方法。

叩诊多用于确定肺尖宽度、肺下缘位置、胸膜病变、胸膜腔中液体多少及有无气体、肺部病变大小与性质、纵隔宽度、心界大小与形状、肝脾边界、腹腔积液有无与多少，以及子宫、卵巢、膀胱等器官有无肿大等情况。另外，用手或叩诊锤诊察反射情况和有无疼痛也属叩诊。

直接叩诊：医生右手中间三手指并拢，用其掌面直接拍击被检查部位，借助于拍击的反响和指下震动感来判断病变情况的方法，适用于胸部和腹部范围较广泛的病变，如胸膜粘连或增厚、大量胸腔积液或腹腔积液及气胸等。

间接叩诊：医生将左手中指第二指节紧贴于叩诊部位，其他手指稍微抬起，勿与体表接触；右手指自然弯曲，用中指指端叩击左手中指末端指关节处或第二节指骨的远端，叩击方向应与叩诊部位的体表垂直。

叩击痛检查：医生用左手掌面放在被检查部位，右手半握拳，以小鱼肌部叩击左手，观察有无疼痛。

叩诊音：叩诊时被叩击部位产生的反响，分为清音、浊音、鼓音、实音、过清音。

4. 听诊：医生根据身体各部位发出的声音，用听觉来判断是否正常的诊断方法。

直接听诊：医生将耳直接贴附于受检者的体壁上进行听诊，能听到的体内声音很弱，是听诊器出现之前所采用的听诊方法，只有在某些特殊和紧急情况下才会采用。

间接听诊：医生用听诊器进行听诊的检查方法，此法方便，可以在任何体位听诊时应用，听诊效果好，听诊器对器官活动的声音有一定的放大作用，且能阻断环境中的噪音，应用范围广，除用于心、肺、腹的听诊外，还可以听取身体其他部分发出的声音，如血管声、皮下气肿声、肌束颤动声、关节活动声、骨折面摩擦声等。

5．嗅诊：医生以嗅觉判断发自受检者的异常气味与疾病之关系的诊断方法。

来自受检者皮肤、黏膜、呼吸道、胃肠道、呕吐物、排泄物、分泌物、脓液和血液等气味，根据其疾病不同，其特点和性质也不一样。嗅诊可迅速提供具有重要意义的诊断线索，但必须结合其他检查才能做出正确的诊断。

（三）健康体检中的物理诊断项目

1．问诊和一般项目检查

（1）问诊内容

一般信息：姓名、性别、年龄、民族、婚姻、地址、籍贯、工作单位、职业等。

疾病相关信息：现症状、既往史（包括用药史）。

个人信息：个人史（职业和暴露史、习惯与嗜好等）、婚姻史、月经史和生育史、家族史。

（2）一般检查项目

身高、体重、腰围、臀围、血压、脉搏等。

2．内科

胸部查体：胸廓形态、肺部听诊。

心脏查体：心尖触诊、心脏听诊。

腹部查体：视诊（腹部外形、腹壁静脉、胃肠型和蠕动波）、触诊（腹壁紧张度、压痛及反跳痛、肝脏、脾脏、腹部肿块）、叩诊（肝区叩击痛、肾区叩击痛、移动性浊音）、听诊（肠鸣音、血管杂音）。

神经系统查体：肌力、肌张力、病理反射、脑膜刺激征。

3．外科

皮肤软组织检查：颜色、皮疹、瘢痕、皮下结节及肿块。

淋巴结检查：耳前、耳后、枕部、颌下、颏下、颈前、颈后、锁骨上、腋窝、滑车上、腹股沟、腘窝。

头颈部检查：外形、运动、肿块、颈部血管、气管。

甲状腺检查。

乳腺检查：外形、包块、溢液、压痛、乳头、乳晕。

脊柱和四肢关节检查：外形、运动、水肿。

肛门直肠检查。

男性外生殖器检查：阴茎、阴囊、精索、睾丸、附睾、前列腺、精囊腺。

4. 眼、耳鼻咽喉、口腔

眼：视力（远视力、近视力、辨色力）、眼外及眼前节检查（眼睑、泪器、眼眶、结膜、巩膜、角膜、前房、虹膜及瞳孔、晶状体）、眼后节检查（玻璃体、眼底）。

耳：听力（耳语检查、音叉检查、纯音测听）、耳郭、外耳道、鼓膜、乳突。

鼻：外鼻检查、鼻前庭检查、鼻中隔检查、鼻窦（上颌窦、额窦、筛窦）检查、嗅觉检查。

咽喉：口咽部、鼻咽部、喉部。

口腔：口腔黏膜、牙体、牙周、舌、颞颌关节、颌面部。

5. 妇科

全身检查、腹部检查、盆腔检查（外阴部、阴道窥器检查）。

二、健康体检中的医学检验项目

（一）医学检验的概念

医学检验：对取自人体的材料进行微生物学、免疫学、生物化学、遗传学、血液学、生物物理学、细胞学等方面的检验，为预防、诊断、治疗人体疾病和评估人体健康提供信息。

（二）健康体检中的基本医学检验项目（见表 2-1）

表 2-1　健康体检中的基本医学检验项目及参考区间

检验项目	详细项	参考区间
尿液	一般理化检查	24h 尿量：成人为 1 ~ 2L / 24h 尿气味：久置后可产生氨臭味，新鲜尿出现氨臭味，多见于慢性膀胱炎或慢性尿潴留；糖尿病酮症可出现烂苹果氨气味；有机磷中毒可出现蒜臭味 尿外观：正常新鲜尿为无色澄清至淡黄色或深黄色，放置后可出现混浊或絮状沉淀 异常尿外观有：血尿（肉眼血尿、镜下血尿）、血红蛋白尿、胆红素尿、脓尿及菌尿、乳糜尿
	尿 pH	6.5（5.0 ~ 8.0）
	尿蛋白质	定量试验＜ 150mg / 24h　定性试验：阴性

（续表）

检验项目	详细项	参考区间
尿液	尿葡萄糖	阴性
	尿酮体	阴性
	尿亚硝酸盐	阴性
	尿胆红素	阴性
	尿胆原	阴性～弱阳性（+）
	尿隐血	阴性
	尿白细胞	阴性
	尿比密	成人：1.015 ～ 1.025
	尿维生素 C	0.285 ～ 0.741mmol / L
	尿沉渣显微镜检查	红细胞：玻片法平均 0 ～ 3 个 / HP，定量检查 0 ～ 5 个 / μl 白细胞：玻片法平均 0 ～ 5 个 / HP，定量检查 0 ～ 10 个 / μl 上皮细胞：可见少量上皮细胞，无肾小管上皮细胞 管型：无管型，或偶见少量透明管型 0 ～ 1 个 / HP
粪便	一般理化检查	量：通常 100 ～ 300g 颜色：成人黄褐色，婴儿金黄色 性状：成形软便 寄生虫体：无
	显微镜检查	白细胞：无或偶见（偶见：1 个 / 10HP） 红细胞：无 寄生虫卵和原虫：无
	隐血试验	阴性
前列腺液	量	数滴～ 1mL
	颜色及稠度	乳白色，稀薄
	显微镜检查	卵磷脂小体：（++++） 红细胞：无或偶见 白细胞：＜ 10 个 / HP
阴道分泌物	一般理化检查	白色稀糊状，无气味，近排卵期，清澈透明，稀薄似蛋清，量多；排卵期 2 ～ 3 天后，混浊、黏稠，量减少；经前，量增加；绝经期后，减少
	洁净度	杆菌：（++++ ～ ++） 上皮细胞：（++++ ～ ++） 白细胞杆菌：0 ～ 15 个 / HP 球菌：无

（续表）

检验项目	详细项	参考区间
血液	白细胞计数	成人：（4 ~ 10）$\times 10^9$L 新生儿：（15 ~ 20）$\times 10^9$L 6 个月 ~ 2 岁：（11 ~ 12）$\times 10^9$L
	白细胞分类	中性粒细胞：50% ~ 70% 嗜酸性粒细胞：1% ~ 5% 嗜碱性粒细胞：0 ~ 1% 淋巴细胞：20% ~ 40% 单核细胞：3% ~ 8%
	红细胞计数	新生儿：（6.0 ~ 7.0）$\times 10^{12}$ / L 婴儿：（5.2 ~ 7.0）$\times 10^{12}$ / L 儿童：（4.2 ~ 5.2）$\times 10^{12}$ / L 成人男：（4.0 ~ 5.5）$\times 10^{12}$ / L 成人女：（3.5 ~ 5.0）$\times 10^{12}$ / L
	血红蛋白	男性 120 ~ 160g / L 女性 110 ~ 150g / L 新生儿 170 ~ 200g / L
	血细胞比容	男：42% ~ 49%　女：37% ~ 48%
	平均红细胞容积	80 ~ 100fl
	红细胞平均血红蛋白量	26 ~ 32pg
	红细胞平均血红蛋白浓度	310 ~ 350g / L
	血小板计数	（100 ~ 300）$\times 10^9$L
	血小板平均体积	7 ~ 11fl
	红细胞形态	外周血成熟红细胞无核，直径 6 ~ 9μm，双凹圆盘形，瑞氏染色呈粉红色，中央 1 / 3 处着色较淡
	中性粒细胞形态	大小为 10 ~ 15μm，呈圆形或卵圆形，核多分为 2 ~ 5 叶，核染色粗糙，无核仁，胞质丰富，含细小的紫红色颗粒。外周血中性粒细胞杆状核与分叶核的比值约为 1:13
	成熟淋巴细胞形态	呈圆形或卵圆形，蓝色胞质，内有少量嗜天青颗粒
	成熟单核细胞形态	呈圆形或不规则形，胞核不规则，核染色质粗糙、疏松，胞质呈浅灰色，胞质内可见细小如针样淡红色颗粒，原始单核细胞质内无颗粒
	成熟嗜酸性粒细胞形态	呈圆形或卵圆形，核呈镜片状，核染色质粗，胞质丰富，充满橘红色粗大、圆形的嗜酸性颗粒

（续表）

检验项目	详细项	参考区间
血液	成熟嗜碱性粒细胞形态	呈圆形、椭圆形或肾形，核染色质细致，含蓝黑色的嗜碱性颗粒
	血小板形态	呈两面微凸的圆盘状，直径 1.5 ~ 3μm，呈小圆形，淡蓝色或淡红色，内有嗜天青颗粒。血涂片中常 7 ~ 10 个或以上，成小簇存在
	网织红细胞计数	成人：0.5% ~ 1.5%　新生儿：2% ~ 6%
血栓与止血	活化部分凝血活酶时间	32 ~ 43s
	血浆凝血酶原时间	11 ~ 13s
	血浆凝血酶时间	16 ~ 18s
	血浆 D- 二聚体	定性试验：阴性　定量试验：<400μg / L
血液流变	全血黏度	旋转法（mPa · s） $200s^{-1}$：男：3.84 ~ 5.30，女：3.39 ~ 4.41 $50s^{-1}$：男：4.94 ~ 6.99，女：4.16 ~ 5.62 $5s^{-1}$：男：8.80 ~ 16.05，女：6.56 ~ 11.99 毛细管法（mPa · s） 男：4.25 ± 0.41，女：3.65 ± 0.32
心脏生化标志物	血清乳酸脱氢酶（LD）	以丙酮酸为底物：200 ~ 380U / L 以乳酸为底物：109 ~ 245U / L
	LD 同工酶	LD1：28.4% ± 5.3%　LD2：41.0% ± 5.0% LD3：19.0% ± 4.0%　LD4：6.6% ± 3.5% LD5：4.6% ± 3.0%
	血清肌酸激酶（CK）	男：80 ~ 200U / L　女：60 ~ 140U / L
	CK 同工酶	活性：＜ 15U / L 质量：＜ 5μg / L
	心肌肌钙蛋白 T	＜ 0.1μg / L
	心肌肌钙蛋白 I	＜ 0.03μg / L
	肌红蛋白	男：28 ~ 72μg / L　女：25 ~ 58μg / L
肝功能	血清总蛋白	新生儿：46 ~ 70g / L 2 岁：51 ~ 75g / L ＞ 3 岁：60 ~ 80g / L 成人：64 ~ 83g / L
	人血白蛋白	成人：35 ~ 52g / L 60 岁以上：32 ~ 46g / L
	血清球蛋白	20 ~ 30g / L
	白蛋白 / 球蛋白比值	1.5 ~ 2.5 : 1

（续表）

检验项目	详细项	参考区间
肝功能	血清蛋白电泳（醋酸纤维薄膜法）	白蛋白 57% ~ 68% α_1 球蛋白 0.8% ~ 5.7% α_2 球蛋白 4.9% ~ 11.2% β 球蛋白 7.0% ~ 13% γ 球蛋白 9.8% ~ 18.2%
	胆红素	血清总胆红素：3.4 ~ 17.1μmol / L 结合胆红素：0 ~ 6.8μmol / L 未结合胆红素：1.7 ~ 10.2μmol / L
	丙氨酸氨基转移酶	男：5 ~ 40U / L　女：5 ~ 35U / L
	门冬氨酸氨基转移酶	8 ~ 40U / L
	血清碱性磷酸酶	男：1 ~ 12 岁：< 500U / L 12 ~ 15 岁：< 750U / L 25 岁以上：40 ~ 150U / L 女：1 ~ 12 岁：< 500U / L 15 岁以上：40 ~ 150U / L
	血清 γ－谷氨酰基转肽酶	男：11 ~ 50U / L　女：7 ~ 32U / L
肾功能	血肌酐	男：62 ~ 115μmol / L　女：53 ~ 97μmol / L
	血尿素	1.8 ~ 6.8mmol / L
	血尿酸	男：210 ~ 420μmol / L　女：150 ~ 350μmol / L
	血清钠	135 ~ 145mmol / L
	血清钾	3.5 ~ 5.5mmol / L
	血清氯	96 ~ 108mmol / L
	血清钙	成人：2.25 ~ 2.75mmol / L 儿童：2.5 ~ 3.0mmol / L
血糖及其代谢	空腹血糖	3.9 ~ 6.1mmol / L
	口服葡萄糖耐量试验	峰值：7.78 ~ 8.89mmol / L 2 小时恢复正常
	糖化血红蛋白	5.23%±1.44%
脂类代谢	总胆固醇	< 5.18mmol / L
	甘油三酯	男：0.45 ~ 1.81mmol / L 女：0.40 ~ 1.53mmol / L
	高密度脂蛋白胆固醇	> 1.04mmol / L
	低密度脂蛋白胆固醇	< 3.37mmol / L

（续表）

检验项目	详细项	参考区间
脂类代谢	脂蛋白（a）	＜ 300mg / L
	载脂蛋白 A-I	男：0.96 ～ 1.76g / L　女：1.03 ～ 2.03g / L
体液免疫	IgG	8 ～ 15g / L
	IgA	0.9 ～ 3g / L
	IgM	0.5 ～ 2.5g / L
	总补体溶血活性	50 ～ 100U / ml
	C3	0.83 ～ 1.77g / L
	C4	0.22 ～ 0.34g / L
细胞免疫	T 细胞分化抗原	$CD3^+$T 细胞：69.40%±4.86% $CD4^+$T 细胞：41.17%±5.28% $CD8^+$T 细胞：24.58%±4.02%
	B 细胞膜表面免疫球蛋白	Smlg 阳性细胞：16% ～ 28% SmlgG 阳性细胞：4% ～ 13% SmlgM 阳性细胞：7% ～ 13% SmlgA 阳性细胞：1% ～ 4% SmlgD 阳性细胞：5% ～ 8% SmlgE 阳性细胞：0% ～ 1.5%
	T 细胞花结形成试验	Et-RFC：64.4%±6.7% Ea-RFC：23.6%±3.5%
	T 细胞转化试验	60.1%±7.6%
病毒性肝炎血清标志物	乙肝病毒表面抗原	阴性
	乙肝病毒表面抗体	阴性
	乙肝病毒 e 抗原	阴性
	乙肝病毒 e 抗体	阴性
	乙肝病毒核心抗体	抗 HBc 总抗体：阴性 抗 HBc-lgM：阴性
其他免疫检查	抗链球菌溶血素 O 试验	＜ 400U
	肥达试验	阴性
	冷凝集试验	＜ 1：32
微生物检查	幽门螺旋杆菌	阴性
	人类乳头瘤病毒	根据方法和仪器而异

三、健康体检中的医学影像检验项目

（一）体检中常用的X线检查技术

X线成像基本原理：一方面，基于X线的穿透性、荧光效应和感光效应；另一方面，基于人体组织结构之间有密度和厚度的差别。当X线透过人体不同组织结构时，被吸收的程度不同，到达荧光屏或胶片上的X线量有差异，形成明暗或黑白对比不同的影像。

X线成像分类：根据人体组织结构的密度对X线的吸收可归纳为三类。

高密度影像：见于骨组织和钙化灶，X片显示为白色。

中等密度影像：见于皮肤、软骨、肌肉、神经、实质器官、结缔组织以及体内液体等，X片显示为灰白色。

低密度影像：见于脂肪组织及气体，X片显示为灰黑色或深黑色。

1．计算机X线摄影术（CR）：计算机数字图像处理技术与X射线放射技术相结合而形成的X线机，实现了模拟X线图像向数字化X线图像的转变。

（1）CR特点

分辨率高，图像清晰、细腻，可根据需要进行诸如数字减影等多种图像后处理。

在透视状态下，可实时显示数字图像，根据状况进行数字摄影，再通过影像后处理如边缘增强、放大、黑白翻转、图像平滑等功能。

成像所需的X射线剂量少，减少了人体受X射线辐射的危害。

（2）CR主要临床应用

对骨结构、关节软骨及软组织的显示优于传统X线成像。

易于显示纵隔结构，如血管。

对肺内结节性病变的检出率高于传统X线成像，但显示肺间质与肺泡病变不如传统X线图像。

观察肠管积气、气腹和结石等含钙病变方面优于传统X线图像。

高精度IP板，显示乳腺和软组织肿瘤及钙化方面，质量不低于软X线摄影。

体层摄影、以胶片为载体的造影检查均优于传统的X线图像。

2．数字X线摄影术（DR）：以影像增强管为信息载体，接受透过人体的X线信息，经视频摄像机采集后转换为数字信号，再行数字化。

DR主要临床应用：与CR基本相同。

3．数字减影血管造影术（DSA）：利用计算机处理数字化的影像信息，消除骨骼和软组织影，使血管显影清晰。

（二）体检中常用的电子计算机断层扫描（CT）检查技术

CT成像基本原理：用X线束对人体检查部位一定厚度的层面进行扫描，由探测器接收透过该层面的X线衰减值，经模 / 数转换器转为数字信号，输入计算机处理，得到扫描断面的组织衰减系数的数字矩阵，经数 / 模转换器把数字矩阵中的每个数字转为由黑到白不等灰度的色块，在荧光屏上显示出来，即构成CT图像。

CT平扫：又称普通扫描，是指静脉内不给含碘造影剂的扫描，平扫CT实际上是相对于增强CT而言，通常用于初次CT检查者。

CT增强扫描：应用血管内对比剂的扫描，经静脉注入含碘造影剂，使血中含碘量维持一定水平，器官和病灶影像增强而显示更清楚。

CT增强扫描不适宜人群：甲亢患者、荨麻疹等过敏者、碘造影剂过敏者、重症肌无力患者、孕妇、医生评估认为不适宜者。

（三）体检中常用的磁共振（MRI）检查技术

MRI基本原理：依据所释放的能量在物质内部不同结构环境中不同的衰减，通过外加梯度磁场检测所发射出的电磁波，构成这一物体原子核的位置和种类，据此绘制成物体内部的结构图像。

MRI优点：

（1）无损伤，对人体没有电离辐射损伤；

（2）多序列成像、多种图像类型，为明确病变性质提供更丰富影像信息；

（3）有鲜明的软组织对比，软组织结构显示清晰，对中枢神经系统、膀胱、直肠、子宫、阴道、关节、肌肉等检查优于CT；

（4）无骨骼伪影干扰，在脑、骨骼系统成像优于CT；

（5）常规扫描位以轴位为主，MRI可选用矢状和冠状位，可进行扩散与灌注成像，能获得原生三维断面，无须重建就可获得多方位图像。

（四）体检中常用的超声检查技术

超声检查：基于超声波，使肌肉和内脏器官、结构和病灶可视化。

四、人体生理功能检查项目

（一）血压测量

1. 血压：血液在血管内流动时，对血管壁的侧压力。

（1）低血压：血压低于90 / 60mmHg，常见于大量失血、休克、急性心衰患者。

（2）高血压：在未服用抗高血压药的情况下，成人收缩压≥140mmHg或舒张压≥90mmHg。

（3）脉压异常：脉压减小：脉压低于30mmHg，见于心包积液、主动脉瓣狭窄等；脉压增大：脉压超过40mmHg，见于动脉硬化、主动脉瓣关闭不全、甲状腺功能亢进症等。

2. 血压测量

直接测量法：经皮穿刺将导管由周围动脉送至主动脉，导管末端接监护测压系统，自动显示血压值，本法为有创方式，仅适用于危重、疑难病例。

间接测量法：袖带加压法，以血压计测量，血压计有汞柱式、弹簧式和电子血压计，诊所或医院常用汞柱式。

建议初次测量左、右上臂血压，以血压高的一侧作为血压测量的上肢。

当左、右上臂血压收缩压差值>20mmHg时，建议进行四肢血压测量。老年人及糖尿病或某些疾病患者易出现直立性低血压，建议测量卧位或站立位血压，站立位血压测量应在卧位改为站立位3分钟内进行。

（二）心电检测

心电：心脏在每个心动周期中，由起搏点、心房、心室相继兴奋，伴随着生物电的变化，这些生物电的变化称为心电。

心脏周围的组织和体液都能导电，可将人体看成一个具有长、宽、厚三度空间的容积导体。心脏好比电源，无数心肌细胞动作电位变化的总和可以传导并反映到体表。在体表有很多点之间存在着电位差，也有很多点彼此之间无电位差，是等电的。

正常典型体表心电图如图2-1所示。

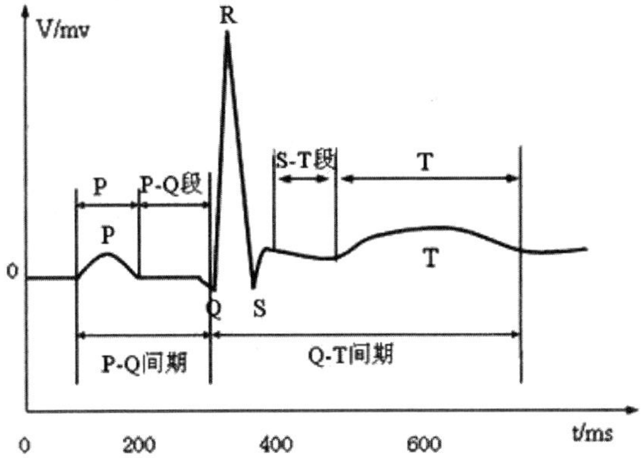

图 2-1　正常心电图

P波：正常心脏的电激动从窦房结开始。窦房结的激动首先传导到右心房，通过房间束传到左心房，形成心电图上的P波。P波代表了心房的激动，前半部代表右心房的激动，后半部代表左心房的激动。P波时限不超过0.11s，高度不超过0.25mV。当心房扩大，两房间传导出现异常时，可表现为高尖或双峰的P波。

PR间期：由窦房结产生的兴奋经由心房、房室交界和房室束到达心室并引起心室肌开始兴奋所需要的时间，也称房室传导时间。正常PR间期在0.12～0.20s。当心房到心室的传导出现阻滞，表现为PR间期的延长或P波之后心室波消失。

QRS波群：激动向下经希氏束、左右束枝同步激动左右心室形成QRS波群。QRS波群代表了心室的除极，激动时限小于0.11s。当出现心脏左右束枝的传导阻滞、心室扩大或肥厚等情况时，QRS波群出现增宽、变形和时限延长。

R波振幅：Ⅰ导联不超过1.5mV，aVL导联不超过1.2mV，aVF导联不超过2.0mV，aVR导联不超过0.5mV，V1导联不超过1.0mV，V5或V6导联不超过2.5mV（女性不超过2.0mV），Rv5+Sv1不超过4.0mV（女性不超过3.5mV），胸前导联R / S比例逐渐增高。3个标准肢体导联或3个加压肢体导联的QRS波群峰值不得同时低于0.5mV。

J点：QRS波结束，ST段开始的交点，代表心室肌细胞全部除极完毕。

ST段：心室肌全部除极完成，复极尚未开始的一段时间。此时各部位的心室肌都处于除极状态，细胞之间没有电位差。正常情况下ST段应处于等电位线上（允许抬高<0.1mV，下降<0.05mV）。当某部位的心肌出现缺血或坏死的表现时，心室在除极完毕后仍存在电位差，此时表现为心电图上ST段发生偏移。

T波：代表了心室的复极。在QRS波主波向上的导联，T波应与QRS主波方向相同。心肌缺血时可表现为T波低平倒置。T波的高耸可见于高血钾、急性心肌梗死的超急期等。

U波：某些导联上T波之后可见U波，目前认为与心室的复极有关。

QT间期：心室从除极到复极的时间。正常范围是0.32～0.40s，受心率影响，因此引入矫正的QT间期（QTC）的概念。其中一种计算方法为Q—Tc=Q—T / R—R（单位为s）。QT间期的延长往往与恶性心律失常的发生相关。

（三）骨密度检测

双能X线吸收测定法（DEXA）：X射线管球经过一定的装置所获得两种能量，即低能和高能光子峰，此种光子峰穿透身体后，扫描系统将所接受的信号送至计算机进行数据处理，得出骨矿物质含量。可测量全身任何部位的骨量，精确度高，对人体危害较小，检测一个部位的放射剂量相当于一张胸片1/30，QCT的1%。

定量超声测定法：无辐射和诊断骨折较敏感，利用声波传导速度和振幅衰减反映骨矿含量多少和骨结构及骨强度的情况，与DEXA相关性良好。操作简便，安全无害，价格便宜，所用的仪器为超声骨密度仪。

（四）动脉硬化检测

脉搏体积记录（PVR）：血液射入主动脉的压力波，沿动脉树传播，用体积描记法，可记录压力冲击波产生的时间-体积的位移曲线。分析PVR波形是诊断外周动脉僵硬度增高和动脉阻塞性病变的重要指标，可为评价肢体灌注是否充足提供定性、定量的资料。

踝臂指数（ABI）：又称踝肱指数，下肢踝部（胫后或胫前）动脉收缩压与上肢肱动脉收缩压的比值。休息时ABI参考范围为0.9～1.3。ABI被认为是诊断下肢外周动脉疾病的最佳无创指标。ABI低于0.8预示着中度疾病，低于0.5预示着重度疾病。间歇性跛行的患者ABI多在0.35～0.9之间，而静息痛患者的ABI常低于0.4。ABI大于1.3，则提示血管壁钙化以及血管失去收缩功能。

臂踝指数（BAI）：上肢肱动脉收缩压与下肢胫后动脉收缩压的比值，用于判断锁骨下动脉阻塞的指标。

脉搏波传导速度（PWV）：指心脏每次搏动射血产生的沿大动脉壁传播的压力波传导速度。PWV是评估动脉血管僵硬度的指标，综合反映各种危险因素对血管的损伤，是心血管事件的独立预测因子。PWV可反应大、中动脉系统的弹性状态，具有无创、简便、有效和可重复的特点，可反映动脉功能的实时改变。

趾臂指数（TBI）：又称趾肱指数，是趾动脉收缩压与上肢肱动脉收缩压的比值，是评价下肢动脉到末梢缺血状态的指标，尤其适用于糖尿病患者或老年患者。

（五）经颅多普勒检查

经颅多普勒超声（TCD）：又称脑彩超，利用颅骨自然薄弱部位作为检测声窗（如颞骨嶙部、枕骨大孔、眼眶），对颅底动脉血流动力学评价的无创性检查方法。

经颅多普勒检查注意事项：

（1）保持安静（呼吸、心率正常时检查）；

（2）关闭手机等通信设备；

（3）不宜空腹（老年人应餐后1小时左右检查）；

（4）保持平静；

（5）24h内禁用血管扩张药；

（6）严禁酒后检查；

（7）发热儿童不能检查；

（8）老人不能做颈总动脉压迫试验；

（9）颞窗透声不良者部分项目无法检测。

（六）肺功能检查

肺功能检查主要用于检测呼吸道的通畅程度、肺容量的大小，对于早期检出肺、气道病变，评估疾病的病情严重程度及预后，评定药物或其他治疗方法的疗效，鉴别呼吸困难的原因，诊断病变部位，评估肺功能对手术的耐受力或劳动强度耐受力及对危重病人的监护等方面有重要价值。

1. 通气功能检查

（1）潮气容积（VT）：一次平静呼吸进出肺内的气量。

参考值：成人约500ml。影响潮气容积的主要是呼吸肌功能。

（2）补呼气容积（ERV）：平静呼气末再用力呼气所能呼出的最大气量。

参考值：男性1603±492mL，女性1126±338mL。当呼气肌功能减弱时，补呼气容积减少。

（3）补吸气容积（IRV）：平静吸气后所能吸入的最大气量。

参考值：男性2160mL，女性1400mL。当吸气肌功能减弱时，补吸气容积减少。

（4）深吸气量（IC）：平静呼气末尽力吸气所能吸入的最大气量。

参考值：男性2617±548mL，女性1970±381mL。影响深吸气量的主要因素是吸气肌力。胸廓、肺活动度降低与肺组织弹性回缩力增高和气道阻塞等因素也可使深吸气量减少。

（5）肺活量（VC）：肺活量是最大吸气后所能呼出的最大气量。

参考值：男性4217±690mL，女性3105±452mL。肺活量降低主要见于各种限制性通气障碍的疾病，其次见于呼吸肌功能障碍；气道阻塞对肺活量也有轻度影响。实测值 / 预测值VC<80%为异常，60%～79%为轻度降低，40%～59%为中度降低，40%为重度降低。

（6）用力肺活量（FVC）：指深吸气至肺总量后以最大用力、最快速度所能呼出的全部气量。常用指标是一秒钟用力呼气容积（FEV1.0）以及一秒钟用力呼气容积与用力肺活量的比值（FEV1.0 / FVC%）。

参考值：FEV1.0：男性3197 ± 117mL / s，女性2314 ± 48mL / s；FEV1.0 / FVC%>80%。阻塞性通气障碍：FEV1.0 / FVC%降低。限制性通气障碍：FEV1.0 / FVC%增加。

（7）功能残气量（FRC）与残气容积（RV）：功能残气量是指平静呼气后残留于肺内的气量，残气容积是指最大呼气后残留于肺内的气量。

参考值：FRC：男性3112 ± 611mL，女性2348 ± 479mL。RV：男性1625 ± 397mL，女性1245 ± 336mL。FRC和RV增加，提示肺内充气过度，见于阻塞性肺气肿和气道部分阻塞；减少，见于弥漫性限制性肺疾病和急性呼吸窘迫综合征。

（8）肺总量（TLC）：深吸气后肺内所含全部气量，是肺活量与残气容积之和。

参考值：男性5766 ± 782mL，女性4353 ± 644mL。TLC增加，主要见于阻塞性肺气肿；减少，见于限制性肺疾病。

（9）每分钟静息通气量（VE）=潮气容积（VT）× 每分钟呼吸频率。

参考值：成年男性6663 ± 200mL，成年女性4217 ± 160mL。＜3L / min表示通气不足，多见于呼吸衰竭，尤其是限制性通气功能障碍；＞10L / min表示通气过度，见于发热、剧烈运动、过度通气综合征、哮喘急性发作、代谢性酸中毒。

（10）最大自主通气量（MVV）：在1分钟时间内，用最大的呼吸幅度和最快的呼吸频率呼吸所得的通气量。

参考值：成年男性104 ± 2.71L，成年女性82.5 ± 2.17L。实测值占预测值的百分比小于80%为异常。MVV测定是较为剧烈的呼吸运动，平常人经15s测定，体内二氧化碳可减少500mL，二氧化碳分压下降20mmHg。严重心肺疾病与咯血者不宜进行此项检查。MVV降低见于气道阻塞和肺组织弹性减退，呼吸肌力降低和呼吸功能不全，胸廓、胸膜、弥漫性肺间质疾病和大面积肺实质疾病。

（11）最大呼气中段流量（MMEF，MMF）：由FVC曲线计算得到的用力呼出肺活量25% ~ 75%的平均流量。

参考值：成年男性约为3452 ± 1160mL / s，女性约为2836 ± 946mL / s。FVC初始呼气阶段呼气速度快，受主观用力因素影响大，不易掌握。曲线的最后部分处于低肺容量位，肺弹性回缩力降低，气道口径缩小，流量低，已有呼吸困难者，往往不能正确完成。而MMF主要取决于FVC非用力依赖部分，即呼气流量随用力程度达到一定限度后，尽管继续用力，用力流量固定不变，与用力无关。包括MMF在内的低肺容量位流量的改变，受小气道直径影响，流量降低反映小气道阻塞。研究发现小气道疾患当FEV1.0、FEV1.0 / FVC、FEV%和气道阻力均正常时，MMF却可降低，说明MMF比FEV1.0 / FVC、FEV%能更好地反映小气道阻塞情况。

（12）肺泡通气量（VA）：安静状态下每分钟吸入或呼出肺泡的气体总量，它是直接进行气体交换的有效通气量。每分钟肺泡通气量=（潮气量－无效腔气量）×呼吸频率。

VA能确切反映有效通气的增加或减少。生理死腔量的增大见于各种原因引起的肺血管床减少、肺血流量减少或肺血管栓塞，反映换气功能的异常。肺泡通气量减少见于肺通气量减少和（或）生理死腔量增大。若VE不变，呼吸浅快时潮气量（VT）少，而解剖死腔不变则肺泡通气量下降。故从VA的角度考虑，深而慢的呼吸较浅而快的呼吸为好。

（13）呼气高峰流量（PEF）：又称最大呼气流量，深吸气后用力呼气时的最高瞬间流速。

参考值：成年男性约为7.126 ± 1.364L / s，女性约为5.429 ± 1.151L / s。主要反映呼吸肌的力量及气道有无阻塞，通过对比一日内不同时间点的差异，来协助疾病的诊断。

2. 换气功能检查

（1）肺泡弥散功能（DL）：肺泡内气体和肺泡毛细血管内血液，通过肺泡血气屏障进行气体交换的能力，用于评价肺泡毛细血管膜进行气体交换的效率。弥散功能障碍可明显影响动脉血氧水平。

参考值：男性（28.84 ± 4.84）mL /（mmHg · min），女性（22.13 ± 3.09）mL /（mmHg · min）。（1mmHg≈0.13kPa）弥散功能减低可见于：弥散面积减少，如肺气肿、肺叶切除、肺部感染、肺水肿、肺出血、气胸、脊柱侧弯等；肺泡毛细血管膜增厚，如肺间质纤维化、结节病、石棉肺、硬皮病等；血红蛋白携氧能力下降，如贫血、碳氧血红蛋白症。弥散功能增加可见于：红细胞增多症、心内左至右分流致肺动脉压力增高等。

（2）通气和血流比例（V / Q）：每分钟肺泡通气量与每分钟肺血流量的比值。正常成人安静状态为0.84，无论比值增大还是减小，都妨碍了有效的气体交换，可导致血液缺O_2和CO_2滞留，但主要是缺氧。

V / Q小于0.8表明通气量显著减少，见于慢性气管炎、阻塞性肺气肿、肺水肿等病。V / Q大于0.8表明肺血流量明显减少，见于肺动脉梗塞、右心衰竭。

V / Q增大：可能由于肺泡通气量加大，亦可能由于血流灌注减少，前者形成无效通气，白白损耗呼吸功，毫无增氧之效，因氧合血红蛋白不能过饱和；后者见于肺血管性疾病如肺栓塞、高度肺气肿时毛细血管被压闭等，血流量减少，不能携带足够氧，造成低氧血症。

V / Q减少：多由于肺泡通气量减少，见于慢性阻塞性肺病（尤其是慢性支气管炎和肺气肿）、神经肌肉性疾病（多发性脊髓神经根炎）、呼吸中枢抑制（麻醉药过量、脑疾患）等，呈现通气功能障碍，不但造成低氧血症，还出现二氧化碳潴留，引起高碳酸血症。

V / Q比值为零：见于肺不张，肺泡通气完全停止，毛细血管血液未能接触氧，仍为静脉性血液即注入左心，混进体循环中，实为静脉血掺杂，造成低氧血症，混入动脉系统的静脉性血液占心搏出量的百分比，称为分流量（Qs / Qt）。

3. 小气道功能检查

（1）最大呼气流量—容积曲线（MEFV）：深吸气至肺总量后，用力快速呼气致残气位，用X–Y记录仪所描绘出肺容积与相应气流速度的相关曲线。

常用指标：最大呼气流量（PEF）：MEFV曲线最高点所表示的呼气流量；50%肺活量最大呼气流量（V_{50}）：肺活量为50%时的呼气流量；25%肺活量最大呼气流量（V_{25}）：肺活量为25%时的呼气流量。

V_{50}及V_{25}减低表示小气道阻塞。阻塞性通气障碍，MEFV各阶段流量的减低，下降支是凹形。限制性通气障碍MEFV流量高，肺活量小，曲线高耸，倾斜度大。V_{50}、V_{25}实测值与预计值之比应≥80%。

（2）闭合容积（CV）：平静呼气过程中，肺下部小气道开始闭合所能继续呼出的气量。闭合容积与残气量之和为闭合容量（CC）。

参考值：CV / VC（%）：男性0.562+0.375×年龄±4.15，女性2.819+0.293×年龄±4.9。CC / TLC（%）：男性14.878+0.496×年龄±4.09，女性14.420+0.536×年龄±4.43。小气道病变使呼气时小气道提前关闭，闭合容积增高。

4. 气道阻力与肺顺应性检查

（1）气道阻力：呼吸时气体在气道内流动所产生的阻力，能较好地反映气道的阻塞情况，协助判断肺通气功能减退的原因是否来自气道。

参考值：（0.098～0.294）kPa /（L·s）。

（2）肺顺应性（CL）：单位压力改变时肺容积的改变率。CL=

ΔV / ΔPL / kPa。

静态肺顺应性（Cst）：反映肺组织的弹性。

动态肺顺应性（Cdyn）：受肺组织弹性和气道阻力的双重影响。

当动态肺顺应性随呼吸频率改变而变化者，为频率依赖顺应性（CID）。小气道疾病时，呼吸频率增快时，肺顺应性减低，称为动态肺顺应的频率依赖性（FDC）。肺顺应性大，表示其可扩张性大，在较小的跨壁压作用下，就能引起较大的腔内容积改变。

临床用途：某些疾病如肺纤维化、肺气肿等诊断参考或估计其严重程度；频率依赖动态顺应性用于小气道功能测定较为敏感，用于机械通气和呼吸衰竭监护，协助确定最佳PEEP水平。

（七）胃肠镜检查

无痛胃肠镜：使受检者在无痛状态下完成整个检查过程。胃镜检查需20～30min，结肠镜需30～50min。检查后，休息5～10min即可回家。胃镜检查时不能吃任何食物，肠镜检查前需要吃泻药清洗肠内容物，便于胃肠镜的观察。

适应人群：吞咽困难、吞咽后胸痛、上腹痛、饥胀、呃气、反酸、消化不良、消瘦、恶心、呕血或腹痛、腹泻、大便秘结、大便变形、大便带血、大便干结及稀便交替出现、下腹胀、排便困难或有包块者。

不适应人群：急性上呼吸道感染、咳嗽、咳痰明显、支气管炎、哮喘发作期；严重心肺疾病、严重肝肾功能不全、过敏体质、对麻醉药过敏；病情危重、体质极度衰弱、近期有心肌梗死、严重心律失常；女性月经期；一周内有钡餐或灌肠检查；一周内有服用抗凝药物。

五、预防医学概念

（一）预防医学特点

预防医学是医学的一门应用学科，它以个体和确定的群体为对象，目的是保护、促进和维护健康，预防疾病、失能和早逝。

预防医学的特点有：

1. 预防医学的工作对象包括个体及确定的群体，主要着眼于健康和无症状患者；

2. 研究方法上注重微观和宏观相结合，重点研究健康影响因素与人群健康的关系、预防的有效手段和效益；

3. 采取的对策有针对个体预防疾病的干预，更重视保障和促进人群健康的社会性措施。

（二）预防医学学科体系

预防医学的学科体系包括流行病学、医学统计学、公共卫生科学、社会与行为科学以及卫生管理学5大学科。其中，流行病学和医学统计学为预防医学学科的基础方法学。公共卫生科学主要包括环境卫生、职业卫生、食品卫生、卫生毒理学、卫生微生物学、卫生化学。社会和行为科学包括社会医学、健康教育与健康促进。卫生管理学包括卫生法、卫生政策、卫生经济、医院管理。

（三）健康影响因素的分类

影响个体和人群健康状态的因素称为健康影响因素，主要包括环境因素、行为与生活方式因素、生物遗传因素、卫生服务。

（四）三级预防的概念

第一级预防，又称病因预防，指在疾病尚未发生时，针对病因或危险因素采取相应的措施，达到预防疾病的发生或至少推迟疾病发生的目的，是最积极、最主动的预防。

第一级预防包括针对健康个体的措施和针对整个公众的社会措施。

针对健康个体的措施，如个人的健康教育、合理营养和体格锻炼、良好的行为与生活方式、预防接种、婚前检查和禁止近亲结婚、妊娠和儿童期的卫生保健、化学预防。针对公众健康所采取的社会和环境措施，如制定和执行各种与健康有关的法律及规章制度、公共政策，利用媒体开展公共健康教育，防止致病因素危害公众的健康，提高公众的健康意识和自控能力。

第二级预防是在疾病的临床前期做好早期发现、早期诊断、早期治疗的“三早”预防工作，以控制疾病的发展和恶化。

第三级预防对已患某些疾病的人，采取及时的、有效的治疗措施，防止病情恶化，预防并发症和伤残；对已丧失劳动能力或残疾者，主要促使功能恢复、心理康复，进行家庭护理指导，使患者尽量恢复生活和劳动能力，能参加社会活动并延长寿命。

（五）临床预防服务的概念

临床预防服务：在临床场所对健康者和无症状“患者”的健康危险因素进行评价，然后实施个体的预防干预措施来预防疾病和促进健康。

（六）社区公共卫生实施原则

社区公共卫生实施原则为以健康为中心、以人群为对象、以需求为导向、多部门合作、人人参与。

（七）国家基本公共卫生服务

国家基本公共卫生服务是指由政府根据特定时期危害国家和公民的主要健康问题的优先秩序以及当时国家可供给能力（筹资和服务）综合选择确定，并组织提供的非营利的卫生服务。实施国家基本公共卫生服务项目是促进基本公共卫生服务逐步均等化的主要内容，也是我国公共卫生制度建设的重要组成部分。其执行的主体是乡镇卫生院、村卫生室和社区卫生服务中心（站）等城乡基层医疗卫生机构。

（八）职业病的管理

职业病是指人们在工作环境中因直接接触职业性有害因素所导致的疾病。国家根据经济条件和科学水平以及诊断、医疗技术水平，规定职业病名单，并用法令的形式确定。职业病的管理主要涉及职业病诊断管理、职业病报告管理及职业病患者的治疗与康复、处理办法等内容。

六、临床预防服务

1. 临床预防服务内容：

（1）健康咨询：通过收集求医者的健康危险因素，与求医者共同制订改变不健康行为的计划，并督促执行干预计划等，使他们自觉地采纳有益于健康的行为和生活方式，消除或减轻影响健康的危险因素，预防疾病、促进健康、提高生活质量。

（2）健康筛检：运用快速、简便的体格检查、实验室检查以及危险因素监测与评估等手段，在健康人群中发现未被识别的患者或有健康缺陷的人。

（3）免疫接种：指将抗原或抗体注入机体，使人体获得对某些疾病的特异性抵抗力，从而保护易感人群，预防传染病发生。

（4）化学预防：指对无症状者使用药物、营养素（包括矿物质）、生物制剂或其他天然物质作为第一级预防措施，提高人群抵抗疾病的能力，防止某些疾病的发生。

2. 临床预防服务原则：重视危险因素的收集；医患双方共同决策；以健康咨询与教育为先导；合理选择健康筛检的内容；根据不同年龄阶段的特点开展针对性的临床预防服务。

七、公共卫生服务的概念

（一）社区公共卫生服务

1. 社区概念

社区是指若干社会群体（家庭、氏族）或社会组织（机关、团体）聚集在某一地域里所形成的一个生活上相互关联的大集体。社区不完全等同于“行政区域”。

2. 社区公共卫生及其实施的原则

社区公共卫生是人群健康的策略和原则在社区水平上的具体应用，即根据社区全体居民的健康和疾病的问题，开展有针对性的健康保护、健康促进以及疾病预防的项目，促进社区人群健康水平和提高生活质量，实现人群健康的均等化。社区全体居民健康的改善和维持应突出强调社区预防，强调通过社区公共卫生服务，针对社区需优先解决的健康问题，以全体社区居民为对象开展疾病预防和健康促进活动，来促进社区的整体健康。在促进社区全体居民健康的实践中应遵循以下原则。

（1）以健康为中心。人群健康策略的第一要素是关注全体人群的健康。

（2）以人群为对象。强调社区预防服务应以维护社区内整个人群的健康为准则。如以提高社区人群的健康意识，改变不良健康行为特点为目的的社区健康教育、社区计划免疫、妇幼和老年保健、合理营养等，都是从整个社区人群的利益和健康出发的。

（3）以需求为导向。强调服务的针对性和可及性。针对性是因为每个社区都有自己的文化背景和环境条件，社区预防服务应针对社区本身的实际情况和客观需要，确定居民所关心的健康问题。

（4）多部门合作。许多相互关联的因素如环境污染、不良生活行为习惯、社会文化因素等共同影响着人们的健康，解决社区的任何一个健康问题都需要打破部门的界限，各部门应明确职责，齐心协力，优势互补，共同促进社区卫生和人群健康工作。

（5）人人参与。社区健康的重要内涵是支持社区确定他们自己的卫生需求，帮助群众解决自己的健康同题。因此，动员全社区的参与是社区预防服务的关键环节。

（二）国家基本公共卫生服务

国家基本公共卫生服务包括以下内容。

1. 居民健康档案管理。建立辖区内常住居民，包括居住半年以上的户籍及非户籍居民的健康档案，并以0～6岁儿童、孕产妇、老年人、慢性病患者、严重精神障碍患者和肺结核患者等人群为重点。

2. 健康教育。对辖区内常住居民开展针对性的健康教育。

3. 预防接种。根据国家免疫规划疫苗免疫程序，对适龄儿童进行常规接种。

4. 0～6岁儿童健康管理服务。对辖区内常住的0～6岁儿童开展相关的新生儿家庭访视、新生儿满月健康管理、婴幼儿健康管理、学龄前儿童健康管理以及对健康管理中发现的营养不良、贫血、单纯性肥胖等情况处理。

5. 孕产妇健康管理服务。对辖区内常住的孕产妇开展孕早期健康管理、孕中期健康管理、孕晚期健康管理、产后访视以及产后42天健康检查。

6. 老年人健康管理服务。对辖区内65岁及以上常住居民每年提供1次健康管理服务，包括生活方式和健康状况评估、体格检查、辅助检查和健康指导。

7. 高血压患者健康管理服务。在对辖区内35岁及以上常住居民，每年免费测量血压一次（非同日三次测量）基础上，对辖区内35岁及以上原发性高血压患者每年要提供至少4次面对面的随访；根据原发性高血压患者的情况进行分类干预，并结合随访每年进行1次较全面的健康检查。

8. 2型糖尿病患者健康管理服务。对工作中发现的2型糖尿病高危人群进行有针对性的健康教育，建议其每年至少测量1次空腹血糖，并接受医务人员的健康指导；对确诊的2型糖尿病患者，每年提供4次免费空腹血糖检测，至少进行4次面对面随访；对确诊的2型糖尿病患者，结合其情况进行分类干预，并结合随访每年进行1次较全面的健康体检。

9. 严重精神障碍患者管理服务。对辖区内常住居民中诊断明确、在家居住的严重精神障碍（严重精神障碍是指临床表现有幻觉、妄想、严重思维障碍、行为紊乱等精神病性症状，且患者社会生活能力严重受损的一组精神疾病，主要包括精神分裂症、分裂情感性障碍、偏执性精神病、双相障碍、癫痫所致精神障碍、精神发育迟滞伴发精神障碍）患者进行信息管理、随访评估、分类干预，以及在患者病情许可的情况下，征得监护人和（或）患者本人同意后，结合随访每年进行1次健康检查。

10. 肺结核患者健康管理服务。对辖区内前来就诊的有肺结核可疑症状的居民或患者，在鉴别诊断的基础上，及时进行推介转诊；在72小时内访视辖区内确诊的常住肺结核患者；督导患者服药和随访管理服务，并根据肺结核患者情况进行分类干预；当患者停止抗结核治疗后，要对其进行结案评估。

11. 中医药健康管理服务。每年为65岁及以上老年人提供1次中医药健康管理服务，内容包括中医体质辨识和中医药保健指导。对辖区内0～36个月常住儿童在不同月龄时，对儿童家长进行相应的儿童中医药健康指导。

12．传染病及突发公共卫生事件报告和处理服务：

（1）传染病疫情和突发公共卫生事件风险管理。在疾病预防控制机构和其他专业机构指导下，协助开展传染病疫情和突发公共卫生事件风险排查、收集和提供风险信息，参与风险评估和应急预案制（修）订。突发公共卫生事件是指突然发生，造成或者可能造成社会公众健康严重损害的重大传染病疫情、群体性不明原因疾病、重大食物和职业中毒以及其他严重影响公众健康的事件。

（2）传染病和突发公共卫生事件的发现、登记。规范填写门诊日志、入/出院登记本、X线检查和实验室检测结果登记本或电子病历，电子健康档案自动生成规范的上述记录和检测结果。

（3）传染病和突发公共卫生事件相关信息报告。

13．卫生监督协管服务：

（1）食源性疾病及相关信息报告；

（2）饮用水卫生安全巡查；

（3）学校卫生服务；

（4）非法行医和非法采供血信息报告；

（5）职业病防治相关信息报告。

八、职业病的概念

（一）职业病的定义

职业有害因素作用于人体的强度与时间超过机体的代偿能力，导致机体发生功能性或器质性改变，出现相应的临床症状与体征，并影响劳动者工作能力，这一类疾病广义上统称为职业病，或职业性疾病。我国法定职业病是指企业、事业单位和个体经济等用人单位的劳动者在职业活动中，因接触粉尘、放射性物质和其他有毒、有害因素而引起的疾病。

（二）分类

我国的职业病分为10大类132个病种，包括职业性尘肺病13种及其他呼吸系统疾病6种；职业性皮肤病9种；职业性眼病3种；职业性耳鼻喉口腔疾病4种；职业性化学中毒60种；物理因素所致职业病7种；职业性放射性疾病11种；职业性传染病5种；职业性肿瘤11种；其他职业病3种。

（三）特点

病因明确；病因与疾病之间一般存在接触水平（剂量）–效应（反应）关系；群体发病；早期诊断、及时合理处理，预后康复效果较好；重在预防，除职业性传染病外，治疗个体无助于控制人群发病。

（四）职业病损害的三级预防

第一级预防又称病因预防或源头预防，从根本上消除或最大限度减少对职业性有害因素的接触，是职业病预防至关重要的环节。主要包括降低职业性有害因素的浓度或强度、加强个体防护、作业场所卫生监测、职业健康检查及加强职业卫生管理与健康教育等内容。

第二级预防是针对职业人群采取的早期检查、早期诊断、早期治疗等。如根据不同情况每隔一定时间对职业人群进行定期健康检查，早期发现及早期治疗，防止健康损害进一步发展。

第三级预防是指在患病后，给予积极治疗和促进康复的措施。主要包括对已有健康损害的接触者调离原有工作岗位，并结合合理的治疗；根据接触者受到健康损害的原因，对生产环境和工艺过程进行改进，既治疗患者，又加强了第一级预防；促进患者康复，预防并发症的发生和发展。

（五）实施职业卫生服务的原则

保护和预防原则：保护职工健康，预防工作中的危害。适应原则：使工作和环境适应于人的能力。健康促进原则：促进职工的躯体健康和心理健康及社会适应能力。治疗与康复原则：使职业危害、事故损伤、职业病和工作有关疾病的影响减少到最小程度。全面的初级卫生保健原则：为职工和家属提供全面的卫生保健服务。

（六）职业卫生服务的内容

评估与规划；职业环境监测；职业健康监护；危害告知、健康教育和健康促进；实施与劳动者健康有关的其他卫生保健服务。

（七）职业病管理

职业病的管理主要涉及职业病诊断管理；职业病报告管理；职业病患者的治疗与处理管理；职业性病伤的劳动能力鉴定管理；职业病预防管理。

九、恶性肿瘤的筛查方法

（一）肺癌筛查

痰细胞学检查：特异性高，但灵敏度只有20% ~ 30%，是肺癌早期筛查最传统的简便有效的方法。原发性肺癌病人多数可在痰液中找到脱落的癌细胞。

中央型肺癌痰细胞学检查的阳性率可达70%~90%，周围型肺癌痰检的阳性率则仅约50%。

X线检查：可以了解肺癌的部位和大小，可能看到由于支气管阻塞引起的局部肺气肿、肺不张或病灶邻近部位的浸润性病变或肺部炎变。CT发现的病灶是X线片的8倍。

低剂量螺旋CT筛查：用最小的扫描范围、最低剂量和最少的X线量，对病变做出诊断。相比传统的常规CT检查，它的辐射更小，微小结节也能够更清楚地显示。

内镜检查：纤维支气管镜可直接窥察支气管内膜及管腔的病变情况。可采取肿瘤组织供病理检查，或吸取支气管分泌物做细胞学检查，以明确诊断和判定组织学类型。

正电子发射断层扫描：如患者肺部有一单个结节，经PET/CT检查，若该结节代谢活性不高，提示良性病变可能性大；若结节代谢活性增高，提示恶性可能。

（二）乳腺癌筛查

乳腺X线：X线钼靶摄影，被公认为在早期乳腺癌的诊断中，具有重要的价值。

乳腺B超检查：无辐射，易接受，判断乳房肿块的大小、位置敏感。尤其在分辨囊性与实性肿块方面具有独特的优越性。

乳腺触诊：有一定的参考价值。

乳腺核磁共振检查：相比于X线检查具有更高的特异性，尤其是做核磁共振造影检查，对于鉴别良、恶性具有相当高的准确性。

（三）结直肠癌筛查

大便潜血（FOBT）：检测结直肠癌时，一次FOBT检测的敏感性仅为40%~50%，增加FOBT的检查频率，能够提高结直肠癌的检出率。免疫法（IFOBT）对无症状的结直肠癌患者也具有高的阳性率。

大便DNA检测：对整体肠癌的检测敏感性高达84.22%，特异性高达97.85%，可以检测出直径1厘米以上进展期腺瘤和肠癌病灶，及时发现早期肠癌基因突变。

内镜：肠镜可以较直观观察肿瘤大小、形态、部位、活动度，进行息肉、微小癌灶切除，取可疑病灶组织活检。

钡灌肠：可以用于检查大肠各种占位性病变（大肠癌）等。

CT结肠成像：采用螺旋CT扫描和后处理获得高清晰的二维和三维结肠图

像的成像技术，又称CT仿真结肠镜（CTVC）。

（四）宫颈癌筛查

传统巴氏涂片：子宫颈刮片细胞学检查，诊断标准分为5级。巴氏Ⅰ级：正常。巴氏Ⅱ级：炎症。巴氏Ⅲ级：可疑癌。巴氏Ⅳ级：高度可疑癌。巴氏Ⅴ级：癌。缺点是有一定的误诊、漏诊率。采用电脑辅助宫颈细胞学检测系统（简称CCT），在显微镜下，用计算机自动扫描、存储，识别出可疑细胞，筛查效率很高。

液基细胞学：把传统方式难以处理的脱落细胞学标本放入一种中介的液体中，以去除血液、黏液等影响诊断的干扰成分，达到提高诊断率的目的。

HPV检测：人乳头瘤病毒是一种小的DNA病毒，有多种型别，能引起人类皮肤和黏膜的多种良性乳头状瘤或疣，某些型别的HPV感染具有潜在的致癌性。妇女生殖道HPV感染是一种常见的性传播疾病。性活跃妇女可能有50%感染过至少一种型别的HPV。

HPV检查的指征：阴道表面有表浅的炎症以及接触性出血等；常有白带增多、腥臭，阴道不规则出血，骶尾、臀部及大腿部的持续性疼痛，膀胱、直肠受侵时可出现排尿、排便障碍等表现。

参考范围：

生殖道HPV包括HPV6、11、42、43、44等型别，常引起外生殖器湿疣等良性病变，包括宫颈上皮内低度病变（CINI）。此类为低危型别。

高危型HPV包括HPV16、18、31、33、35、39、45、51、52、56、58、59、68等型别，与宫颈癌及宫颈上皮内高度病变（CINⅡ/Ⅲ）的发生相关，尤其是HPV16和18型。

不属于上述范围的，都属于正常。

（五）肝癌筛查

超声：具有操作简便、可重复操作、分辨力高、病灶定位准确等优点。

甲胎蛋白（AFP）：是肝癌的特异性敏感蛋白，对肝癌的筛查具有重要的临床价值，但单纯依靠甲胎蛋白的升高并不能完全确诊肝癌，部分生殖胚胎肿瘤，以及肝炎、肝硬化等疾病也可造成甲胎蛋白升高。甲胎蛋白升高通常提示机体存在较高的肝癌倾向，适用于肝癌早期的诊断，需结合影像学检查进一步明确。

乙肝五项（用于判断乙肝状况）：也称为乙肝两对半，指乙肝表面抗原（HBsAg）、乙肝表面抗体（抗-HBs）、乙肝e抗原（HBeAg）、乙肝e抗体（抗-HBe）、乙肝核心抗体（抗-HBc）。

CT扫描：分辨率高，一些等密度肿瘤平扫时易遗漏，增强扫描可提高检出率。

MRI检查：肝癌磁共振表现比较有特异性。

十、高血压的概念

（一）高血压的定义

高血压是一种以动脉血压持续升高为特征的进行性心血管损害性疾病，是全球人类最常见的慢性病，是冠心病、脑血管病、慢性肾脏疾病发生和死亡的最主要的危险因素。

（二）我国人群高血压流行情况

1. 我国人群高血压患病率及其变化趋势

我国曾进行过几次大规模高血压患病率的人群抽样调查。各次调查的总人数、年龄、诊断标准及患病粗率见表2–2。虽然各次调查的规模、年龄和诊断标准不尽一致，但基本上较客观地反映了我国人群几十年来高血压患病率的明显上升趋势。估计目前我国约有2亿高血压患者，意味着每10个成年人中就有2人患有高血压，我国高血压人数约占全球高血压总人数的1 / 5。

表 2–2　我国历次高血压患病率调查结果

年份	调查地区	年龄	高血压诊断标准	调查人数	高血压人数	高血压患病粗率（%）
1958 ~ 1959	13 个省、市	≥ 15	不统一	739204	37773	5.1#
1979 ~ 1980	29 个省、市、自治区	≥ 15	≥ 160 / 95mmHg 为确诊高血压，140 ~ 159 / 90 ~ 95mmHg 为临界高血压	4012128	310202	7.7#
1991	29 个省、市、自治区	≥ 15	≥ 140 / 90mmHg 和（或）两周内服用降压药者	950356	129039	13.6#
2002	29 个省、市、自治区	≥ 18	≥ 140 / 90mmHg 和（或）两周内服用降压药者	272023	51140	18.8#
2012	31 个省、市、自治区	≥ 18	≥ 140 / 90mmHg 和（或）两周内服用降压药者	—	—	25.2★
2015	31 个省、市、自治区	≥ 18	≥ 140 / 90mmHg 和（或）两周内服用降压药者	451755	125988	27.9#

注：# 患病粗率，★ 综合调整患病率

2．在我国高血压人群中，绝大多数是轻、中度高血压（占90%），轻度高血压占60%以上。血压正常高值水平人群占总成年人群的比例不断增长。

3．人群高血压患病率随年龄增加而显著增高，但青年高血压亦值得注意，患病率已经从1991年的29%增加到2002年的34%，是我国高血压患病率持续升高和患病人数剧增的主要来源。估计我国每年新增高血压患者1000万人。

4．女性在更年期前患病率略低于男性，但在更年期后迅速升高，甚至高于男性。

5．高纬度寒冷地区患病率高于低纬度温暖地区；盐和饱和脂肪摄入越高，平均血压水平和患病率也越高。我国人群高血压流行有两个比较显著的特点：从南方到北方，高血压患病率呈递增趋势，可能与北方年平均气温较低以及北方人群盐摄入量较高有关；大中型城市高血压患病率较高，但农村地区居民的高血压患病率增长速度较城市快，2012～2015年全国调查结果显示，农村地区的患病率（粗率28.8%，标化率23.4%）首次超越了城市地区（粗率26.9%，标化率23.1%）。

6．不同民族之间高血压患病率也有一些差异，生活在北方或高原地区的藏族、蒙古族和朝鲜族等患病率较高，而生活在南方或非高原地区的壮族、苗族和彝族等患病率则较低，这种差异可能与地理环境、生活方式等有关，尚未发现各民族之间有明显的遗传背景差异。

十一、糖尿病的概念

（一）糖尿病的定义

糖尿病是由多种病因引起的代谢紊乱，其特点是慢性高血糖，伴有胰岛素分泌不足和（或）作用障碍，导致碳水化合物、脂肪、蛋白质代谢紊乱，造成多种器官的慢性损伤、功能障碍甚至衰竭。

按照世界卫生组织（WHO）及国际糖尿病联盟（IDF）专家组的建议，糖尿病可分为1型、2型、其他特殊类型及妊娠糖尿病4种。1型糖尿病患病率远低于2型糖尿病，其发病可能与T细胞介导的自身免疫导致胰岛β细胞的选择性破坏、胰岛素分泌减少和绝对缺乏有关。

（二）糖尿病流行病学特点

1．1型及妊娠糖尿病等其他类型糖尿病少见，以2型为主，约占90%。

2．男性略多于女性（11.1%比9.6%）。

3．民族间有差异，满汉较多（约14.7%～15.0%），藏族较低（4.3%）。

4．经济发达地区明显高于不发达地区，城市高于农村。

5. 未诊断的糖尿病患者人群基数较大，据2013年调查显示，未诊断的糖尿病患者约占总数的63%。

6. 肥胖和超重者患糖尿病的风险显著增加。BMI越高，糖尿病患病率越高。

（三）糖尿病的相关指标

糖尿病临床诊断时，除了依据临床症状的多饮、多食、多尿、体重下降（三多一少）之外，还要结合以下几个检测指标：

1. 空腹血浆葡萄糖水平（FPG）：为静脉血浆葡萄糖水平，用葡萄糖氧化酶法测定，若用毛细血管血或全血则诊断切点值有所不同；空腹即至少8小时内无任何热量摄入。FPG费用相对低廉，特异性和准确性尚好，但敏感性不足，是糖尿病最常用的检测指标。空腹血糖反映胰岛β细胞的功能，一般代表胰岛素的基础分泌功能。

2. 任意时间血浆葡萄糖水平：为静脉血浆葡萄糖水平，用葡萄糖氧化酶法测定，若用毛细血管血或全血则诊断切点值有所不同；任意时间是指一天当中的任意时间，与上次进餐时间及食物摄入量无关。

3. 餐后2小时血糖值：以75g无水葡萄糖（如果为含1分子水的葡萄糖则为82.5g）为负荷量，溶于200～300ml水内，5分钟之内服用；试验前停用可能影响值数的药物，如避孕药、利尿剂、苯妥英钠等3～7天，计时应该从进餐的第一口开始计算。餐后2小时血糖值是反映胰岛β细胞储备功能的重要指标，即进食后食物刺激β细胞分泌胰岛素的能力。若功能良好，周围组织对胰岛素敏感，无胰岛素抵抗现象，则餐后2小时血糖值下降至4.6～7.8mmol / L。但如果储备功能虽好，甚至一些糖尿病患者分泌胰岛素比正常人还高，却由于周围组织对胰岛素抵抗，或胰岛素抵抗虽不明显，但胰岛β细胞功能已较差，则餐后2小时血糖可明显升高。

4. 糖化血红蛋白（HbAlc）：反映2～3个月血糖控制水平的良好指标，血糖控制理想的水平应在6.5%之下，良好为6.5%～7.5%，糖化血红蛋白大于7.5%表明血糖控制差。

（四）自我监测

1. 自我血糖监测是指导血糖控制达标的重要措施，也是减少低血糖风险的重要手段，指尖毛细血管血糖检测是最理想的方法。自我血糖监测适用于所有糖尿病患者，注射胰岛素和妊娠期患者，为了严格控制血糖和减少低血糖的发生，必须进行自我血糖监测。

自我血糖监测的频率取决于治疗的目标和方式。

血糖控制差的患者或病情危重者应每天监测4～7次，直到病情稳定，血糖得到控制。当病情稳定或已达血糖控制目标时可每周监测1～2天。

使用胰岛素治疗者在治疗开始阶段每日至少监测血糖5次，达到治疗目标后每日监测2～4次；使用口服药和实施生活方式干预的患者达标后每周监测血糖2～4次。

2. 尿糖的自我监测：有时受条件所限无法进行血糖监测时，也可以采用尿糖测定来进行自我监测。尿糖的控制目标是任何时间尿糖均为阴性，但是尿糖监测对发现低血糖没有帮助。在一些特殊的情况下，如肾糖阈增高（如老年人）或降低（如妊娠）时，尿糖监测没有意义。

十二、冠心病的概念

（一）冠心病的定义

冠状动脉粥样硬化性心脏病，简称冠心病，又称缺血性心脏病，是由于冠状动脉发生严重粥样硬化性狭窄或阻塞，或在此基础上合并痉挛，以及血栓形成，引起冠状动脉供血不足、心肌缺血或梗死的一种心脏病。

（二）冠心病的流行病学特点

1990年以来，我国心血管病死亡率呈明显上升趋势，心血管病死亡率和死因构成比均居首位。根据生命损失年估计，脑卒中和缺血性心脏病是我国人群死亡和过早死亡的主要原因。我国流行病学研究表明，与欧美等西方国家相比，我国人群冠心病发病率较低，而卒中发病率较高，冠心病、卒中发病率存在较大的地区差异，总趋势为北方高于南方。近年来，一些地区监测报告显示，缺血性卒中发病率仍在增高，而出血性卒中发病率有所下降，急性冠心病事件发病率也在持续增高，且中青年男性发病率增幅较大。

（三）冠心病的分型、临床表现和诊断方法

1979年，世界卫生组织将冠心病分为5型：无症状性心肌缺血；心绞痛；心肌梗死；缺血性心肌病；猝死。如出现典型的心绞痛，或发生心肌梗死，临床上可基本明确冠心病的诊断。

在有临床症状的冠心病患者中，大约有1／3～1／2以急性心肌梗死为首发表现。急性心肌梗死临床症状差异极大，有1／3的患者，发病急骤，极为严重，未及医院就已死于院外；另有1／4～1／3的患者无自觉症状或症状很轻未就诊。急性心肌梗死的突出症状为胸痛，疼痛较心绞痛更剧烈，呈压榨性或绞窄性，难以忍受，患者有濒死感，烦躁不安；部位及放射部位与心绞痛相同，持续时间持久，多在半小时至几个小时或更长，休息和含化硝酸甘油不能缓

解，常需要使用麻醉性镇痛剂。急性心肌梗死的诊断根据典型的临床表现、特征性心电图改变和血清酶学的升高，一般并不困难。

所有被筛查人员均应进行静息心电图检查。如有症状者应争取在发作时检查静息心电图，缓解后立即复查。正常静息心电图因不能排除冠心病心绞痛，但如有符合心肌缺血的ST-T改变，特别是在疼痛发作时检出者，则支持心绞痛诊断。静息心电图无明显异常者不能排除外冠心病诊断，必要时需进行心电图负荷试验。

诊断冠状动脉狭窄的金标准，仍为冠状动脉造影检查。近年来，多层螺旋CT冠状动脉成像日益成为冠状动脉检查的一项重要检查手段。临床上，通常冠状动脉狭窄程度≥50%的患者进行运动可诱发心肌缺血，故一般将≥50%的冠状动脉狭窄称为有临床意义的病变。

十三、脑卒中概念

（一）脑卒中的定义

脑卒中是指一组发病急骤的脑血管病，而后者的含义更广，包括中枢神经系统的所有动脉和静脉系统的病变。脑卒中又称急性脑血管病事件，我国在1995年将脑血管病分为10类，其中脑卒中包括蛛网膜下腔出血、脑出血和脑梗死。

（二）脑卒中的临床表现和诊断

1．脑梗死

脑梗死也称缺血性脑卒中，指因脑部血液循环障碍，引起局限性脑组织的缺血性坏死或软化，出现相应的神经功能缺损。根据发病机制，通常分为脑血栓形成、脑栓塞和腔隙性脑梗死。

脑梗死的临床特征主要有：多数在安静时急性起病，活动时起病者多见以心源性脑梗死，部分病例在发病前可有短暂性脑缺血（TIA）发作；病情多在几小时或几天内达到高峰，脑栓塞起病尤为急骤，一般数秒至数分钟内达到高峰；部分患者症状可进行性加重或波动；临床表现决定于梗死灶的大小和部位，主要为局灶性神经功能缺损的症状和体征，如偏瘫、偏身感觉障碍、失语、共济失调等，部分可有头痛、呕吐、昏迷等全脑症状。

头颅CT和标准头颅磁共振（MRI）在发病24小时内常不能显示病灶，但可以排除脑出血，发病24小时后逐渐显示低密度梗死灶。MRI弥散加权成像（DWI）可以早期显示缺血组织的大小、部位。

2. 脑出血

脑出血是指非外伤性脑实质内的出血，其临床特点为：多在情绪激动或活动时急性起病；突发局灶性神经功能缺损症状，常伴有头痛、呕吐，可伴有血压增高、意识障碍和脑膜刺激征。

头颅CT扫描是诊断脑出血安全有效的方法，可准确、清楚地显示脑出血的部位、出血量等。脑出血CT扫描显示血肿灶为高密度影，边界清楚，CT值为75～80Hu；在血肿被吸收后显示为低密度影。脑出血后不同时期血肿的MRI表现各异，对急性期脑出血的诊断CT优于MRI，但MRI检查对某些脑出血患者的病因探讨会有所帮助。

3. 蛛网膜下腔出血

蛛网膜下腔出血是指脑组织表面血管破裂后，血液流入蛛网膜下腔。颅内动脉瘤和脑血管畸形是其最常见原因。

蛛网膜下腔出血主要症状为突发剧烈头痛，持续不能缓解或进行性加重；多伴有恶心、呕吐；可有短暂的意识障碍及烦躁、谵妄等精神症状，少数出现癫痫发作；其突出体征是脑膜刺激征明显。

头颅CT是诊断蛛网膜下腔出血的首选方法，若显示蛛网膜下腔内高密度影可以确诊。

十四、慢阻肺的概念

（一）慢阻肺定义

慢性阻塞性肺疾病（COPD）是一种以气流受限为特征的疾病，其气流受限不完全可逆、进行性发展，与肺部对香烟烟雾等有害气体或有害颗粒的异常炎症反应有关。COPD主要累及肺，但也可引起全身（或称肺外）的不良效应。

（二）慢阻肺的临床表现和诊断

1. 症状和体征

COPD的主要症状：（1）慢性咳嗽：通常为首发症状，初起咳嗽呈间歇性，早晨较重，以后早晚或整日均有咳嗽，但夜间咳嗽并不显著，也有部分病例虽有明显气流受限但无咳嗽症状。（2）咳痰：咳嗽后通常咳少量黏液性痰，少数病例咳嗽不伴咳痰。（3）气短或呼吸困难：这是COPD的标志性症状，早期仅于劳力时出现，后逐渐加重。（4）喘息和胸闷。（5）全身性症状：如体重下降、食欲减退、外周肌肉萎缩和功能障碍、精神抑郁和（或）焦虑等。

COPD早期体征可不明显，随疾病进展，可出现桶状胸、呼吸变浅、频率增快，肺叩诊呈过度清音，两肺呼吸音减低，肺部干、湿啰音等体征；低氧血症者可出现黏膜及皮肤发绀，伴右心衰竭者可见下肢水肿、肝大。

2. 诊断

COPD的诊断应根据临床表现、危险因素接触史、体征及实验室检查等资料综合分析确定。凡具有吸烟史和（或）环境职业污染接触史和（或）咳嗽、咳痰或呼吸困难史者均应进行肺功能检查。存在不完全可逆性气流受限是诊断COPD的必备条件。肺功能测定指标是诊断COPD的金标准。用支气管舒张剂后FEV1 / FVC<70%可确定为不完全可逆性气流受限。

十五、其他常见慢性病的概念

（一）超重或肥胖

1. 超重或肥胖的判断标准

目前，用来判断超重或肥胖的指标主要是体质指数（BMI），计算方法是体重（kg）与身高（m）平方的比值，单位是（kg/m^2）。目前我国成人BMI的切点：18.5≤BMI<24kg/m^2为正常，24≤BMI<28kg/m^2为超重，BMI≥28kg/m^2为肥胖。

需要注意的是，BMI的优点是综合考虑了身高和体重两个因素，与肥胖相关性高，可操作性强，适用范围广，不受性别影响，但对于因肌肉发达而非脂肪过多所致的体重增加并不适用。

2. 超重或肥胖的主要原因

鉴于超重和肥胖的区别仅在于体重超过正常标准的程度不同，二者具有基本相同的原因，且有关研究主要集中在肥胖上，故以肥胖为代表讨论肥胖的主要原因。肥胖形成的原因比较复杂，但常常是遗传因素和环境因素共同作用的结果，而环境因素主要是指包括饮食因素或活动因素在内的生活方式因素，此外，心理因素、社会因素和经济因素等也在肥胖的形成中发挥一定的作用。大量研究表明，从代谢的角度看，无论是什么原因，肥胖的发生基于代谢紊乱，因此，可以说代谢紊乱是肥胖从基因到临床表现的中间环节。

（1）遗传因素。肥胖有明显的家族聚集倾向，在家族遗传中，血缘关系越近，肥胖发生的概率越高。

（2）饮食因素。与肥胖相关的饮食因素主要有能量摄入过多和营养素缺乏。成人肥胖多因摄入过多油炸食物、高脂食物、含糖食物和酒精类饮料，使摄入的能量远远超过人体的需要，从而导致过剩的能量转化为身体脂肪。此外，脂肪代谢需要许多营养素的参与，如果相关营养素缺乏，就会导致脂肪代谢障碍，从而引起超重或肥胖。如维生素B_2、维生素B_6及烟酸缺乏时就会影响脂肪转化为能量；饮水不足会影响脂肪代谢；蛋白质缺乏，会使机体基础代谢率下降，使机体能量消耗减少，从而导致体内脂肪的积蓄。

（3）活动因素。身体活动不足、体育锻炼少或久坐不动等生活方式使机体能量消耗减少，从而导致机体能量过剩，引起肥胖。

（4）其他因素。心理因素、社会因素和经济因素也会在不同程度上直接或间接影响饮食习惯，从而增加肥胖的风险。部分人群面对压力时会选择不断大量进食来试图消除不良情绪，甚至暴饮暴食，以致身体能量过剩。有研究表明，教育程度低、社会层次低或收入水平低与肥胖也有一定的关系。

（二）骨质疏松症

骨质疏松症是一种与增龄相关的全身性、代谢性骨骼系统疾病，随着人口老龄化日趋严重，骨质疏松症已成为我国面临的重要公共健康问题。早期流行病学调查显示：我国50岁以上人群骨质疏松症患病率，女性为20.7%，男性为14.4%；60岁以上人群骨质疏松症患病率明显增高，女性尤为突出。据估算，2006年我国骨质疏松症患者已近700万，骨量减少者已超过2亿人。尽管缺乏新近的流行病学数据，但估测我国骨质疏松症患者和骨量减少者人数已远超过以上数字。骨质疏松症早期常无明显感觉，常常不被人重视。当发展到一定程度时，会出现疼痛、驼背、身高降低或骨折等特征性的表现，后期严重影响生命质量，且致残率较高，因此，应高度重视骨质疏松高危人群的早期筛查和及时干预。

1. 骨质疏松症的定义及诊断标准

目前国内外仍沿用1994年WHO的骨质疏松症定义：骨质疏松症是一种进行性的骨骼系统疾病，其特征是骨组织的骨量低，骨骼微结构退化伴骨脆性增加和易骨折。

骨质疏松症的诊断一般以骨量减少、骨密度（BMD）下降和（或）发生脆性骨折等为依据。目前，骨密度检测仍被认为是早期诊断的重要指标，此外，近年来骨代谢生化指标对骨质疏松症的早期诊断越来越受到广泛关注，这些指标主要包括骨矿物质、骨代谢调控激素和骨转化标志物，但目前认为，双能X线骨密度吸收测定（DXA）测量骨密度，仍是骨质疏松症诊断的主要检查依据。

2. 骨质疏松的主要危险因素

骨质疏松的主要危险因素包括性别、年龄、种族、身材、体重、家族骨折史、钙和维生素D摄入量、每日日照时长、活动量、吸烟史、饮酒、饮茶或咖啡、过早绝经、绝经时间、绝经后是否激素替代治疗、怀孕次数、患影响骨代谢的疾病、应用影响骨代谢的药物等。骨质疏松症的高危人群主要分布在绝经后的女性和50岁以上男性，其次是钙和维生素D缺乏、吸烟、过量饮酒和咖啡、身体活动少、性激素低下等人群。

（三）口腔健康

口腔疾病患病率和发病率均较高，是影响我国居民健康的常见病和多发病，已经成为危及居民健康的主要公共卫生问题之一，应该引起高度重视。

1. 口腔健康的定义和判断标准

2010年WHO提出，口腔健康包括“无口腔颌面部慢性疼痛、口咽癌、口腔溃疡、先天性缺陷如唇腭裂、牙周（牙龈）疾病、龋病、牙齿丧失以及影响口腔的其他疾病和功能紊乱”。判断口腔健康的标准包括三个方面，即具有良好的口腔卫生、健全的口腔功能，以及没有口腔疾病。口腔健康应具备以下要素：

（1）没有任何疼痛和不适；

（2）良好的功能：咀嚼、吞咽和语言功能；

（3）心理方面：外观正常、不影响自尊、个人满意；

（4）社会方面：不影响社会交流。

2. 口腔疾病对全身健康的主要危害

口腔疾病主要包括龋病和牙周病，是造成牙齿丧失，影响居民健康和生活质量的主要口腔疾病。大量研究表明，口腔疾病不仅影响口腔的生理功能，同时也对全身健康产生不同程度的影响，甚至成为一些全身疾病的危险因素。

（1）心血管疾病。心血管疾病的主要病理基础是动脉粥样硬化，炎症已经成为动脉粥样硬化的一个直接影响因素。越来越多的证据显示，口腔感染，特别是牙周感染会提高患者外周血中的C反应蛋白及其他生物标记物的浓度，导致系统性炎症的水平升高，并通过多种机制参与或促进动脉粥样硬化的形成，从而增加心血管疾病的发病风险。

（2）呼吸道疾病。口腔慢性病灶可以增加呼吸道感染的发病率。口腔卫生状况降低后，易使呼吸道致病菌增殖而发生感染，同时随着牙菌斑的形成和变化，使呼吸道致病菌更易寄生于口腔，最终通过吸入方式造成肺部感染。

（3）糖尿病。大量研究证实了糖尿病与牙周炎之间存在双向相关关系，一方面糖尿病是牙周炎的危险因素，另一方面牙周炎作为慢性炎症对糖尿病的代谢调控具有负面影响，从而影响血糖的控制和增加糖尿病并发症的风险。

（4）早产和低体重儿。研究表明：牙周致病菌可通过孕妇菌血症和胎盘通道引起宫内感染，从而导致早产和低体重儿等不良妊娠结局，其中早产是牙周疾病对妊娠妇女最重要的危害。

（5）其他疾病影响。研究发现，口腔疾病与慢性胃炎、胃溃疡、类风湿性关节炎和肾病等多种疾病有关，而且与儿童的生长发育有着密切的关系。

十六、流行病学的常用指标

（一）率和比

比例：同一事物内部各个组成部分所占的比重或分布，分子分母单位相同，而且分子包含于分母之内。

构成比反映的是事物静止状态内部构成成分占全体的比重，取值仅在0～1之间，统计图多用圆图和百分条图呈现。即：构成比=某事物内部某一部分的数量 / 同一事物内部的整体数量×100%。

比：也称相对比，指两个数相除的值，说明两者的相对水平，即：比=甲指标 / 乙指标。在通常情况下，分子和分母是两个彼此分离的互相不重叠或包含的量，即分子不包含于分母，甚至可以代表两个不同的总体，即二者不同质。

率：在单位时间内某一确定人群中某现象发生的频率或强度，是某时期内某现象实际发生例数与可能发生该现象的总例数之比，即：率=单位时间内某现象实际发生的例数 / 可能发生该现象的总人数×k（k=100%、1000‰、10000 / 万、100000 / 10万）。

率的3个基本要素：某现象发生数（分子）、可能发生该现象的观察单位总数（分母）以及特定的时间（通常是年）。最大的特点：它有单位时间这么一个限定条件。

（二）发病指标

发病率：一定期间内，特定人群中某病新发生的病例出现的频率。

发病率=（某时期内某人群中某病新病例人数 / 同期暴露人口数）×k（k=100%、1000‰、10000 / 万或100000 / 10万等）。

观察时间单位可根据所研究的疾病病种及研究问题的特点决定，通常以年表示。

分子是某时期（年度、季度、月份）内的新发病人数。若在观察期内一个人多次发病时，则应分别记为新发病例数，如流感、腹泻等。对发病时间难以确定的一些疾病可将初次诊断的时间作为发病时间，如恶性肿瘤、精神病等。

分母是同期暴露人口数。暴露人口是指观察地区内可能发生该病的人群，对那些不可能再发生该病的人（如已经感染了传染病或因预防接种而获得免疫力的人），理论上不应计入分母内，但实际工作中却难以把这部分人分辨出来。

当描述某地区的某病发病率时，分母多为该地区该时间内的平均人口，这时应注明分母是平均人口。如观察时间以年为单位时，分母可为年初人口与年终人口相加再除以2，或以当年年中（7月1日零时）的人口数表示。

发病率可用来反映疾病对人群健康的影响，发病率高说明疾病对健康影响大，发病率低说明疾病对健康影响较小。发病率可用作描述疾病的分布情况。通过比较不同特征人群的某病发病率，可探讨病因和对防治措施进行评价。

患病率：也称现患率，指某特定时间点总人口中某病新旧病例之和所占的比例。患病率=（特定时间点某人群中某病新旧病例数／同期观察人口数）×k（k=100%、1000‰、10000／万或100000／10万等）。

对慢性病进行现况调查，最适宜计算的指标为患病率。评价患病率时，只有参考发病率、死亡率及病死率等方面资料才能做出较全面的评价。例如患病率升高并不一定意味着发病率升高，可能是由于治疗方法改进，降低了病死率使病人的病程延长的结果。

（三）死亡指标

死亡率：某时期内（通常为1年）死亡人数与总人口之比，又称总死亡率或粗死亡率（CDR）。计算公式：死亡率（‰）=年内死亡人数／年平均人口数×1000‰。

粗死亡率不考虑人口年龄、性别结构的影响，在比较不同地区不同人群死亡水平差异时，用粗死亡率对比是不准确的。例如欧洲多数国家的粗死亡率比许多亚非国家要高，主要是人口老龄化造成，不能反映二者医疗卫生水平的差异。需要其他死亡率做补充，或进行标化处理。

病死率：一定时期内患某病死亡人数占患某病总人数的比例。病死率（%）=某时期内因某病死亡人数／同期患某病人数×100%。

病死率表示确诊疾病的死亡概率，可反映疾病的严重程度，也可反映诊治能力等医疗水平。通常多用于急性传染病，较少用于慢性病。

生存率：指接受某种治疗的病人或某病患者，经n年随访，尚存活的患者所占的比例。n年生存率（%）=随访满n年的某病存活病例数／随访满n年的该病病例数×100%。

生存率反映疾病对生命的危害程度，可用于评价某些病程较长疾病的远期疗效，常用于癌症、心血管疾病、结核病等慢性病的研究。

（四）相对危险度

相对危险度（RR）：亦称危险度比，是暴露组的危险度（累积发病率，I_e）与对照组的危险度（累积发病率，I_0）之比。暴露组与对照组的发病密度之比称为率比。危险度比与率比都是反映暴露与发病（死亡）关联强度的指标。

计算公式：$RR=I_e/I_0$。

比值比（OR）：又称优势比、交叉乘积比，指病例组中暴露人数与非暴露人数的比值除以对照组中暴露人数与非暴露人数的比值，是流行病学研究中病例对照研究的一个常用指标。

（五）归因危险度

归因危险度（AR）：又称特异危险度、绝对危险度、超额危险度、率差等，是暴露组发病率与非暴露组发病率相差的绝对值，反映发病归因于暴露因素的程度，即由于暴露因素的存在使暴露组人群发病率增加或减少的部分。

计算公式：$AR=I_e-I_0=I_0(RR-1)$。

归因危险度百分比（AR%或ARP）：又称病因分值，是指暴露人群中的发病或死亡归因于暴露的部分占全部发病或死亡的百分比，反映某因素的暴露者中，单纯由于该因素引起发病的危险占整个病因的比例。

计算公式：$AR\%=(I_e-I_0)/I_e\times100\%$。

十七、流行病学的常用研究方法

（一）现况调查

现况调查：又称横断面调查，在某时点或某时期内对某特定范围人群当时的疾病和健康状况以及相关特征和因素的调查分析，以描述调查状况的分布情况，探索疾病病因线索。调查的种类有两种。

1. 普查：在特定时间、对特定范围内的人群进行的全面调查，特定时间应该较短，甚至指某时点。一般为1～2天或1～2周，最长不宜超过2～3个月，特定范围可指地区或某种特征的人群。

优点：能提供疾病分布情况和流行因素或病因线索；不存在抽样误差；能发现人群中的全部病例。

缺点：工作量大，不适于发（患）病率很低的疾病。

2. 抽样调查：从研究对象的总体中随机抽取有代表性的部分样本进行调查，从样本获得的信息推断总体情况。

优缺点：缩小了调查范围，节省时间、人力和物力；但设计、实施与资料分析比较复杂，不适用于变异太大的变量调查，小样本抽样调查对发病率很低的疾病收效不大，当须扩大样本到近于总体75%时，反而不如直接普查。

（二）队列研究

队列研究：将某一特定人群按是否暴露于某可疑因素或暴露程度分为不同的亚组，追踪观察两组或多组成员结局（如疾病）发生的情况，比较各组之间结局发生率的差异，从而判定这些因素与该结局之间有无因果关联及关联程度的观察性研究。研究类型如下。

1. 前瞻性队列研究：队列研究的基本形式，研究对象的分组是根据研究对象现时的暴露状况而定的，此时研究的结局还没有出现，需前瞻观察一段时间才能得到。

2. 历史性队列研究：分组是根据研究开始时研究者已掌握的有关研究对象在过去某个时点的暴露状况的历史资料做出的。

3. 双向性队列研究：也称混合性队列研究，即在历史性队列研究的基础上，继续前瞻性观察一段时间，它是将前瞻性队列研究与历史性队列研究结合起来的一种模式，兼有前瞻性队列研究和历史性队列研究的优点，且相对地在一定程度上弥补了各自的不足。

队列研究的特点：属于观察法；设立对照组；由因到果；前瞻性研究能确证暴露与结局的因果关系。

队列研究的优点：资料可靠，一般不存在回忆偏倚；可直接获得暴露组和对照组人群的发病率或死亡率，计算RR、AR等反映疾病危险强度的指标；由于病因在前，疾病在后，因此检验假设的能力较强，一般可证实病因联系；有助于了解疾病的自然史，还可能获得多种预期以外的疾病结局资料，可分析一因多种疾病的关系。

队列研究的缺点：不适于发病率低疾病的病因研究；易产生失访偏倚；研究耗费人财物和时间较多；在随访过程中，未知变量引入人群，或人群中已知变量的变化等，都可使结局受到影响，使分析复杂化。

（三）病例对照研究

病例对照研究：以确诊的患有某特定疾病的病人作为病例，以不患有该病但具有可比性的个体作为对照，通过询问、实验室检查或复查病史，搜集既往各种可能的危险因素的暴露史，测量并比较病例组与对照组中各因素的暴露比例。经统计学检验，若两组差别有意义，则可认为因素与疾病之间存在着统计学上的关联。

优点：省力、省时、省钱，容易组织实施；不仅可用于病因的探讨，还可广泛用于许多方面；可以同时研究多个因素与某种疾病的联系，特别适合探索性病因研究；对研究对象多无损害。

缺点：不适于研究人群中暴露比例很低的因素；选择研究对象时，难以避免选择性偏倚；信息的真实性难以保证，暴露于疾病的先后常难以判断；获取既往信息时，难以避免回忆性偏倚；不能测定暴露组和非暴露组疾病的发病率及相对危险度。

（四）实验性研究

实验性研究：又称干预性研究，是一种受控制的研究方法，通过一个或多个变量的变化来评估它对一个或多个变量产生的效应。实验主要目的是建立变量之间的因果关系，一般做法是研究者预先提出一种因果关系尝试性假设，然后通过实验操作来检验。研究类型有临床试验、现场试验、社区试验和类实验等。

（五）诊断试验的评价研究

1. 诊断试验的概念：诊断试验：运用临床资料、实验室检查、X线等各种公认的诊断标准，对疾病和健康状况得出确切结论。

2. 研究方法：应与标准诊断方法（金标准）进行盲法比较；被检病例应具代表性；合理选择对照；科学确定正常值。

3. 诊断试验的评价指标

真实性或准确性：要求一项诊断试验具备能正确地鉴别某病例患和未患某病的能力。

可靠性：重复性或精密度，指一项诊断试验在完全相同的条件下，重复试验时获得相同结果的稳定程度。一般用符合率来表示可靠性。

预测值：灵敏度和特异度是一项诊断试验的特征，在决定是否采用某项试验时应考虑这些特征。一旦采用了某项诊断试验，应仔细考虑试验结果的意义。如获阳性结果，患某病的可能性是多少；若获阴性结果，未患某病的可能性是怎样，这就是预测值。阳性预测值是指试验阳性的病例中真阳性的比例；阴性预测值是指试验阴性的病例中真阴性的比例。

4. 提高诊断试验效率的方法：选择患病率高的人群（高危人群）；并联试验，也称平行试验。

（六）筛检试验的评价研究

1. 筛检试验的相关概念

筛检试验：运用快速简便的实验检查或其他手段，自表面健康的人群中发现那些未被识别的可疑病人或有缺陷者。筛检试验不是诊断试验，仅是一个初步检查，对筛检试验阳性和可疑阳性的人须进行确诊检查。

2. 筛检的主要用途

（1）早期发现那些处于临床前期或临床初期的可疑病人，以进行早诊、早治、提高治愈率或延缓疾病的发展，改善预后。

（2）及时发现某些疾病的高危个体，以预防疾病的发生。

（3）开展流行病学监测，了解疾病的患病率及其趋势，为公共卫生决策提供科学依据。

（4）在健康管理过程中，对接受健康管理的人筛检的目的，主要是早期发现患者和发现高危人群。

3. 筛检试验的类型和方法

（1）筛选的类型：筛检的形式可因研究目的而异，根据筛检对象的范围分类，可分为整群筛检和选择筛检。

整群筛检：当疾病的患病率较高时，需要从该范围内的整个人群中将患该病可能性较大的人筛检出来。

选择筛检：在某范围内重点选择高危人群进行筛检，最大限度地发现那些无临床症状的病例，以取得最大筛检效益。

（2）筛选的方法：分为单项筛检和多项筛检（几种方法筛检同一疾病）。

4. 筛检试验的应用原则

（1）试验方法要求安全、可靠，特异度和灵敏度要高，能正确区分病人和非病人。

（2）试验方法要快速、简单、容易进行。

（3）价廉、尽量减少痛苦。对被试者有创伤、有痛苦的试验一般不用于筛检，用于诊断也要慎重。

（4）筛检是一项预防性的医疗活动，服务对象是表面健康的人群，不易取得研究对象的合作，为了不给病人和社会带来压力，应制订好筛检计划，明确目的，估计效果，权衡利弊。

十八、医学统计学概念

（一）基本概念

医学统计学：运用概率论与数理统计的原理及方法，结合医学实际，研究数字资料的搜集、整理分析与推断的一门学科。

研究对象：主要是人体以及与人的健康有关的各种因素。

（二）主要内容

统计设计：调查设计和实验设计，使调查或实验结果能够科学地回答所研究的问题；用较少的人力、物力和时间取得更多的较可靠的资料。

统计描述：对原始数据进行归纳整理，用相应的统计指标，如率、均数等，表示出研究对象最鲜明的数量特征，必要时选择统计表或统计图。

统计推断：在统计描述的基础上，对统计指标的差别和关联性进行分析和推断。

（三）资料的类型

计量资料：有计量单位，有连续性的特点。

计数资料：计数资料是定性观察的结果，有二分类和多分类两种情况。二分类：结果有两种相互对立的属性；多分类：结果为两种以上互不包含的属性，如新生儿出生缺陷的种类。

等级资料：结果有两个以上的等级关系，如阴性、阳性、强阳性。

（四）医学统计工作的基本步骤

1. 研究设计：按研究者是否对观察对象施加干预，分为调查设计和实验设计。

调查设计主要是了解客观实际情况的现场工作。

实验设计根据研究对象不同分为动物实验和临床试验。

2. 收集资料：任务是取得准确可靠的原始数据。

统计资料的来源：经常性资料，一般指医疗卫生工作中的原始记录；一时性资料，根据专题调查或实验研究的需要而临时设计的调查表或调查问卷。

统计资料的要求：资料应完整、正确和及时；有足够的数量；有代表性和可比性。

3. 整理资料：使原始数据系统化、条理化，以便进一步计算指标和分析。

原始数据的检查与核对：有无错漏，是否合乎逻辑，并予以必要的补充、修正与合理的剔除。对原始记录的检查核对，应在调查现场完成，而整理资料过程则是从不同角度、用不同方法进一步净化数据。包括统计数据的常规检查；数据的取值范围检错；数据间的逻辑关系检错。

数据的分组设计和归纳汇总：按资料的性质和数量特征分组，以反映事物的特点。常用的分组方法有质量分组，按事物的性质或类型分组，适用于分类变量资料或等级资料；数量分组，按观察值的大小进行分组，适用于数值变量的资料。

4. 分析资料：按研究设计的要求，结合资料的类型计算有关指标，阐明事物的内在联系和规律。主要包括用统计指标、统计图表等方式表达和描述资料的数量特征和分布规律；对样本统计指标做参数估计和假设检验，结合专业知识解释分析结果，用样本信息推断总体特征。

十九、基本统计参数

1. 同质：研究对象具有相同的背景、条件、属性。

2. 变异：同一性质的事物，其个体观察值之间的差异。

3. 总体：根据研究目的确定的同质观察单位的全体。

4. 样本：从总体中随机抽取有代表性的一部分观察单位，其测量值的集合。

5. 参数：总体的指标（如总体均数、总体标准差）。

6. 统计量：样本的指标（如样本均数、样本率、样本标准差）。

7. 误差：通常指测量值与真实值之差。

（1）系统误差：分析过程中某些固定原因引起的一类误差。（具有重复性、单向性、可测性。在相同的条件下，重复测定时会重复出现，使测定结果系统偏高或系统偏低，其数值大小也有一定的规律。）

（2）随机误差：又称偶然误差和不定误差，指测量结果与同一待测量的大量重复测量的平均结果之差。（大小、方向不固定，无法测量或校正。随着测定次数的增加，正负误差可以相互抵偿，误差的平均值将逐渐趋向于零。）

（3）抽样误差：由随机抽样的偶然因素引起的抽样指标和全局指标的绝对离差。（或用样本统计值与被推断的总体参数出现的偏差。）

8. 概率：某随机事件发生的可能性大小的数值。常用P表示，介于0到1之间。一般常将$P \leqslant 0.05$或$P \leqslant 0.01$称为小概率事件，表示某事件发生的可能性很小。

9. 频率：一次实验结果计算得到的样本率。

10. 算术均数：又称算术平均数，简称均数或均值，常用于描述正态分布（或近似正态分布）变量的平均水平。它是反映数据集中趋势的一项指标，能反映全部观察值的平均水平。总体均数 μ 通常是未知的，通常需要计算的是样本均数 $\overline{x}$。

11. 中位数：又称中值，是按顺序排列的一组数据中居于中间位置的数，代表一个样本、种群或概率分布中的一个数值，可将数值集合划分为相等的上下两部分。对于有限的数集，可以通过把所有观察值高低排序后找出正中间的一个作为中位数。如果观察值有偶数个，通常取最中间的两个数值的平均数作为中位数。

12. 几何均数：n个变量值连乘积的n次方根。计算几何平均数要求各观察值之间存在乘积关系，主要用途是对比率、指数等进行平均。

13. 方差：每个样本值与全体样本值的平均数之差的平方值的平均数。在统计描述中，方差用来计算每一个变量与总体均数之间的差异。为避免出现离均差总和为零，统计学采用平均离均差平方和来描述变量的变异程度。方差越大，变异（离散）度越大。

14. 标准差：方差的算术平方根。标准差能反映一个数据集的离散程度。标准差越大，离散度越大。

15. 极差：又称范围误差或全距，以R表示，是用来表示统计资料中的变异量数，即最大值与最小值之间的差距，R=最大值—最小值。

16. 百分位数：如果将一组数据从小到大排序，并计算相应的累计百分位，则某一百分位所对应数据的值就称为这一百分位的百分位数。可表示为：一组n个观测值按数值大小排列，如，处于p%位置的值称第p百分位数。

17. 变异系数：又称离散系数，是概率分布离散程度的归一化量度，其定义为标准差与平均值之比。

二十、统计图表

（一）统计表

1. 定义：反映统计资料的表格。

2. 结构：由标题、标目、线条、数字资料四个主要部分组成。

3. 标题：放在表的上方，所说明的是统计表的主要内容，是表的名称。

4. 标目：所表示的主要是所研究问题的类别名称和指标名称，也被称为“类”。

5. 线条：除必需的顶线、底线、标目线外，尽量不添加其他线条，不使用竖线、斜线。

6. 数字：一律使用阿拉伯数字。

（二）统计图

1. 定义：根据统计数字，用几何图形、事物形象和地图等绘制的各种图形。

2. 直方图：描述计量资料的频数分布。

3. 折线图：以折线的上升或下降来表示统计数量的增减变化。特点：显示数据的变化趋势，反映事物的变化情况。

4. 误差条图：用于比较多组连续变量的均值和标准差（或可信区间）。直条的高度表示均值，直条顶端用“T”形或“工”形图标表示标准差（或可信区间）。

5. 箱式图：表述最小值、第一四分位数、中位数、第三四分位数与最大值的一种图形，可以粗略地看出数据是否具有对称性、分布的分散程度等信息，特别是可用于对几个样本的比较。有两种类型的箱图：单式箱图用于分析只有一个变量的数据分布，复式箱图用于分析具有两个或以上变量的数据分布。

6. 直条图：表示独立指标在不同阶段的情况，有两维或多维，图例位于右上方。

7. 百分条图和圆图：描述百分比（构成比）的大小，用颜色或各种图形将不同比例表达出来。

二十一、统计推断的概念

统计推断：通过样本推断总体特征。统计推断包括对总体的未知参数进行估计，对关于参数的假设进行检查，对总体进行预测预报等。统计推断所使用的样本，通常通过随机抽样方法得到。

（一）假设检验

先假设真实差异不存在（样本来自总体），差异全为试验误差。计算这一假设出现的概率（P），根据小概率事件实际不可能性原理，判断假设是否成立。这是对样本所属总体所做假设是否正确的统计证明，称为统计假设测验。

（二）假设检验步骤

1. 对样本所属总体提出假设，包括H_0（样本与总体真实差异不存在，样本来自总体）和H_1（样本与总体真实差异存在，样本不是来自总体）。

确定检验水准：检验水准又称显著性水平（α水平），事先确定允许犯Ⅰ类错误概率。通常α取小概率事件界值，如$\alpha=0.05$或$\alpha=0.01$。

第Ⅰ类错误：又称拒真错误，原假设是正确的，却拒绝了原假设。

第Ⅱ类错误：原假设是错误的，却没有拒绝原假设。

2．选定统计方法，计算检验统计量：由样本观察值按相应的公式计算出统计量的大小，如X^2值、t值等；根据资料的类型和特点，可分别选用Z检验、T检验、秩和检验和卡方检验等。

3．确定P值，做出推断：若$P>\alpha$，接受H_0，即认为差异很可能是由于抽样误差造成的；若$P\leq\alpha$，拒绝H_0，接受H_1，即认为差异不大可能仅由抽样误差所致。

二十二、中医学基本概念

中医学：在阴阳五行理论指导下、从动态整体角度研究人体生理病理药理及其与自然环境关系、寻求防治疾病最有效方法的学问。整体观念和辨证论治是中医理论的基本特色。

中医学将人体看成是气、形、神的统一体，通过望、闻、问、切，四诊合参的方法，探求病因、病性、病位，分析病机及人体内五脏六腑、经络关节、气血津液的变化，判断邪正消长，进而得出病名，归纳出证型，以辨证论治原则，制定“汗、吐、下、和、温、清、补、消”等治法，使用中药、艾灸、针灸、推拿、按摩、拔罐、气功、食疗等多种治疗手段，使人体达到阴阳调和而康复。中医学的最终目标并不仅止于治病，更进一步是帮助人类达到《黄帝内经》所提出的四种典范人物，即“真人”“至人”“圣人”“贤人”的境界。

二十三、中医学主要理论的概念

（一）阴阳学说

最初含义：日光的向背，向日为阳，背日为阴，引申为气候的寒暖，方位的上下、左右、内外，运动状态的动和静等。

阴阳学说认为，世界是物质性的整体。凡事都包含阴和阳相互对立的两个方面，白昼和黑夜、晴朗和阴雨、炎热和寒冷、躁动和静止等。

阴和阳的对立统一矛盾运动，决定着一切事物的生长、发展、变化以及衰败和消亡，是自然界中事物运动变化的一种固有规律。

中医学认为，凡是剧烈运动的、外向的、上升的、温热的、明亮的或属于功能方面的皆为阳；相对静止的、内守的、下降的、寒冷的、晦暗的或属于有形的器质方面的皆属阴。天为阳，地为阴；天气轻清属阳，地气重浊属阴；

水性寒而润下属阴，火性热而炎上属阳；阴主静，相对静止的事物属阴，阳主动，剧烈运动的事物属阳；物质出现蒸腾气化的运动状态时属阳，出现凝聚成形的运动状态时属阴；对人体具推动、温煦、兴奋等作用的物质和功能，统属于阳，对人体具凝聚、滋润、抑制等作用的物质和功能，统属于阴。阴阳学说，是贯穿于整个中医学理论体系的指导思想和重要的方法论。

必须指出，用阴阳来概括或区分事物的属性，必须是相互关联的一对事物，或是一个事物的两个方面，才具实际意义。

（二）五行学说

金、木、水、火、土，五种物质（五行），在中医象征着五种属性的现象和事物。

金，从革，从，顺也，革，变也，指金有刚柔相济之性；金之质地虽刚硬，可以作为兵器以杀戮，但有随人意而改变的柔和之性。引申为凡具沉降、肃杀、收敛等性质或作用的事物和现象，都归属于金。

木，曲直，指树木的枝条具有生长、柔和、能屈能伸的特性。引申为凡具有生长、升发、条达或舒畅等性质或作用的事物和现象，都归属于木。

水，润下，具滋润、下行的特性。引申为凡具滋润、下行、寒凉或闭藏等性质或作用的事物和现象，都归属于水。

火，炎上，具炎热、上升、光明的特性。引申为凡具温热、上升、光明等性质或作用的事物和现象，都归属于火。

土，稼穑，稼穑泛种植、收获谷物的农事活动。引申出凡具生化、承载、受纳性质或作用的事物和现象，都归属于土。有“土载四方、万物土中生、万物土中灭、土为万物之母”之说。

五行学说基本内容包括了相生、相克、制化、相乘、相侮、母病及子、子病及母几个方面。相生：五行之间有序的递相滋生、助长和促进的关系，表现为生我者为母，我生者为子，也就是木生火、火生土、土生金、金生水、水生木。相克：五行之间存在着有序的递进克制、制约的关系，表现为克我者为所不胜，我克者为所胜，也就是木克土、土克水、水克火、火克金、金克木。

（三）藏象学说

藏象：藏于体内的内脏及其表现于外的生理、病理征象及与自然界相通应的应时而表现于外的生理现象。“藏”包括了五脏、六腑和奇恒之腑。

藏象学说的特点就是以五脏为中心的整体观，主要体现在以五脏为中心的人体自身的整体性及五脏与自然环境的统一性两个方面。

“所谓五脏者，藏精气而不泄，故满而不能实；六腑者，转化物而不藏，故实而不能满也。”

（四）经络学说

经络：人体运行气血，联络脏腑肢节，沟通上下内外的通道。经络是经脉和络脉的总称。经（经脉）：犹如途径，是经络系统的主干，其特点是纵行分布，位置较深。络（络脉）：犹如网络，是经脉的分支，其特点是纵横交错，遍布全身。

1. 经脉：主要有十二经脉、奇经八脉以及从十二经脉分出的十二经别。

（1）十二经脉：通过手足阴阳表里经的连接而逐经相传，构成了一个周而复始、如环无端的传注系统。气血通过经脉即可内至脏腑，外达肌表，营运全身。

其流注次序是：从手太阴肺经开始，依次传至手阳明大肠经、足阳明胃经、足太阴脾经、手少阴心经、手太阳小肠经、足太阳膀胱经、足少阴肾经、手厥阴心包经、手少阳三焦经、足少阳胆经、足厥阴肝经，再回到手太阴肺经。

（2）奇经八脉：任脉、督脉、冲脉、带脉、阴跷脉、阳跷脉、阴维脉、阳维脉，既不直属脏腑，又无表里配合关系，其循行别道奇行，故称奇经。功能：沟通十二经脉之间的联系；对十二经气血有蓄积渗灌等调节作用。

（3）十二经别：别行的正经，有离、入、出、合于人体表里之间的特点，加强了十二经脉的内外联系，更加强了经脉所属络的脏腑在体腔深部的联系。

十二经别分布：足太阳、足少阴经别，从腘部分出，入走肾与膀胱，上出于项合于足太阳膀胱经；足少阳，足厥阴经别，从下肢分出，行至毛际，入走肝胆，上系于目，合于足少阳胆经；足阳明、足太阴经别，从髀部分出，入走脾胃，上出鼻頞，合于足阳明经；手太阳、手少阴经别从腋部分出，入走心与小肠，上出目内眦，合于手太阳小肠经；手少阳、手厥阴经别分别从本经分出，进入胸中，入走三焦，上出耳后，合于手少阳三焦经；手阳明、手太阴经别从本经分出，入走肺与大肠，上出缺盆，合于手阳明大肠经。

2. 络脉：纵横交错，网络周身，无处不至，包括别络、浮络、孙络3类。

（1）别络：较大的分支，共有15条，由手足三阴三阳经在腕踝关节上下各分出一支络脉，加上躯干部任脉之络、督脉之络及脾之大络所组成，故又称十五别络、十五络脉。

（2）浮络：络脉中浮行于浅表部位的分支，在全身络脉中，浮行于浅表部位的称为“浮络”，它分布在皮肤表面，其主要作用是输布气血以濡养全身。

（3）孙络：别络分出最细小的分支，它的作用同浮络一样输布气血，濡养全身。

（五）气血津液

1. 气：构成人体和维持生命活动的最基本物质。

（1）气的生成

先天精气：禀受于父母，藏于肾，借三焦通达于全身。

水谷精气：赖脾胃功能所化生。

后天吸入清气：赖肺气的功能所吸入。

肺为气之主，脾为气之源，肾为气之根。

（2）气的运动

气机（气的运动）形式：升、降、出、入。升其清阳；降其浊阴；出，吐故、散布；入，纳新、潜藏。

气的升降出入是通过各脏腑不同的功能活动以及血和津液表现出来的。并非每一脏腑必须具备气的升降出入四种运动形式，而是各有侧重。

气机失调：气脱、气闭、气滞、气陷、气逆。

2. 血液：由营气和津液所组成，是循行于脉中的富有营养作用的红色液态物质。

（1）血的生成物质基础：水谷精微与肾精，是生成血液的最基本物质；营气，血液的组成部分；津液，化生为血、不断补充血量。

（2）血液正常运行的条件：脉管的完整和通畅；气的推动和固摄作用之间的协调平衡；全身各脏腑发挥正常的生理功能。心主血脉；肺朝百脉；脾主统血；肝主疏泄，肝主藏血。

（3）血的功能：营养和滋润全身脏腑组织，神志活动的物质基础。

3. 津液：人体一切正常水液的总称。

（1）内含：各脏腑组织的内在体液及其正常的分泌液（唾液、胃液、肠液，涕、泪等）。机体内，除血液之外，其他所有正常的液体都属于津液的范畴，以水分为主体，含有大量营养物质，为人体生命活动的物质基础。

生成：在脾的主导下，由胃、大小肠共同参与完成。

输布：虽与五脏皆有关，但以肺、脾、肾为主，并受三焦和肝的功能影响。

排泄：由肺、肾、膀胱、大肠等脏腑共同完成。

（2）津液的功能：滋润濡养；化生血液；调节阴阳；排泄废物。

（六）发病与病因

发病：中医学认为，人体各脏腑组织之间，以及人体与外界环境之间，相互作用，维持着相对的动态平衡，从而保持人体正常的生理活动。当这种动态平衡因某种原因而遭到破坏，又不能立即自行调节得以恢复时，人体就会发病。

疾病与健康是相对的。人体脏腑、经络的生理活动正常，气血阴阳协调平衡，即“阴平阳秘”；当人体在某种致病因素作用下，生理活动异常，气血阴阳平衡协调关系被破坏，导致“阴阳失调”，出现各种症状，便发生了疾病。

中医学认为，疾病的发生和变化，总其大要，不外关系到人体本身的正气和邪气两方面。正气存内，邪不可干；邪之所凑，其气必虚。

病因：破坏人体相对平衡状态而引起疾病的原因。病因包括外因（如六淫、疠气等）、内因（如七情）和不内外因（包括饮食不节、劳逸损伤、外伤、寄生虫等）。痰饮和瘀血等是人体受某种致病因素作用后在疾病过程中形成的病理产物，又能直接或间接作用于人体某一脏腑组织，发生多种病证，故又属致病因素。

六淫（六气）：风、寒、暑、湿、燥、火，是自然界六种不同的气候变化，是万物生长的条件。

疠气：疫疠之气，具强烈传染性的病邪，又有“瘟疫”“疫毒”“戾气”“异气”“毒气”“乖戾之气”等名。

七情内伤：七情，喜、怒、忧、思、悲、恐、惊七种情志变化；突然、强烈或长期持久的情志刺激，超过了人体正常生理承受范围，使气机紊乱、脏腑阴阳气血失调，造成内伤，称“七情内伤”。

劳逸损伤：包括过度劳累和过度安逸。正常的劳动和体力锻炼，有助于气血流通，增强体质。必要的休息，可消除疲劳，恢复体力和脑力，不会使人致病。比较长时间的过度劳累，包括体力劳动、脑力劳动及房劳过度，或过度安逸，完全不劳动、不运动，才能成为病因。

外伤：包括枪弹伤、金刃伤、跌打损伤、持重努伤、烧烫伤、冻伤和虫兽伤等。

寄生虫：称为“虫积”，多由饮食不慎、恣食生冷瓜果及不洁食物等所致湿热内生，酝酿生虫，久而成疾。

痰饮：人体脏腑功能失调，津液代谢障碍，由津液凝聚而成的病理产物，一般以质稠浊者为痰，清稀者为饮，通常多为合用。

瘀血：全身血脉运行不畅或局部血液停滞，或体内存在离经之血未能消散，由气虚、气滞、血寒、外伤等所致。

二十四、辨证论治理论

（一）辨证

辨证就是将四诊（望、闻、问、切）所收集的资料、症状和体征，通过分析、综合、辨清疾病的原因、性质、部位以及邪正之间的关系，加以概括、判断为某种性质的证。

辨证方法：八纲辨证、气血津液辨证、脏腑辨证、六经辨证、卫气营血辨证、三焦辨证、经络辨证。

1. 八纲辨证：（辨证的总纲）包括阴、阳、表、里、寒、热、虚、实。

特点：六纲可分属阴阳，八纲应以阴阳为总纲；病症可互相兼见，如表寒里热，表实里虚，正虚邪实；病证可向对立面转化。有阴证转阳（表示病情好转），阳证转阴（表示病情恶化），由里出表（表示病势向愈），由表入里（表示病势发展），由虚转实（预后良好），由实转虚（预后较差），热证变寒（表示正虚），寒证变热（多为邪实）。

2. 气血津液辨证：

气病辨证：概括为气虚、气陷、气滞、气逆。

血病辨证：概括为血虚证、血瘀证和血热证。

津液病辨证：概括为津液不足和水液停聚。

3. 脏腑辨证，确定病变的脏腑部位、性质，可分为单独脏病、单独腑病、脏腑兼病。

4. 六经辨证：东汉张仲景《素问·热论》所谓“伤寒一日，巨阳受之……二日阳明受之……三日少阳受之……四日太阴受之……五日少阴受之……六日厥阴受之……”。

六经辨证是分别从邪正斗争关系、病变部位、病势进退缓急，阐述外感病各阶段的病变特点。

5. 卫气营血辨证：它代表病证深浅的四个不同层次或阶段，用以说明某些温热病发展过程中的病情轻重、病变部位、各阶段病例变化和疾病的变化规律。即中医常说的“卫之后方言气，营之后方言血”理。

温病的发展，是按卫、气、营、血这四个阶段转变的。病在卫分或气分为病浅，病在营分或血分则为病深。

6. 三焦辨证：认为温病一般始于上焦手太阴肺，然后传入中焦脾胃，最后终于下焦肝肾。由于温病种类不同，发病和传变规律实则不尽相同。

7. 经络辨证：对病人症状、体征综合分析，判断病属何经、何脏、何腑，确定病因、病变及病机。

（二）论治

论治是根据辨证结果，确定相应的治疗方法。“治病求本”是中医的指导思想，指应针对疾病的本质进行治疗。治则：如扶正祛邪、调整阴阳、三因制宜等。治法：如汗、吐、下、和、清、温、补、消八法。治疗措施包括药治、针灸、按摩、导引、熏洗等。

二十五、常用养生保健方法

1. 体质识别

（1）平和质（A型）：精力充沛不疲倦，睡到天亮不失眠；记忆力好不健忘，适应外界能力强。

（2）气虚质（B型）：易患感冒易疲倦，气短心慌头晕沉；喜静懒言身无力，稍一活动汗全身。

（3）阳虚质（C型）：畏寒肢冷易感冒，怕吹冷风和空调；穿衣饮食皆需热，稍冷即觉吃不消。

（4）阴虚质（D型）：两颧潮红身烘热，手心脚心常发烫；口鼻眼睛皮肤燥，唇红便秘小便黄。

（5）痰湿质（E型）：满面油光大肚皮，胸闷腹胀身不舒；稍动易汗眼睑肿，痰多口粘咽中堵。

（6）湿热质（F型）：油光满面生痤疮，口苦口臭小便黄；大便黏滞解不清，阴部潮湿白带黄。

（7）血瘀质（G型）：面色晦暗斑黄褐，皮下无故有瘀斑；唇黯健忘黑眼圈，身有疼痛常不安。

（8）气郁质（H型）：闷闷不乐疑神鬼，焦虑不安易紧张；多愁善感心脆弱，唉声叹气常失望。

（9）特禀质（I型）：冷热异味易咳喘，喷嚏流涕鼻敏感；皮肤划痕起风团，或见皮肤有瘀斑。

2. 中医常用养生保健六字诀

“顺”：养生跟着季节走。

“静”：让心安静下来。

“修”：修身行善烦恼少。

“调”：多做深长呼吸。

“补”：有补有泻最健康。

“固”：固精、固气、固神。

3. 中医常用养生保健七个小动作

背宜常捶阳气旺，面宜多擦气血平，目宜常运眼不花，背宜常暖背不痛，腹宜常摩易消化，肢体常摇筋骨壮，皮肤干沐人不老。

4. 中医常用养生保健

饮食养生：五谷为养，五果为助，无畜为益，五菜为充。

动形养生：人欲劳于形，百病不能成，如按摩、气功、太极拳、八卦掌、五禽戏等，以强身延年。

静神养生：保持神气清静，心理平衡，可以保养天真元气，使五脏安和，有助于预防疾病、增进健康和延年益寿。

修身养生：排除各种妄念，多说好话、多行善事，可使心胸开阔、情绪安定，从而维持身心健康。

调气养生：慎起居、顺四时、戒过劳、防过逸、调饮食、和五味、调七情、省言语、习吐纳，来调养元气、祛病延年。

二十六、饮食养生的概念

食疗，应根据患者自身的身体状况，按照中医辨证用膳。平素较常人畏寒的人可适当选用温热属性的食物；平素身体较弱但无明显畏寒怕热的可选用属性平和的食物，或寒热温凉食物相互配用，以使其属性趋于平和。

中医学的食物的性能主要有性、味、归经、升降沉浮等几个方面的内容。

（一）“性”

“性”（或“气”）是指食物有寒、凉、温、热等不同的性质，中医称为“四性”或“四气”。

1. 凉性或寒性食物：凡适用于热性体质和病症的食物，如适用于发热、口渴、烦躁等症象的西瓜；适用于咳嗽、胸痛、痰多等症象的梨等都属于寒凉性质的食物。

2. 温性或热性食物：凡适用于寒性体质和病症的食物，如适用于风寒感冒、发热、恶寒、流涕、头痛等症象的生姜、葱白、香菜；适用于腹痛、呕吐、喜热饮等症象的干姜、红茶；适用于肢冷、畏寒、风湿性关节痛等症象的辣椒、酒等，都属于温热性质的食物。

3. 平性食物：介于寒凉和温热性质食物之间，适合于一般体质，寒凉、热性病症的人都可选用，多为一般营养保健之品，如米、面、黄豆、山芋、萝卜、苹果、牛奶等。

（二）“味”

食物的五味：指辛、甘、苦、酸、咸，还有涩味和淡味。

1. 辛味食物：能宣散，能行气，通血脉，促进血液循环和新陈代谢，适宜有外感表证或风寒湿邪者服食，如外感风寒感冒者，宜食辛辣味的生姜、葱白、紫苏等，以宣散外寒。

2. 甘味食物：有补益、和中、缓和痉挛、缓解疼痛的作用，如有头晕、少气懒话、病倦乏力、脉虚无力之气虚证的，可选用牛肉、鸭肉、大枣等甘味食品；如有身寒怕冷、蜷卧嗜睡之阳虚证的，可选用羊肉、虾、麻雀等。

3. 酸味食物：有敛汗、涩精、收缩小便、止喘、止泻的作用，可用于治疗虚汗出、泄泻、小便频多、滑精、咳嗽经久不止及各种出血病。

4. 苦味食物：有清热、泻火、燥湿、降气、解毒的作用，可用于治疗热证、湿证，譬如胸中烦闷、口渴多饮、烦躁、大便秘结、舌红苔黄，就可选用苦瓜、茶叶，但苦味食物不宜多吃，尤其脾胃虚弱者更应谨慎。

5. 咸味食物：有软坚、散结、泻下、补益阴血的作用，所以要想治疗瘰核、痞块、热结便秘、阴血亏虚等病症，就可以吃紫菜、海虾、海蟹、海蜇、龟肉等。

（三）归经

食物的归经：食物对机体某部分的选择性作用。

1. 归脾经的食物：生姜、番茄、茄子、南瓜、小米、大麦、小麦、枇杷、莲子、鲫鱼、鳝鱼、猪肉、牛肉、鸡肉等。

2. 归心经的食物：辣椒、绿豆、赤小豆、百合、西瓜、桂圆、莲子、海参等。

3. 归肝经的食物：番茄、丝瓜、韭菜、山楂、枇杷、桑椹、虾等。

4. 归肺经的食物：藕、冬瓜、百合、梨、香蕉、枇杷、鸭蛋、陈皮等。

5. 归肾经的食物：豇豆、花椒、韭菜、小米、小麦、羊肉、黑芝麻、桑椹等。

6. 归膀胱经的食物：刀豆、玉米、冬瓜、西瓜等。

7. 归大肠经的食物：马铃薯、白菜、菠菜、茄子、竹笋、蘑菇、荞麦、槐花、木耳、杏仁、香蕉、蜂蜜等。

8. 归小肠经的食物：赤小豆、盐、冬瓜、黄瓜等。

中医食养，大要有四：和五味、有节制、饮食卫生、因时因人。

二十七、传统运动的概念

中医学认为，运动能升阳气、通气血、益五脏。脾主四肢、肌肉；肝主筋；肾藏精、藏相火；心主神、主血脉；肺主气，司呼吸。合理的运动能够调动和增强五脏的功能。运动促进全身血液循环，有助于缓解紧张、焦虑等不良情绪，能增强心肺功能。

中医主张运动要适度，合适的运动使阳气升发而不耗，周身气血运行加快，脏腑机能趋于平衡，即是最佳养生。具体来说，但凡运动皆以微出汗为宜，而不主张大汗淋漓。同时还遵循因时、因人、因地的运动原则。

国家体育总局普及推广的体统健身动力包括：太极拳、易筋经、五禽戏、六字诀、八段锦。

二十八、康复治疗的概念

（一）康复治疗的定义

康复治疗是帮助患者获得知识和技能，最大程度获得躯体、精神和社会功能的一个主动的、动态的过程。康复治疗可最大程度增加患者的运动功能，将残疾和残障降低到最低程度，从而促进活动能力和参与能力。

（二）康复治疗的特点

1. 强调“以患者功能为中心”的战略：康复治疗强调“以患者功能为中心”，目的是改善患者的功能及其障碍，使患者能独立完成功能活动，同时又能适应自己周围的环境。

2. 强调患者主动参与：在实施康复治疗前，首先要获得患者的信任，使他们了解治疗方案的重要性，只有患者主动参与，才能保证康复治疗的有效性。

3. 康复团队模式：康复治疗由多学科的专业人员组成康复治疗小组共同进行，在实施中虽有先后，但原则上主要治疗同步进行、穿插安排，以发挥康复小组共同作用模式，提高患者的康复治疗效果。

4. 终身康复治疗：康复治疗应尽早介入，并贯穿于整个治疗的始终，患者应长期坚持，终身康复。脑血管意外、脊髓损伤等较严重的患者，患者急救后转入康复病房后要坚持3个月的康复治疗，出院后在家中或社区定期进行康复训练，重返职业后仍坚持康复训练。

（三）康复治疗的作用

1. 预防或矫正继发性功能障碍。对瘫痪肢体进行关节的被动活动预防关节周围肌肉的挛缩；针对痉挛肌肉而导致肌肉挛缩可进行持续牵伸以对抗挛缩造成的肢体畸形；定时变换体位缓解感觉丧失或减弱的骨突部位皮肤状况以预防褥疮的发生；对膀胱进行细致的护理以预防膀胱结石形成、输尿管反流或肾盂肾炎等并发症。

2. 强化肢体的代偿功能。利用渐进抗阻训练强化截瘫患者双上肢的肌力，以便患者进行功能转移时，能起到代偿功能的作用；利用渐进抗阻训练强化偏瘫患者健侧肢体的肌力，以代偿患者在日常生活中的稳定性；利用唇读或语读（即用眼观察说话者的口型变化猜测说话内容）的方式与严重失聪患者进行语言交流。

3. 利用代偿方法提高疾患系统的功能。利用治疗性的运动方式提高急性梗死恢复期患者的心脏功能；利用助听器补偿部分听力丧失；对力量减弱的肌肉给予渐进抗阻运动训练以提高其肌力。

4. 利用矫形器具 / 适应性器械装置增进功能。利用电子喉代偿喉切除术后患者进行发声；利用手杖、腋杖和矫形支具辅助患者步行；利用轮椅帮助行走障碍患者进行日常功能活动；利用假肢使下肢截肢者能进行步行，上肢截肢者能进行上肢的功能活动。

5. 调整患者生活和职业环境。调整患者生活和职业环境，使患者充分发挥残存功能，适应残疾情况。将不能上下楼梯的患者移居到楼房的底层以方便出行；加宽房间内、浴室内过道，以利于轮椅通过；对站立和步行功能障碍患者，建议改成坐位职业；训练家庭成员帮助患者培养适应性行为避免出现病态行为。

6. 应用心理疗法改善患者行为表现以提高患者的学习效果。利用手势或示范的方法指导具有言语沟通障碍患者；利用松弛疗法结合深呼吸、轻松的社交活动结合游戏等方法缓解精神紧张的患者；利用小组集体活动方式，促进具有相同残疾性质和程度的患者进行心理、社会能力的恢复；利用反复学习结合口头教导方法帮助记忆力较差患者掌握新的活动技巧。

二十九、康复医学概念

（一）康复的定义

1981年世界卫生组织（WHO）对康复的最新定义是综合地、协调地应用医学的、教育的、社会的、职业的各种方法，使病、伤、残者（包括先天性残疾）已经丧失的功能尽快地、最大可能地得到恢复和重建，使他们在体格上、精神上、社会上和经济上的能力得到尽可能的恢复，重新走向生活、工作和社会。

根据工作内容和服务方式不同，康复可以分为五个方面：医学康复、教育康复、职业康复、社会康复和康复工程。康复工作不仅针对疾病而且着眼于整个人，从生理上、心理上、社会上及经济能力上进行全面康复。

（二）康复医学的定义

康复医学是一门具有独立的理论基础、功能评定方法、治疗技能和规范的医学应用学科，旨在预防和改善服务对象的功能障碍，提高生活质量，回归家庭、社会、学习、工作。

1. 康复医学的内容：康复基础学、康复评定学、康复治疗学、康复临床学和社区康复学等。

2. 康复医学工作模式与康复评定会：由多学科、多专业人员组成康复团队，共同致力于患者功能康复；由康复医师召集物理治疗师、作业治疗师、言语治疗师、康复护师、心理医生、假肢及矫形器技师、社会工作者、营养师以及相关科室医生等出席康复评定会，确认患者的功能障碍，制定康复目标并制定、修正系统康复计划等。

3. 康复医学服务对象：

（1）残疾人；

（2）老年人；

（3）慢性病患者；

（4）疾病和损伤的急性期和恢复期患者；

（5）亚健康人群。

（三）康复医学的工作内容

1. 康复预防

康复医学的首要任务是预防残疾的发生，保护患者的身体功能和各种能力。残疾预防分为三级，即在三个不同层次上预防伤残或功能障碍的发生。

（1）一级预防：预防可能导致残疾的各种损伤和疾病，避免发生原发性残疾的过程。

（2）二级预防：疾病或损伤发生之后，采取积极主动的措施限制或逆转由损伤造成的残疾，可降低残疾发生率的10%～20%。

（3）三级预防：残疾已经发生，采取各种积极措施防止残疾恶化的过程，以减少残疾残障给个人、家庭和社会所造成的影响。

2. 康复评定

（1）康复评定的过程

初期评定：在制定康复治疗计划和开始康复治疗前进行的首次评定，在患者入院初期完成，目的是全面了解患者功能状况和障碍程度、致残原因、康复潜力，并估计患者康复的预后，以此确定康复目标和制定康复治疗计划。

中期评定：在康复治疗中期进行的评定，目的是了解经过一段康复治疗后，患者功能改变情况，有无康复疗效，分析其原因，并以此作为调整康复治疗计划的依据，中期评定可多次进行。

末期评定：在康复治疗结束时进行的评定，目的是了解经过康复治疗后患者总体功能状况，评价康复治疗效果，提出今后重返家庭和社会或进一步康复治疗的建议。

（2）康复评定的内容

躯体功能评定：包括肌力评定、关节活动度评定、痉挛的评定、感觉疼痛评定、协调与平衡功能评定、日常生活活动能力评定、步态分析、神经电生理评定、心肺功能评定、泌尿和性功能评定等。

精神功能评定：包括认知功能评定、情绪评定、失用症和失认症的评定、智力测定、性格评定等。

言语功能评定：包括失语症评定、构音障碍评定、语言失用症评定、语言错乱评定、言语发育迟缓评定。

社会功能评定：包括社会生活能力评定、生活质量评定、就业能力评定等。

（四）国际功能、残疾和健康分类

1. 世界卫生组织于1980年制定了“国际残疾分类”方案。2001年，世界卫生组织又修订通过了“国际功能、残疾、健康分类”（ICF），用身体功能、个体功能、社会功能来表示健康功能状态，可以用残损、活动受限、参与受限评定残疾。

ICF的开发为描述和分类健康以及健康相关领域提供了统一的国际化和标准化的语言，并为健康结局的测量提供了通用架构。ICF弥补了传统仅关注死亡和疾病的不足。

ICF包括三个关键部分。简单地说，第一部分是身体功能和结构，分别是指生理功能和解剖部分缺失或偏离正常的身体功能和结构都被称为损伤。第二部分是活动，是指个体的任务执行情况；“活动受限”是指个人在执行中可能遇到的困难。第三部分是参与，指的是与生活状态有关的方面；“参与局限”

是个体投入到生活情景中可能体验到的问题。涵盖性术语“功能和残疾”总结了这三个部分，它们与健康状况（例如障碍或疾病）以及个人和环境因素有关，并且可能相互影响。

2. 残疾

（1）残疾：由于各种躯体、身心、精神疾病或损伤以及先天异常所致人体解剖结构、生理功能的异常和（或）丧失，造成机体长期、持续或永久性的功能障碍状态，并影响到身体活动、日常生活、工作、学习和社会交往活动能力。

（2）残疾分类：根据残疾的性质和特点可以分为视力残疾、听力残疾、言语残疾、肢体残疾、智力残疾、精神残疾和多重残疾。多重残疾是指有两种及两种以上的残疾。

①视力残疾：因各种原因导致双眼视力低下并且不能矫正或双眼视野缩小，以致影响其日常生活和社会参与。视力残疾包括盲及低视力。

②听力残疾：因各种原因导致双耳不同程度的永久性听力障碍，听不到或听不清周围环境声及言语声，以致影响其日常生活和社会参与。

③言语残疾：因各种原因导致的不同程度的言语障碍，经治疗一年以上不愈或病程超过两年，而不能或难以进行正常的言语交流活动，以致影响其日常生活和社会参与。包括失语、运动性构音障碍、器质性构音障碍、发声障碍、儿童言语发育迟滞、听力障碍所致的言语障碍、口吃等。

④肢体残疾：人体运动系统的结构、功能损伤造成的四肢残缺或四肢、躯干麻痹（瘫痪）、畸形等导致人体运动功能不同程度丧失以及活动受限或参与的局限。

⑤智力残疾：智力显著低于一般人水平，并伴有适应行为的障碍。此类残疾是由于神经系统结构、功能障碍，使个体活动和参与受到限制，需要环境提供全面、广泛、有限和间歇的支持。智力残疾包括在智力发育期间（18岁之前），各种灾害因素导致的精神发育不全或智力迟滞；或者智力发育成熟以后，各种有害因素导致的智力损害或智力明显衰退。

⑥精神残疾：各类精神障碍持续一年以上未痊愈，存在认知、情感和行为障碍，以致影响其日常生活和社会参与。自闭症一般划归为精神残疾范畴。

⑦多重残疾：同时存在视力残疾、听力残疾、言语残疾、肢体残疾、智力残疾、精神残疾中的两种或两种以上残疾。

（3）残疾分级：各类残疾按残疾程度分为四级，残疾一级、残疾二级、残疾三级和残疾四级。残疾一级为极重度，残疾二级为重度，残疾三级为中度，残疾四级为轻度（表2-3～表2-8）。

表 2-3　视力残疾分级

级别	视力、视野状况
一级	无光感～<0.02 或视野半径 <5°
二级	0.02～<0.05 或视野半径 <10°
三级	0.05～<0.1
四级	0.1～<0.3

表 2-4　听力残疾分级

级别	听力状况
一级	听觉系统的结构和功能极重度损伤，双耳平均听力损失大于 90dB HL，不能依靠听觉进行言语交流，在理解、交流等活动上极重度受限，在参与社会生活方面存在极严重障碍
二级	听觉系统的结构和功能重度损伤，较好耳平均听力损失为（81～90）dB HL，在理解和交流等活动上重度受限，在参与社会生活方面存在严重障碍
三级	听觉系统的结构和功能中重度损伤，较好耳平均听力损失为（61～80）dB HL，在理解和交流等活动上中度受限，在参与社会生活方面存在中度障碍
四级	听觉系统的结构和功能中度损伤，较好耳平均听力损失为（41～60）dB HL，在理解和交流等活动上轻度受限，在参与社会生活方面存在轻度障碍

表 2-5　言语残疾分级

级别	言语能力状况
一级	脑和（或）发音器官的结构、功能极重度损伤，无任何言语功能或语音清晰度小于等于 10%，言语表达能力等级测试未达到一级测试水平，在参与社会生活方面存在极严重障碍
二级	脑和（或）发音器官的结构、功能重度损伤，具有一定的发声及言语能力，语音清晰度为 11%～25%，言语表达能力等级测试未达到二级测试水平，在参与社会生活方面存在严重障碍
三级	脑和（或）发音器官的结构、功能中度损伤，可以进行部分言语交流。语音清晰度为 26%～45%，言语表达能力等级测试未达到三级测试水平，在参与社会生活方面存在中度障碍

（续表）

级别	言语能力状况
四级	脑和（或）发音器官的结构、功能轻度损伤，能进行简单会话，但用较长句表达困难，语音清晰度为 46% ~ 65%，言语表达能力等级测试未达到四级测试水平，在参与社会生活方面存在轻度障碍

表 2–6　肢体残疾分级

级别	肢体功能状况
一级	不能独立实现日常生活活动，并具备下列状况之一：四肢瘫，四肢运动功能重度丧失；截瘫，双下肢运动功能完全丧失；偏瘫，一侧肢体运动功能完全丧失；单全上肢和双小腿缺失；单全下肢和双前臂缺失；双上臂和单大腿（或单小腿）缺失；双全上肢或双全下肢缺失；四肢在手指掌指关节（含）和足跗跖关节（含）以上不同部位缺失；双上肢功能极重度障碍或三肢功能重度障碍
二级	基本不能独立实现日常生活活动，并具备下列状况之一：偏瘫或截瘫，残肢保留少许功能（不能独立行走）；双上臂或双前臂缺失；双大腿缺失；单全上肢和单大腿缺失；单全下肢和单上臂缺失；三肢在手指掌指关节（含）和足跗跖关节（含）以上不同部位缺失（一级中的情况除外）；二肢功能重度障碍或三肢功能中度障碍
三级	能部分独立实现日常生活活动，并具备下列状况之一：双小腿缺失；单前臂及其以上缺失；单大腿及其以上缺失；双手拇指或双手拇指以外其他手指全缺失；二肢在手指掌指关节（含）和足跗跖关节（含）以上不同部位缺失（二级中的情况除外）；一肢功能重度障碍或二肢功能中度障碍
四级	基本上能独立实现日常生活活动，并具备下列状况之一：单小腿缺失；双下肢不等长，差距大于等于 50mm；脊柱强（僵）直；脊柱畸形，后凸大于 70° 或侧凸大于 45°；单手拇指以外其他四指全缺失；单手拇指全缺失；单足跗跖关节以上缺失；双足趾完全缺失或失去功能；侏儒症（身高小于等于 1300mm 的成年人）；一肢功能中度障碍或两肢功能轻度障碍；类似上述的其他肢体功能障碍

表 2-7 智力残疾分级

级别	智力发育水平		社会适应能力	
	发育商（DQ）0 ~ 6 岁	智商（IQ）7 岁及以上	适应行为（AB）	WHO-DAS II 分值 18 岁及以上
一级	≦ 25	<20	极重度	≧ 116 分
二级	26 ~ 39	20 ~ 34	重度	106 ~ 115 分
三级	40 ~ 54	35 ~ 49	中度	96 ~ 105 分
四级	55 ~ 75	50 ~ 69	轻度	52 ~ 95 分

适应行为表现：

极重度——不能与人交流，不能自理，不能参与任何活动，身体移动能力很差，需要环境提供全面的支持，全部生活由他人照料。

重度——与人交往能力差，生活方面很难达到自理，运动能力发展较差，需要环境提供广泛的支持，大部分生活由他人照料。

中度——能以简单的方式与人交流，生活方面部分自理，能做简单的家务劳动，能参与一些简单的社会活动，需要环境提供有限的支持，部分生活由他人照料。

轻度——能生活自理，能承担一般的家务劳动或工作，对周围环境有较好的辨别能力，能与人交流和交往，能比较正常地参与社会活动，需要环境提供间歇的支持，一般情况下生活不需要由他人照料。

表 2-8 精神残疾分级

级别	障碍表现
一级	WHO-DAS II 值大于等于 116 分，适应行为极重度障碍；生活完全不能自理，忽视自己的生理、心理的基本要求；不与人交往，无法从事工作，不能学习新事物，需要环境提供全面、广泛的支持，生活长期、全部需由他人监护
二级	WHO-DAS II 值为 106 ~ 115 分，适应行为重度障碍；生活大部分不能自理，基本不与人交往，只与照顾者简单交往，能理解照顾者的简单指令，有一定学习能力；监护下能从事简单劳动，能表达自己的基本需求，偶尔被动参与社交活动；需要环境提供广泛的支持，大部分生活仍需由他人照料
三级	WHO-DASII 值为 96 ~ 105 分，适应行为中度障碍；生活上不能完全自理，可以与人进行简单交流，能表达自己的情感；能独立从事简单劳动，能学习新事物，但学习能力明显比一般人差；被动参与社交活动，偶尔能主动参与社交活动；需要环境提供部分的支持，即所需要的支持服务是经常性的、短时间的需求，部分生活需由他人照料

（续表）

级别	障碍表现
四级	WHO-DAS II 值为 52 ~ 95 分，适应行为轻度障碍；生活上基本自理，但自理能力比一般人差，有时忽略个人卫生；能与人交往，能表达自己的情感，体会他人情感的能力较差，能从事一般的工作，学习新事物的能力比一般人稍差；偶尔需要环境提供支持，一般情况下生活不需要由他人照料

注：WHO-DAS 为世界卫生组织残疾评定量表，即 WHO Disability Assessment Schedule（WHO-DAS II）；8 岁以上的精神障碍患者根据 WHO-DAS 分数和上述适应行为表现，8 岁以下依据上述当事人的适应行为表现判断他们的障碍程度；多重残疾分级按所属残疾中残疾程度最重类别的分级确定其残疾等级。

三十、康复治疗的常用方法

（一）康复治疗常用手段

康复治疗是康复医学日常工作的基本内容，最常用的康复治疗手段如下。

1．物理疗法：包括运动疗法和物理因子疗法。运动疗法是物理疗法的核心部分，主要是通过运动（力学方法）对身体的功能障碍和功能低下进行预防、改善和功能恢复的治疗方法。物理因子疗法是使用电、光、声、磁、水、蜡等物理因子治疗手段，促进患者的康复。

2．作业疗法：作业疗法是指针对病、伤、残者的功能障碍，指导患者参与选择性、功能性活动的治疗方法。此疗法主要以人体工效学和职业功能评定学为基础，包括认知训练、感觉统和训练、矫形器具和自助具制作、压力治疗、缅怀治疗与心理辅导、康复环境设计及改造、社区及家庭生活技能训练等。其主要作用是减轻残疾，保持健康，增强患者参与社会、适应环境、创造生活的能力。

3．言语治疗：针对脑卒中、颅脑外伤后、小儿脑瘫、头颈部肿瘤以及一些先天缺陷患者引起的交流能力障碍和口语发音障碍等进行评定，并进行训练和矫治的方法。

4．心理治疗：通过观察、谈话、实验和心理测验法（智力、人格、神经心理等）对患者的心理异常进行诊断，采用精神支持疗法、暗示疗法、催眠疗法、行为疗法、脱敏疗法、松弛疗法、音乐疗法和心理咨询等对患者进行心理治疗的方法。

5. 康复护理：用护理学方法照料残疾者，除治疗护理手段外，尚采用与日常生活活动有密切联系的训练方法帮助患者在病房中进行自理生活的训练。利用床上良好体位的摆放，预防患者关节肌肉的挛缩畸形；通过对患者进行肢体的被动运动防止患者出现肌肉萎缩和关节僵直；通过教给患者定时翻身和变换体位预防压疮的发生；利用自助具的辅助，训练患者在病房中练习进食、穿衣等动作，加强患者的自理生活能力；通过进行膀胱护理和再训练，改善膀胱的功能。总之，这些训练的目的是使患者从被动接受他人的护理，转变为自己照料自己的自我护理等。

6. 康复工程：应用现代化工程学的原理和方法，恢复或重建患者功能的科学。

7. 中国传统康复疗法：整理、发掘、研究、总结、利用中国传统医学的理论和方法解决康复医学中所面临问题的医学方法，包括按摩、太极拳、针灸、气功、推拿等。

8. 社会工作：是残疾人全面康复的组成部分，它是指从社会的角度推进医疗康复、教育康复、职业康复等工作，动员社会各界、各种力量，为残疾人的生活、学习、工作和社会活动创造良好的社会环境，使他们能够平等参与社会生活并充分发挥自己的潜能，自强自立，享有与健全人同样的权利和尊严，并为社会履行职责，做出贡献。

（二）康复治疗技术

1. 维持或扩大关节活动范围的康复治疗：主要是以维持或扩大正常或现存关节活动范围，防止因关节挛缩或肌肉痉挛等多种因素引起的各种关节功能障碍为目的，借助他人、器械或自我肢体辅助来完成的一种治疗方法。

常用方法：通过保持肢体良好的体位定时进行体位转换、被动运动、徒手体操或利用器械扩大关节活动范围，通过缓慢牵伸缓解肌肉痉挛，从而扩大关节活动范围。

2. 增强肌力和肌肉耐力的康复治疗：增强肌力和肌肉耐力的训练统称为力量训练。

常用方法：按照不同肌力大小分类，有辅助训练、主动训练、抗阻训练、渐进抗阻训练等运动方法；按照不同肌肉收缩的方式分类，可分为等长训练、等张训练及等速训练。

3. 恢复平衡能力的康复治疗：为提高患者维持身体平衡能力所采取的各种训练措施。这种训练能激发姿势反射，加强前庭器官的稳定性，从而改善平衡功能，平衡功能的训练是康复治疗中的一项重要内容。

常用方法：按照体位可分为仰卧位训练、前臂支撑下俯卧位训练、肘膝跪位训练、双膝跪位和单膝跪位训练、坐位训练（又分为长坐位平衡训练和端坐位平衡训练）及站立位平衡训练；按平衡类型又可分为静态平衡训练、自动态平衡训练和他动态平衡训练。同时，还可利用平衡板、平衡木或窄道上步行、身体移位运动、平衡运动等方式进行练习。

4. 改善协调功能的康复治疗：让患者在意识控制下训练，在神经系统中形成预编程序、自动的多块肌肉协调运动的记忆印迹，从而使患者能够随意再现多块肌肉协调、主动运动形式的能力，而且比单块肌肉随意控制所产生的动作更迅速、更精确、更有力。

常用方法：单块肌肉训练法，即训练单块肌肉的控制和协调能力；多块肌肉协调动作的训练，即同时进行多块肌肉的协调训练。

5. 矫正步态的康复治疗：恢复独立或者辅助步行能力的训练方法。步行训练的基本原则应以步态分析为依据，将患者异常步态的关键环节作为训练重点，同时注重下肢关节、肌肉、平衡能力等训练，在训练中，适当使用矫形器和步行辅助具。

常用方法：根据患者的不同情况，开始可以原地迈步练习，在平行杠中进行前后小幅度迈步；然后利用轮椅、三轮或四轮步行器，或自制四轮小推车练习行走；当有一定向前行走的基础后，还可逐渐加大难度，如进行后退、拐弯、上下斜坡的练习，包括跨越障碍物的练习等。

6. 增强心肺功能的康复治疗：是加强人体的摄氧能力和转化氧气成为能量的能力，其目的是预防心脏病的发生，主要以身体大肌群参与、较低强度、持续较长时间、有规律运动形式为主的运动最有效。

常用方法：有氧耐力训练是提高机体心肺功能的重要手段。常见的可增强心肺功能的运动方式包括长距离步行、慢跑、打太极拳、骑自行车、游泳和爬山等。但对残疾患者，力所能及的日常生活活动同样可产生有益作用，如整理床铺、收拾房间和打扫卫生等。

7. 促进运动功能恢复的神经生理学疗法：一类改善由于神经系统疾病造成的肢体运动功能障碍的治疗技术。

常用方法：Bobath疗法是临床常用的易化技术，适用于脑瘫和偏瘫患者。Brunnstrom疗法诱导患者利用和控制异常的运动模式以获得一些运动反应。随着时间的推移，运动功能恢复阶段递增，共同运动能够较随意、自由地进行，再训练患者摆脱共同运动模式，逐步完成向分离运动及随意运动的过渡。本体感觉神经肌肉促进技术（PNF）是利用牵张、关节收缩、牵引和施加阻力等本体刺激和应用螺旋对角线式运动模式来促进运动功能恢复的一种治疗方法。Rood疗法是通过刺激传入神经末梢所支配的区域，诱导骨骼肌运动，使之能完成对某一动作或姿势的控制过程从而达到治疗目的，目前该疗法多作为辅助方法应用。

8. 改善日常生活活动（ADL）功能的康复治疗：通过ADL训练和使用自助具，可提高患者翻身、起坐、穿衣、进食、洗浴、修饰、行走、如厕、家务劳动、工作、学习以及各种消遣性活动的自理能力。

常用方法：增强肌力训练，如利用木工、铜板、沙磨板等作业活动，可为患者提供抗阻、抗重力的主动运动形式；维持和扩大关节活动度训练，如利用桌面推动滚筒运动或木钉盘的摆放运动，利用两块木钉板摆放的距离远近、位置不同进行水平面的、立体的或躯干双侧对称的运动，使患者的关节活动范围逐渐扩大；改善协调和灵巧度的训练，如锯木、打磨平板、编织等；平衡训练，如套圈、抛沙包等；日常生活动作训练等。

第四节　其他相关知识

一、健康信息学基本概念

（一）健康信息学概述

健康信息学是研究如何利用信息技术来满足用户的健康需求、解决相关健康问题和医学决策的新兴交叉学科。随着大数据、物联网、云计算、可穿戴设备、人工智能等技术的发展，利用现代信息技术来获取、存储、分析、应用健康大数据，健康信息学已成为国内外多个学科的研究热点。

美国国立医学图书馆对健康信息学的定义为：健康信息学是基于医疗服务提供、管理和规划的创新过程，是研究信息技术在其中的设计、开发、采纳、应用的一门跨学科研究，涉及信息科学、医学、社会科学、行为科学等多个学科。

健康信息学的技术基础为健康信息技术，而健康信息技术指的是用于医疗保健信息、健康数据以及通信和决策知识的存储、检索、共享和应用并涉及计算机硬件和软件的一种信息处理应用，如医院信息系统、电子病历、医学图像分析等。

（二）信息

1. 信息的含义

信息论的创始人克劳德·艾尔伍德·香农认为："信息是能够用来消除不确定性的东西。"诺伯特·维纳认为："信息是物质、能量、信息及其属性的标示。"2002年，邓宇等人提出了"信息"的概念与定义："信息是事物现象及其属性标识的集合。"信息的作用在于消除观察者在相应认识上的不确定性，其数值则是用以消除不确定性的大小，或等效地以新增知识的多少来度量。在管理信息系统领域被普遍接受的观点认为："信息是经过加工过的数据，它对接收者有用，对决策或行为有现实的、潜在的价值。"

2. 信息的主要特征

从哲学角度来看，信息具有物质的属性，如客观性、普遍性、有用性等，此外，信息还具有本身特有的性质。

（1）可识别性。信息是可以识别的，可分为直接识别和间接识别。直接识别是指通过感官的识别，间接识别是指通过各种测试手段的识别。

（2）可存储性。信息可以用不同的方式存储在不同的介质上。

（3）可扩充性。信息随着时间的变化，将不断扩充。

（4）可共享性。同一信源可以供给多个信宿，因此信息是可以共享的。

（5）可传递性。人们通过声音、文字、图像或者动作相互沟通消息，因此，信息具有可传递性，这是信息的本质特征。

（6）可转换性。信息可以由一种形态转换成另一种形态。

（7）可再生性。信息永远都在产生、更新、演变，是取之不尽、用之不竭的智慧源泉，是人类社会与自然界不可或缺的可再生资源。

（8）时效性和时滞性。信息在一定的时间内是有效的信息，在此时间之外就是无效信息。任何信息从信源传播到信宿都需要经过一定的时间，都有其时滞性。

3. 信息的形态

信息一般有4种形态：数据、文本、声音、图像。这4种形态可以相互转化，例如，照片被传送到计算机，就把图像转化成了数字。

4. 信息的分类

信息可以从不同角度来分类：

（1）按照其重要性程度，可分为战略信息、战术信息和作业信息；

（2）按照其应用领域，可分为管理信息、社会信息、科技信息和军事信息；

（3）按照信息的加工顺序，可分为一次信息、二次信息和三次信息等；

（4）按照信息的反映形式，可分为数字信息、图像信息和声音信息等；

（5）按信息的性质，可分为语法信息、语义信息和语用信息；

（6）按观察过程，可分为实在信息、先验信息和实得信息；

（7）按信息的作用，可分为有用信息、辅助信息、无用信息和有害信息；

（8）按信息的传递方向，可分为前馈信息和反馈信息。

（三）数据

1. 数据的含义

数据是载荷或记录信息的按一定规则排列组合的物理符号。数据是对客观事物的真实反映，它没有掺杂任何主观性因素，可以是数字、文字、图像，也可以是计算机代码。对信息的接收始于对数据的接收，对信息的获取只能通过对数据背景的解读。数据背景是接收者针对特定数据的信息准备，即当接收者了解物理符号序列的规律，并知道每个符号和符号组合的指向性目标或含义时，便可以获得一组数据所载荷的信息。数据转化为信息，可以用公式“数据+背景=信息”表示。

2. 数据的分类

数据的种类很多，按性质分：定位数据，如各种坐标数据；定性数据，如表示事物属性的数据（居住地、性别、血型等）；定量数据，反映事物数量特征的数据，如重量、速度等物理量；定时数据，反映事物时间特性的数据，如年、月、日、时、分、秒等。按表现形式分：数字数据，如各种统计测量数据；模拟数据，由连续函数组成，又分为图形数据（如点、线、面）、符号数据、文字数据和图像数据等。按记录方式分：地图、表格、影像、磁带、纸带。按数字化方式分：矢量数据、格网数据等。

（四）健康信息

1. 健康信息的含义

健康信息指健康传播过程中传受双方所制作、传递和分享的一切有关人的健康的知识、技术、技能、观念和行为等的内容。

2. 健康信息的来源

一般情况下，大众媒体如报纸、杂志、书籍、广播、电视、互联网等都是信息的重要来源，实际运用中应根据信息的不同来源，选择与之相应的信息获取方法。由于人的健康和疾病问题一般是在接受相关卫生服务（如预防、保健、治疗）的过程中被发现、被记录，所以健康管理相关信息主要来源于各类卫生服务记录。常见有三个来源：一是卫生服务过程中的各种服务记录；二是定期或不定期的健康体检记录；三是专题健康或疾病调查记录。

（五）卫生服务记录的主要载体是卫生服务记录表单

卫生服务记录表单是卫生管理部门依据国家法律法规、卫生制度和技术规范的要求，用于记录服务对象的有关基本信息、健康信息以及卫生服务操作过程与结果信息的医学技术文档，具有医学效力和法律效力。

与健康管理相关的卫生服务记录表单主要有以下6个部分。

1．基本信息

个人基本信息：个人基本情况登记表。

2．儿童保健

（1）出生医学登记：出生医学证明。

（2）新生儿疾病筛查：新生儿疾病筛查记录表。

（3）儿童健康体检：0～6岁儿童健康体检记录表。

（4）体弱儿童管理：体弱儿童管理记录表。

3．妇女保健

（1）婚前保健服务：婚前医学检查表、婚前医学检查证明。

（2）妇女病普查：妇女健康检查表。

（3）计划生育技术服务：计划生育技术服务记录表。

（4）孕产期保健与高危管理：产前检查记录表、分娩记录表、产后访视记录表、产后42天检查记录表、孕产妇高危管理记录表。

（5）产前筛查与诊断：产前筛查与诊断记录表。

（6）出生缺陷监测：医疗机构出生缺陷登记卡。

4．疾病控制

（1）预防接种记录：个人预防接种记录表。

（2）传染病记录：传染病报告卡。

（3）结核病防治：结核病患者登记管理记录表。

（4）艾滋病防治：艾滋病防治记录表。

（5）血吸虫病管理：血吸虫病患者管理记录表。

（6）慢性丝虫病管理：慢性丝虫病患者随访记录表。

（7）职业病记录：职业病报告卡、尘肺病报告卡、职业性放射性疾病报告卡。

（8）职业性健康监护：职业健康检查表。

（9）伤害监测记录：伤害监测报告卡。

（10）中毒记录：农药中毒报告卡。

（11）行为危险因素记录：行为危险因素监测记录表。

（12）死亡医学登记：居民死亡医学证明书。

5. 疾病管理

（1）高血压病例管理：高血压患者随访表。

（2）糖尿病病例管理：糖尿病患者随访表。

（3）肿瘤病病例管理：肿瘤报告与随访表。

（4）精神分裂症病例管理：精神分裂症患者年检表、随访表。

（5）老年人健康管理：老年人健康管理随访表。

6. 医疗服务

（1）门诊诊疗记录：门诊病历。

（2）住院诊疗记录：住院病历。

（3）住院病案记录：住院病案首页。

（4）成人健康体检：成人健康检查表。

（六）信息收集方法

健康管理相关信息主要来源于各类卫生服务记录，这些记录按照规定长期填写积累，可以充分利用。当需要解决某些专门问题时，经常的记录和报表往往不能提供足够数量的信息，因此需要通过专题调查来获取资料。专题调查的方法可分为访谈法、实地观察法及问卷法。

1. 访谈法是以谈话为主要方式了解某人、某事、某种行为或态度的一种调查方法。即访问者或通过走家访户，或通过信件，或通过现代通信工具直接与被调查者进行交谈，从而获得信息的方式。可以是访谈者单独访问被调查者，也可以与多个调查对象进行访谈。

2. 实地观察法是由调查员到现场对观察对象进行直接观察、检查、测量或计数而取得资料的一种调查方法。实地观察法主要是耳闻眼看，观察者基本上是单方面进行观察活动，被观察者不管是人还是物，都被动处于观察者的视野中。

3. 问卷法是调查者运用事先设计好的问卷向被调查者了解情况或征询意见，是一种书面调查方法。调查问卷简称问卷，实际上就是一种调查表格。问卷调查主要用于了解研究对象的基本情况、人们的行为方式、人们对某些事件的态度以及其他辅助性情况。

（七）居民健康档案

在我国，一般将居民健康档案分成三个部分，即个人健康档案、家庭健康档案、社区健康档案。

1. 个人健康档案：一个人从出生到死亡的整个过程中，其健康状况的发展变化情况以及所接受的各项卫生服务记录的总和，包括两部分内容，一是以问题为导向的健康问题记录，二是以疾病预防为导向的健康服务记录。

（1）问题为导向的记录：个人基础资料、问题描述、健康问题随访记录表、转诊会诊记录构成了以问题为导向记录方式的基本要素。

个人基础资料：包括个人的人口学资料，如年龄、性别、受教育程度、职业、婚姻状况、种族、社会经济状况、家庭状况及家庭重大事件；健康行为资料，如吸烟、酗酒、运动、饮食习惯、就医行为等；临床资料，如患者的主诉、过去史、家族史、个人史（药物过敏史、月经史、生育史等）、各种检查及结果、心理精神评估资料等。

问题描述：又称为接诊记录，是每次服务对象就诊内容的详细资料记录，是问题为导向记录的核心部分，常采用SOAP的形式对就诊问题逐一进行描述。SOAP记录形式中的四个字母分别代表不同的含义。

S（subjective data）：服务对象主观资料，是指由服务对象或其就医时的陪伴者提供的主诉、症状、患者的主观感觉、疾病史、家族史和社会生活史等。O（objective data）：客观资料，是指健康管理者在诊疗过程中所观察到的患者的资料，包括体检所见、实验室检查结果、心理行为测量结果以及医生观察到的患者的态度、行为。A（assessment）：对健康问题的评估，完整的评估应包括诊断、鉴别、问题的轻重程度及预后等，它不同于以往的以疾病为中心的诊断模式。P（plan）：对问题的处理计划，是针对问题而提出的，体现以健康为中心、预防为导向以及生物-心理-社会医学模式的全方位考虑，而不仅限于开出药物处方。

健康问题随访记录表：是对某一主要健康问题的进展情况进行跟踪的动态记录，多用于慢性病患者的病情记录，内容一般为事先设定好的，可包括症状、体征、辅助检查、用药、转诊原因等。

转诊会诊记录：全科医生在患者病情需要时，应及时地作出转诊或会诊决定，患者在转出之后，全科医生仍对其负有追踪和关注其医治情况的责任。

（2）预防为导向的健康服务记录：全科医生常用的预防医学服务包括预防接种、健康体检、危险因素筛查及评价等。通过预防服务的实施，达到早期发现病患及危险因素并加以干预的目的。

2. 家庭健康档案：居民健康档案中的重要组成部分，其内容包括家庭的基本资料、家系图、家庭评估资料、家庭主要问题目录及问题描述、家庭各成员的个人健康记录和家庭生活周期健康维护记录。家庭健康档案在各国建立和使用的形式不一。但从总体看，均以全科（家庭）医学的专业特点为主，要求全科医生必须考虑患者家庭及其家庭中影响健康的各种因素，并充分利用家庭资源为患者服务。

3. 社区健康档案：记录社区自身特征和居民健康状况的资料库。健康管理者可根据社区健康档案中所收集的资料进行社会居民健康需求评价，最终达到以社区为导向进行整体性、协调性医疗保健服务的目的。较完整的社区健康档案一般包括社区基本资料、社区卫生服务资源、社区卫生服务状况、社区居民健康状况等内容。

二、健康大数据

（一）健康大数据的概念

健康大数据是指健康医疗活动产生的数据的集合，既包括个人全生命周期过程中，因免疫、体检、治疗、运动、饮食等健康相关活动所产生的大数据，又涉及医疗服务、疾病防控、健康保健和食品安全、养生保健等多方面数据的聚合。近几年信息技术的高速发展，使得海量数据的捕捉、存储、管理和处理分析成为可能，大数据在优化资源配置、节约信息链接成本、提供决策依据等方面具有重要价值和潜力。

健康数据从概念上来说主要包括面向医院的电子医疗档案（EMR）、面向区域卫生的电子健康档案（EHR）和面向个人的个人健康档案（PHR）。其中，医疗档案是在一家医疗机构内存储的诊疗信息，电子健康档案是区域化共享的健康信息，个人健康档案则包含了自我管理的个人健康信息。随着云计算技术的发展，健康数据的云数据化过程是一个必然的趋势。

（二）健康大数据的应用

过去，传统医疗行业有几个突出的问题，比如大病小病都找三甲医院，优质的医疗资源十分有限，医生的精力也十分有限，所以无法充分发挥医生的价值。而医学的信息也不对称，预防、康复知识匮乏，缺乏病人的主动参与，医院传统的医疗数据存储总量不大，各个医疗机构之间的差异比较大，医疗行业信息化水平差异比较大，医疗信息化水平不一。医疗大数据的发展，为有效解决这些问题提供了新的思路。

虽然健康医疗大数据行业属于起步阶段，属于朝阳产业，但大数据技术已被应用到健康医疗的各个方面。对于医疗机构，医疗大数据的分析结果将帮助医疗机构科学决策，提高管理和诊疗水平，医疗大数据是和医疗信息化紧密相连的。医疗机构的信息化，尤其是电子病历系统的完善是实现临床数据分析的重要条件，同时大数据技术也将加速医疗信息化的进程；医药企业在追赶大数据+互联网的潮流中选择了多条路径，相比缺乏盈利模式的医疗+医药产业链建设，可穿戴医疗设备研发制造和基于生物大数据的新药研发市场前景更为明确，是医药企业的真正发展机会；大数据+互联网将为医护工作者提供线上诊疗、医护上门的额外收入，同时打造医生个人品牌。此外，通过电子病历、病例交流共享、用药助手实现精确诊疗，简化工作流程，有助于缓解医患矛盾。传统意义上的保险服务处于医疗链条的末端，患者在治疗结束后向保险公司理赔，互联网+大数据为健康保险行业从末端扩展到健康管理和医疗服务的前端提供了机会。目前各大保险企业纷纷加速健康医疗布局，探索建立基于新技术的健康管理服务模式。通过大数据分析应用，呈现覆盖全生命周期的预防管理的新趋势。

三、营养素

（一）营养与营养素的概念

营养：机体摄取、消化、吸收、转运和利用食物中营养物质以满足机体生理需要并排出废物的生物学过程。

营养素：食物中可给人体提供能量、机体构成成分和组织修复以及生理调节功能的化学成分。

人体所需的营养素有：碳水化合物、脂类、蛋白质、矿物质、维生素、水和纤维素。

（二）能量

能量单位：国际上统一用焦耳（Joule）为单位，1kcal=4.184kJ。

食物的生物热价：

1g碳水化合物：16.8kJ（4.0kcal）。

1g脂肪：37.6kJ（9.0kcal）。

1g蛋白质：16.7kJ（4.0kcal）。

1g乙醇：29.3kJ（7.0kcal）。

1g有机酸：13.0kJ（3.1kcal）。

1g膳食纤维：8.5kJ（2.0kcal）。

（三）宏量营养素

1．碳水化合物

碳水化合物的分类见表2-9。

表 2-9　碳水化合物分类

分类（糖分子）	亚组	组成
糖（1～2）	单糖	葡萄糖、半乳糖、果糖
	双糖	蔗糖、乳糖、麦芽糖、海藻糖
	糖醇	山梨醇、甘露醇
寡糖（3～9）	异麦芽低聚寡糖	麦芽糊精
	其他寡糖	棉子糖、水苏糖、低聚果糖
多糖（≥10）	淀粉	直链淀粉、支链淀粉、变性淀粉
	非淀粉多糖	纤维素、半纤维素、果胶、亲水胶质物（hydrocolloids）

（1）血糖生成指数：食用含50g有价值的碳水化合物的食物后，在一定时间（通常为2h）内体内血糖水平应答和食用相当量的葡萄糖或面包相比的比值。

（2）碳水化合物的膳食参考摄入量：占总热能的50%～65%。

（3）膳食中淀粉的主要来源是粮谷类和薯类。

2. 脂类

（1）脂类的分类：可分为脂肪和类脂。脂肪主要由甘油三酯和脂肪酸构成，类脂主要包括磷脂、固醇、糖脂和脂蛋白等。

（2）脂肪酸的分类

按碳链长度分：长链脂肪酸（含14～24个碳原子）、中链脂肪酸（含8～12个碳原子）、短链脂肪酸（含2～6个碳原子）；

按饱和程度分：饱和脂肪酸、单不饱和脂肪酸、多不饱和脂肪酸。

按双键位置分：以甲基端碳（ω碳）起计，分为ω-3（或n-3）、ω-6（或n-6）、ω-9（或n-9）系列脂肪酸。

按空间构型分：顺式脂肪酸、反式脂肪酸。天然的不饱和脂肪酸几乎都是顺式脂肪酸，动物所能代谢的大多为顺式脂肪酸。反式脂肪酸是经人工氢化处理后才产生的，如人造黄油可能含25%～35%的反式脂肪酸，自然界中几乎不存有，人难以处理此类不饱和脂肪，一旦进入人体，大都滞留于人体，进而增加罹患心脏血管疾病的概率。

（3）脂类的主要生理功能：是构成生物膜的重要成分，细胞膜具有类脂层，由磷脂、糖脂、胆固醇组成，脑和外周神经组织都含有鞘磷脂；参与能量代谢，平均38kJ / g或9kcal / g；支持、保护体内各脏器及关节；与细胞表面种的识别及免疫有关；促进脂溶性维生素的吸收；增加食物美味及有一定的饱腹感；本身即生物活性物质，如前列腺素。

（4）必需脂肪酸

必需脂肪酸是人体不可缺少，自身不能合成，必须通过食物提供的脂肪酸。必需脂肪酸有亚油酸、α-亚麻酸。

必需脂肪酸的主要生理功能：是组织细胞的组成成分，对细胞膜和线粒体的结构特别重要；与类脂质代谢有关；与生育有关；作为前列腺素的合成原料；保护视力。

成人脂肪可接受范围（AMRD）：总热能的20%~30%。

3. 蛋白质

（1）蛋白质的概念：蛋白质存在于所有的生物细胞中，是构成生物体最基本的结构物质和功能物质，是机体的唯一氮源。

（2）蛋白质的元素组成：蛋白质是一类含氮有机化合物，除含有碳、氢、氧外，还有氮和少量的硫；某些蛋白质还含有其他一些元素，主要是磷、铁、碘、锌和铜等；这些元素在蛋白质中的组成百分比约为碳50%、氢7%、氧23%、氮16%、硫0%~3%、其他微量。

（3）蛋白质的氮折合系数：各种蛋白质的含氮量很接近，平均为16%，因此，只要测定生物样品中的氮含量，就可以按下式推算出蛋白质大致含量：每克样品中含氮克数×6.25×100=100g样品中蛋白质含量（克%），6.25（即100÷16）称为蛋白质的氮折合系数。

氨基酸是组成蛋白质的基本单位。

（4）氨基酸的分类：营养学上分为必需氨基酸、非必需氨基酸、条件必需氨基酸。必需氨基酸：机体不能合成或合成速度不能满足机体需要的氨基酸。条件必需氨基酸：在体内合成时，需其他氨基酸作为前体，只限于某些特定的器官；或合成速度有限，当发育不完全或某种病理状态时，即使有足够的前体，合成速度也无法满足机体需要的氨基酸。

氨基酸的种类：见表2-10。

表2-10 人体的氨基酸

必需氨基酸	非必需氨基酸	条件必需氨基酸
苯丙氨酸	天门冬氨酸	半胱氨酸
蛋氨酸	天门冬酰胺	酪氨酸

（续表）

必需氨基酸	非必需氨基酸	条件必需氨基酸
亮氨酸 缬氨酸 异亮氨酸 赖氨酸 色氨酸 苏氨酸 组氨酸	谷氨酸 谷氨酰胺 甘氨酸 脯氨酸 丝氨酸 精氨酸 胱氨酸 丙氨酸	

（5）限制氨基酸及相关概念

氨基酸模式：某种蛋白质中各种必需氨基酸的构成比例。

参考蛋白质：将氨基酸模式较接近于人体的食物蛋白质称为参考蛋白质（基准蛋白质或理想蛋白质），通常将鸡蛋蛋白和人奶蛋白作为参考蛋白。

限制氨基酸：如果食物蛋白中一种或几种必需氨基酸缺少或数量不足，使机体蛋白质合成过程受到限制，这一种或几种必需氨基酸称为限制氨基酸。

优质蛋白质：动物蛋白、大豆蛋白。

（6）蛋白质依据营养价值分类，按蛋白质所含必需氨基酸的种类、数量、比例分为完全蛋白、半完全蛋白和不完全蛋白。

完全蛋白：必需氨基酸的种类齐全、数量充足、比例恰当，可以维持健康，促进生长发育。

半完全蛋白：必需氨基酸的种类齐全、但有的氨基酸数量不足、比例不恰当，可以维持生命，不能促进生长发育。

不完全蛋白：必需氨基酸的种类不全，不能维持生命，不能促进生长发育。

（7）氮平衡：氮的摄入量与排出量的关系。

表达式：$B=I-(U+F+S)$

其中：B：氮平衡；I：摄入氮；U：尿排出氮；F：粪排出氮；S：皮肤排出氮。

B＝0时，称0平衡，即摄入N＝排出N。因未考虑其他排出氮，故摄入N＝1.05排出N，定义为0平衡较为合理。

B>0时，称正N平衡，即摄入N>排出N。

B<0时，称负N平衡，即摄入N<排出N。

（8）蛋白质的生理功能

蛋白质互补作用：两种或以上食物混合食用，互相补充必需氨基酸的不足，使氨基酸模式更接近于机体氨基酸模式，从而提高机体对蛋白质的利用率。

蛋白质的主要功能：构成和修复组织；调节生理功能；供给机体热能。

（9）蛋白质推荐摄入量及食物来源

膳食蛋白质来源：所有食物（含量、质量有差别）。

蛋白质的供给量：应占总热能的10%～15%，膳食中优质蛋白质应占30%～50%。

我国推荐摄入量：成年男性：65g/d，成年女性：55g/d。

（四）微量营养素

1．维生素

（1）维生素：生命不可缺少的有机物；不构成机体结构，主要构成酶的辅酶；体内不能合成（维生素例外），维生素或前体在天然食品中存在；需要量少，缺乏可引起疾病。

（2）分类：按溶解性分为：

脂溶性维生素：维生素A、维生素D、维生素E、维生素K。

水溶性维生素：维生素B_1、维生素B_2、烟酸、维生素B_6、泛酸、生物素、叶酸、维生素B_{12}、维生素C。

2．矿物质（无机盐）

无机盐：机体内除C、H、O、N以有机物的形式出现外，其余各种元素不论其存在形式，含量多少，统称为无机盐。

常量元素：体内含量大于体重0.01%的矿物质，如钙、磷、钠、钾、氯、镁、硫。

微量元素：体内含量小于体重0.01%的矿物质，如铁、铜、锌、硒、碘、锰、氟、钴、钼等。

（五）膳食纤维

（食物中的）膳食纤维：可认为是由纤维素、半纤维素、果胶物质、亲水胶体（植物胶、粘胶）、抗性淀粉和抗性低聚糖组成。

膳食纤维的作用：延缓碳水化合物消化吸收，有利于防止肥胖，防治糖尿病；促进肠道蠕动，有利于防止便秘；降低胆固醇吸收，有利于防止心血管病；促进结肠菌发酵，有利于防癌和保护身体健康。

膳食纤维的食物来源：主要存在于谷物、薯类、豆类及蔬菜、水果等植物性食品中。

膳食纤维的适宜摄入量：25g / d（或12g / 1000kcal）。

四、食品营养标签的定义

营养标签预包装食品标签上向消费者提供食品营养信息和特性的说明，包括营养成分表、营养声称和营养成分功能声称。营养标签是预包装食品标签的一部分。

核心营养素：营养标签中的核心营养素包括蛋白质、脂肪、碳水化合物和钠。

营养成分表：标有食品营养成分名称、含量和占营养素参考值（NRV）百分比的规范性表格。

营养素参考值（NRV）：专用于食品营养标签，用于比较食品营养成分含量的参考值，见表2–11。

表 2–11　营养素参考值（NRV）

营养成分	NRV	营养成分	NRV	营养成分	NRV
能量 a	2400kJ	维生素 B_2	1.4mg	钠	2000mg
蛋白质	60g	维生素 B_6	1.4mg	镁	300mg
脂肪	＜ 60g	维生素 B_{12}	2.4mg	铁	15mg
饱和脂肪酸	＜ 20g	维生素 C	100mg	锌	15mg
胆固醇	＜ 300mg	烟酸	14mg	碘	150mg
碳水化合物	300g	叶酸	400mgDFE	硒	50mg
膳食纤维	25g	泛酸	5mg	铜	1.5mg
维生素 A	800mgRE	生物素	30mg	氟	1mg
维生素 D	5mg	胆碱	450mg	铬	50mg
维生素 E	14mga–TE	钙	800mg	锰	3mg
维生素 K	80mg	磷	700mg		
维生素 B_1	1.4mg	钾	2000mg		
a 能量相当于 2000kcal；蛋白质、脂肪、碳水化合物供能分别占总能量的 13%、27% 与 60%。					

营养声称：对食品营养特性的描述和声明，如能量水平、蛋白质含量水平，营养声称包括含量声称和比较声称。

含量声称：描述食品中能量或营养成分含量水平的声称，声称用语包括“含有”“高”“低”或“无”等。

比较声称：与消费者熟知的同类食品的营养成分含量或能量值进行比较以后的声称，声称用语包括“增加”或“减少”等。

营养成分功能声称：某营养成分可以维持人体正常生长、发育和正常生理功能等作用的声称。

营养标签基本要求：

预包装食品营养标签标示的任何营养信息，应真实、客观，不得标示虚假信息，不得夸大产品的营养作用或其他作用。预包装食品营养标签应使用中文，如同时使用外文标示的，其内容应当与中文相对应，外文字号不得大于中文字号。

营养成分表应以一个“方框表”的形式表示（特殊情况除外），方框可为任意尺寸，并与包装的基线垂直，表题为“营养成分表”。食品营养成分含量应以具体数值标示，数值可通过原料计算或产品检测获得。各营养成分的营养素参考值（NRV）见表2-11。

营养标签的格式符合GB28050，食品企业可根据食品的营养特性、包装面积的大小和形状等因素选择使用其中的一种格式。营养标签应标在向消费者提供的最小销售单元的包装上。

营养标签强制标示内容：

（1）所有预包装食品营养标签强制标示的内容包括能量，核心营养素的含量值及其占营养素参考值（NRV）的百分比。当标示其他成分时，应采取适当形式使能量和核心营养素的标示更加醒目。

（2）对除能量和核心营养素外的其他营养成分进行营养声称或营养成分功能声称时，在营养成分表中还应标示出该营养成分的含量及其占营养素参考值（NRV）的百分比。

（3）使用了营养强化剂的预包装食品，在营养成分表中还应标示强化后食品中该营养成分的含量值及其占营养素参考值（NRV）的百分比。

（4）食品配料含有或生产过程中使用了氢化和（或）部分氢化油脂时，在营养成分表中还应标示出反式脂肪（酸）的含量。

（5）未规定营养素参考值（NRV）的营养成分仅需标示含量。

营养成分的表达方式：

（1）预包装食品中能量和营养成分的含量应以每100克（g）和（或）每100毫升（mL）和（或）每份食品可食部中的具体数值来标示。当用份标示时，应标明每份食品的量。份的大小可根据食品的特点或推荐量规定。

（2）营养成分表中强制标示和可选择性标示的营养成分的名称和顺序、标示单位、修约间隔、“0”界限值应符合表2–12的规定。当不标示某一营养成分时，依序上移。

（3）当标示GB14880和卫计委公告中允许强化的除表2–12外的其他营养成分时，其排列顺序应位于表2–12所列营养素之后。

表2–12　能量和营养成分名称、顺序、表达单位、修约间隔和“0”界限值

能量和营养成分的名称和顺序	表达单位	修约间隔	“0”界限值（每100g或100mL）
能量	千焦（kJ）	1	≤ 17kJ
蛋白质	克（g）	0.1	≤ 0.5g
脂肪	克（g）	0.1	≤ 0.5g
饱和脂肪（酸）	克（g）	0.1	≤ 0.1g
反式脂肪（酸）	克（g）	0.1	≤ 0.3g
单不饱和脂肪（酸）	克（g）	0.1	≤ 0.1g
多不饱和脂肪（酸）	克（g）	0.1	≤ 0.1g
胆固醇	毫克（mg）	1	≤ 5mg
碳水化合物	克（g）	0.1	≤ 0.5g
糖（乳糖）	克（g）	0.1	≤ 0.5g
膳食纤维（或单体成分，或可溶性、不可溶性膳食纤维）	克（g）	0.1	≤ 0.5g
钠	毫克（mg）	1	≤ 5mg
维生素 A	微克视黄醇当量（μgRE）	1	≤ 8μgRE
维生素 D	微克（μg）	0.1	≤ 0.1μg
维生素 E	毫克–生育酚当量（mg–TE）	0.01	≤ 0.28mg–TE

（续表）

能量和营养成分的名称和顺序	表达单位	修约间隔	“0”界限值（每100g或100mL）
维生素K	微克（μg）	0.1	≤16μg
维生素B_1（硫胺素）	毫克（mg）	0.01	≤0.03mg
维生素B_2（核黄素）	毫克（mg）	0.01	≤0.03mg
维生素B_6	毫克（mg）	0.01	≤0.03mg
维生素B_{12}	毫克（mg）	0.01	≤0.05mg
维生素C（抗坏血酸）	毫克（mg）	0.1	≤2.0mg
烟酸（烟酰酸）	毫克（mg）	0.01	≤0.28mg
叶酸	微克（μg）或微克叶酸当量（μgDFE）	1	≤8μg
泛酸	毫克（mg）	0.01	≤0.10mg
生物素	微克（μg）	0.1	≤0.6μg
胆碱	毫克（mg）	0.1	≤9.0mg
磷	毫克（mg）	1	≤14mg
钾	毫克（mg）	1	≤20mg
镁	毫克（mg）	1	≤6mg
钙	毫克（mg）	1	≤8mg
铁	毫克（mg）	0.1	≤0.3g
锌	毫克（mg）	0.01	≤0.30mg
碘	微克（μg）	0.1	≤3.0μg
硒	微克（μg）	0.1	≤1.0μg
铜	毫克（mg）	0.01	≤0.03mg
氟	毫克（mg）	0.01	≤0.02mg
锰	毫克（mg）	0.01	≤0.06mg
营养成分的表达单位可选择表格中的中文或英文，也可以两者都使用。 当某营养成分含量数值≤“0”界限值时，其含量应标示为“0”；使用“份”的计量单位时，也要同时符合每100g或100mL的“0”界限值的规定。 在乳及乳制品的营养标签中可直接标示乳糖。			

在产品保质期内，能量和营养成分含量的允许误差范围应符合表2–13的规定。

表 2–13　能量和营养成分含量的允许误差范围

能量和营养成分	允许误差范围
食品的蛋白质，多不饱和及单不饱和脂肪（酸），碳水化合物、糖（仅限乳糖），总的、可溶性或不溶性膳食纤维及其单体，维生素（不包括维生素 D、维生素 A），矿物质（不包括钠），强化的其他营养成分	≥ 80% 标示值
食品中的能量以及脂肪、饱和脂肪（酸）、反式脂肪（酸），胆固醇，钠，糖（除外乳糖）	≤ 120% 标示值
食品中的维生素 A 和维生素 D	80% ~ 180% 标示值

下列预包装食品豁免强制标示营养标签：

（1）生鲜食品，如包装的生肉、生鱼、生蔬菜和水果、禽蛋等；

（2）乙醇含量≥0.5%的饮料酒类；

（3）包装总表面积≤100cm^{2}或最大表面面积≤20cm^{2}的食品；

（4）现制现售的食品；

（5）包装的饮用水；

（6）每日食用量≤10g或10mL的预包装食品；

（7）其他法律法规标准规定可以不标示营养标签的预包装食品。

豁免强制标示营养标签的预包装食品，如果在其包装上出现任何营养信息，应按照本标准执行。

五、特殊医学用途配方食品的概念

特殊医学用途配方食品：为满足进食受限、消化吸收障碍、代谢紊乱或者特定疾病状态人群对营养素或者膳食的特殊需要，专门加工配制而成的配方食品。包括适用于0月龄至12月龄的特殊医学用途婴儿配方食品和适用于1岁以上人群的特殊医学用途配方食品。

特殊医学用途配方食品不是药品，不能替代药物的治疗作用，产品也不得声称对疾病的预防和治疗功能。

特殊医学用途配方食品必须在医生或临床营养师指导下，单独食用或与其他食品配合食用。

1. 适用于0月龄至12月龄的特殊医学用途婴儿配方食品：无乳糖配方食

品或者低乳糖配方食品、乳蛋白部分水解配方食品、乳蛋白深度水解配方食品或者氨基酸配方食品、早产或者低出生体重婴儿配方食品、氨基酸代谢障碍配方食品和母乳营养补充剂等。

2. 适用于1岁以上人群的特殊医学用途配方食品：全营养配方食品、特定全营养配方食品、非全营养配方食品。

3. 全营养配方食品：可作为单一营养来源满足目标人群营养需求的特殊医学用途配方食品，适用于需对营养素进行全面补充且对特定营养素没有特别要求的人群。患者应在医生或临床营养师的指导下选择使用全营养配方食品，可以作为需要口服或者管饲病人的饮食替代或者营养补充。

4. 特定全营养配方食品：可作为单一营养来源满足目标人群在特定疾病或医学状况下营养需求的特殊医学用途配方食品，是在相应年龄段全营养配方食品的基础上，依据特定疾病的病理生理变化而对部分营养素进行适当调整的一类食品，单独食用即可满足目标人群的营养需求，适用于特定疾病或医学状况下需对营养素进行全面补充的人群，并可满足人群对部分营养素的特殊需求。（即：在特定疾病状况下，全营养配方食品无法适应疾病的特异性代谢变化，不能满足目标人群的特定营养需求，需要对其中的某些营养素进行调整。）对于伴随其他疾病或并发症的患者，均应由医生或临床营养师根据患者情况决定是否可以选用此类食品。

5. 非全营养配方食品：可满足目标人群部分营养需求的特殊医学用途配方食品，适用于需要补充单一或部分营养素的人群，不适用于作为单一营养来源。非全营养配方食品应在医生或临床营养师的指导下，按照患者个体的特殊医学状况，与其他特殊医学用途配方食品或普通食品配合使用。

6. 特定全营养配方食品名单：

糖尿病全营养配方食品；

呼吸系统疾病全营养配方食品；

肾病全营养配方食品；

肿瘤全营养配方食品；

肝病全营养配方食品；

肌肉衰减综合症全营养配方食品；

创伤、感染、手术及其他应激状态全营养配方食品；

炎性肠病全营养配方食品；

食物蛋白过敏全营养配方食品；

难治性癫痫全营养配方食品；

胃肠道吸收障碍、胰腺炎全营养配方食品；

脂肪酸代谢异常全营养配方食品；

肥胖、减脂手术全营养配方食品。

六、婴幼儿配方食品的概念

婴儿配方食品：适用于正常婴儿食用，其能量和营养成分能满足0～6月龄婴儿正常营养需要的配方食品，应符合《食品安全国家标准　婴儿配方食品》（GB10765-2021）的要求。

较大婴儿配方食品：适用于正常较大婴儿食用，其能量和营养成分能满足6～12月龄较大婴儿部分营养需要的配方食品，应符合《食品安全国家标准　较大婴儿配方食品》（GB10766-2021）的要求。

幼儿配方食品：以乳类及乳蛋白制品和（或）大豆及大豆蛋白制品为主要蛋白来源，加入适量的维生素、矿物质和（或）其他原料，仅用物理方法生产加工制成的产品，适用于幼儿食用，其能量和营养成分能满足正常幼儿的部分营养需要，应符合《食品安全国家标准　幼儿配方食品》（GB10767-2021）的要求。

七、营养强化食品和保健食品的概念

（一）营养强化食品

根据不同人群的需要，为保持食品原有的营养成分，或者为了补充食品中所缺乏的营养素，向食品中添加一定量的食品营养强化剂，以提高其营养价值，这样的食品称为营养强化食品。载体是被强化的食品。

（二）营养强化剂

营养强化剂指为了增加食品的营养成分（价值）而加入食品中的天然或人工合成的营养素和其他营养成分。营养强化剂添加的都是公认的营养素，如维生素、矿物质和氨基酸等，也可包括用于营养强化的天然食物及其制品，如大豆粉、谷胚、大豆蛋白等。营养强化剂加入食品中的目的在于增强营养。营养强化剂应符合《食品安全国家标准　食品营养强化剂使用标准》（GB14880）的要求。

（三）营养强化的主要目的

弥补食品在正常加工、储存时造成的营养素损失；在一定的地域范围内，有相当规模的人群出现某些营养素摄入水平低或缺乏，通过强化可以改善其摄入水平低或缺乏导致的健康影响；某些人群由于饮食习惯和（或）其他原因可能出现某些营养素摄入量水平低或缺乏，通过强化可以改善其摄入水平低或缺乏导致的健康影响；补充和调整特殊膳食用食品中营养素和（或）其他营养成分的含量。

（四）营养强化的基本原则

允许在食品中强化的营养素，应根据我国历年营养调查的情况和某些地区已暴露出来的与营养缺乏有关的健康问题，或满足特殊人群对某些营养素供给量需要的原则确定。

营养强化剂的使用范围和使用量，应根据应用的对象、地区、营养素的需要及载体的性质、工艺等特点来决定。

所强化的食品应为食用对象的日常食品，强化剂应以营养素供给量标准为依据，保证食用对象能从每日食物的消耗量中摄取一定的有效剂量，即以达到供给量1／2～2／3为依据，制定出上下限的强化剂量，特别是对一些脂溶性营养素，要注意保证人体长期食用而不会引起蓄积性副作用。

食品原有成分中某种物质的含量已达到营养强化剂最低标准1／2者，不应再进行强化。

食品在强化过程中，强化剂不应转化成其他物质，或其性质不应受到影响。经强化的食品应能在一定时期内不变质，保持有效作用。

添加营养强化剂后，应不影响该食品中其他成分及该食品的色、香、味等感官性状。

添加的营养强化剂应易被机体吸收利用，需要强化的食品应具有使人体对该强化剂充分吸收利用的条件。

所使用的营养强化剂应有质量卫生标准，包括物理性状、杂质限度、纯度及相应的检测方法。

经营养强化的食品，不能夸大宣传，应有质量标准，经审查批准后才能投放市场。

（五）食品营养强化类型

食品营养素的强化：向食品中添加原来含量不足的营养素。

食品营养素的恢复：补充食品加工中损失的营养素。

营养素的标准化：使一种食品尽可能满足食用者全面的营养需要而加入各种营养素。

食品的维生素化：向原来不含某种维生素的食品中添加该种维生素。

食品的功能化：即食品的功能因子强化，向原来不含某种或某些功能因子的食物中添加该功能因子，使强化后的食品成为具有一定生理调节功能的食品。

（六）保健食品

保健食品指声称具有特定保健功能或者以补充维生素、矿物质为目的的食品，即适用于特定人群食用，具有调节机体功能，不以治疗疾病为目的，并且对人体不产生任何急性、亚急性和慢性危害的食品。

保健食品应符合《食品安全国家标准　保健食品》（GB16740-2014）。

八、保健食品的误区

误区一：将保健食品当作营养的根本。

保健食品只是补充某些营养素或改善某种功能，不能提供身体物质营养，也不是能量的根本来源。合理膳食才是获得人体所需的营养和能量的根本。

误区二：听信保健食品广告，盲目跟从。

盲目相信广告的防止衰老、保持青春、治愈慢性病等虚假夸大宣传。保健食品只能预防和调节机体的亚健康状态，不可能治愈慢性病。

误区三：轻信“伪科学”。

有些经销商或厂家打着“科学”的幌子，举行“健康讲座”推销保健食品，或通过赠送物品等手段，诱惑人们掏钱购买，有些人容易轻信上当受骗。

误区四：保健食品吃得越多效果越好。

很多人误以为保健食品也是食品，吃多了没关系。但事实上这种想法是错误的。过度摄取不仅不会带来预期的更好的效果，还会有危害健康的风险。如过量摄取胡萝卜素会增加吸烟者患肺癌的风险，过量服用水溶性的维生素会给身体增加负担。因此，服用保健食品一定要参考标准剂量，不要过量摄取。

误区五：保健食品可以治病。

保健食品可以调节增加人体的某些功能，如高血压、高脂血症、糖尿病患者，可以在正常服用药物的前提下，选用一些保健食品辅助治疗。但保健食品不能治疗疾病，如果因保健食品替代药品的治疗作用而影响治疗，轻则会使病情加重，重则可能危及生命。需要注意的是，选择保健食品一定要根据身体所需，并最好有医生的诊断建议。

误区六：价格越高，功能越多、效果越好。

现在很多保健食品在销售过程中，很多商家都会在保健食品的广告上花很多心思。同样的功能，一种产品包装精美，并天天做广告，则价格会较高；

而另种产品包装普通，虽然看着不起眼，但其营养价值并不比前者差多少。因此，价格越贵的保健食品并不一定效果就越好，只有适合自己的保健食品才是最好的。

九、食品安全的概念

食品安全指食品无毒、无害，符合应当有的营养要求，对人体健康不造成任何急性、亚急性或者慢性危害。

（一）食源性疾病

食源性疾病指通过摄食而进入人体的有毒有害物质（包括生物性病原体）等致病因子所造成的疾病。

食源性疾病的三个基本要素：食物是携带和传播病原物质的媒介；病原物质是食物中所含有的各种致病因子；临床特征为急性中毒或急性感染。

常见的食源性疾病有食物中毒、肠道传染病、人畜共患传染病、寄生虫病等。

（二）食物中毒

食物中毒指摄入了含有生物性、化学性有毒有害物质的食品或把有毒有害物质当作食品摄入后出现的非传染性的急性、亚急性疾病。

1. 食物中毒的特点：

潜伏期短，短时间内可有大量病人同时发病；所有病人临床表现类似，多为急性胃肠炎症状；所有病人在相同的时间内吃相同种类的食物；一旦停止食用这种食物，发病立即停止；病人与健康人之间无接触传播；有明显的季节性、地区性。

2. 食物中毒的分类（按病原分）：

细菌性食物中毒、真菌及其毒素食物中毒、动物性食物中毒、植物性食物中毒、化学性食物中毒。

3. 食物中毒的预防：不吃变质腐烂的食品；不吃被有害化学物质或放射性物质污染的食品；不生吃海鲜河鲜肉类等；生熟食品应分开放置；切过生食的菜刀菜板不能用来切熟食；不食用病死的禽畜肉；不吃毒蘑菇、河豚、生的四季豆、发芽土豆、霉变甘蔗等；选择经过安全处理的食品；彻底烹调食品；立即食用做熟的食品；精心储存食品；彻底再加热熟食；避免生食与熟食接触；反复洗手；精心保持厨房所有表面的清洁；避免昆虫、鼠类和其他动物接触食物；使用符合卫生要求的水。

十、身体活动对健康的益处

（一）概述

身体活动：增加能量消耗的肌肉活动。

身体活动的四个基本要素：频率（Frequency）、强度（Intensity）、时间（Timing）、类型（Type），也就是FITT。另有活动量（Volume）和进度（Progress），合称FITT-VP。

（二）身体活动分类

按日常活动分：职业性身体活动、交通往来身体活动、家务性身体活动、业余休闲身体活动。

按能量代谢类型分：有氧运动、无氧运动。有氧运动：主要以有氧代谢提供运动中所需能量的运动方式，运动负荷与耗氧量呈线性关系。无氧运动：指肌肉在缺氧状态下高速剧烈的运动。无氧运动大部分是负荷强度高、瞬间性强的运动，很难持续长时间，疲劳消除的时间也慢。

按生理功能和运动方式分：柔韧性活动、强壮肌肉活动、平衡性活动、健骨运动、高强度间歇训练等。

（三）身体活动的强度及衡量

绝对强度：指物理负荷强度，常用指标为代谢当量（METs）。

代谢当量（METs）：1MET相当于每分钟每公斤体重消耗3.5mL氧气。相当于成年人安静、坐位时的能量消耗水平。分级：高强度：≥6METs；中等强度：3～5.9METs；低强度：1.6～2.9METs；静态：1.0～1.5METs。

相对强度：指生理负荷强度，即与个体能力相适应的负荷强度。常用主观指标为自觉运动强度量表。常用客观指标为最大心率百分比（%HRmax）。

自觉运动强度分级见表2-14。

表2-14　自觉运动强度（RPE）分级表

级	6	7	8	9	10	11	12	13	14	15	16	17	18	19	20
RPE	非常轻		很轻		有点累		稍累		累		很累		非常累		

粗算最大心率的公式，即HRmax=220－年龄（岁）。一般将60%～75%HRmax定义为中等强度。

（四）身体活动量的衡量指标

国际通用单位：MET·min或MET·hour。

我国另有“千步当量”作为衡量单位。1千步当量：相当于普通人中等速度（4千步/小时）步行10分钟（约1千步）。

1千步当量=30MET·min

（五）身体活动中的反应

人体承受体力负荷时，心血管、呼吸、神经肌肉骨骼关节系统和有关的代谢过程等都会发生反应性的变化。这些变化与体力负荷量、机体对体力负荷的适应程度、身体运动素质、个人健康和疾病状况等多种因素有关。

（六）身体活动后的恢复

身体活动过程中的三个关键环节是疲劳、恢复和适应。体力负荷使人体产生疲劳，停止活动后疲劳逐渐缓解。机体经历从疲劳到恢复的过程后，会对一定体力负荷逐渐适应，耐受疲劳能力增强。合理的身体活动计划应循序渐进地增加活动量，使机体能够逐渐适应，运动后疲劳能够及时恢复。

（七）身体活动的健康益处

1. 强度：任何强度（包括低强度）：增加能量消耗，有助于控制体重；中等强度：降低心血管病、糖尿病、结肠癌和乳腺癌等慢性病的风险和死亡率；高强度：具有更强的促进健康、预防疾病作用。

2. 活动时间：每天30分钟中等强度活动对心血管病、糖尿病及并发症有预防作用。

3. 身体活动的健康效益有赖于长期坚持。

4. 每周150分钟中等强度或每周75分钟高强度的身体活动总量，可以增进心肺功能，降低血压和血糖，改善血糖、血脂代谢，调节内分泌系统，提高骨密度，保持或增加瘦体重，减少体内脂肪蓄积，控制不健康的体重增加等。

5. 过多的久坐行为显著增加全死因死亡、心血管疾病发病与死亡和2型糖尿病发病风险。

（八）身体活动伤害的预防

运动锻炼应考虑适度的活动形式、时间、强度、频率、总量及注意事项。

锻炼中应注意：

1. 量力而行、循序渐进，并采用必要的保护措施。

2. 自我监测运动中的不适症状。

3. 掌握发生意外的应急处置技能。

4. 平常很少活动的人、中老年人、患者和有潜在疾患的人，在开始锻炼和增加活动量时应进行必要的健康筛查和运动能力评估。

5. 较大强度的身体活动易引起运动伤害，应合理安排运动量。

十一、身体活动指南要点

中国人群身体活动指南（2021）：

（一）总则

1. 动则有益、多动更好、适度量力、贵在坚持。
2. 减少静态行为，每天保持身体活跃状态。
3. 身体活动达到推荐量。
4. 安全地进行身体活动。

（二）2岁及以下儿童身体活动指南

1. 每天与看护人进行各种形式的互动式玩耍。
2. 能独立行走的幼儿每天进行至少180分钟身体活动。
3. 受限时间每次不超过1小时。
4. 不建议看各种屏幕。

（三）3～5岁儿童身体活动指南

1. 每天进行至少180分钟身体活动，其中包括60分钟活力玩耍，鼓励多做户外活动。
2. 每次静态行为不超过1小时。
3. 每天视屏时间累计少于1小时。

（四）6～17岁儿童青少年身体活动指南

1. 每天进行至少60分钟中等强度到高强度的身体活动，且鼓励以户外活动为主。
2. 每周至少进行3天肌肉力量练习和强健骨骼练习。
3. 减少静态行为。每次静态行为持续不超过1小时，每天视屏时间累计少于2小时。

（五）18～64岁成年人身体活动指南

1. 每周进行150～300分钟中等强度或75～150分钟高强度有氧活动，或等量的中等强度和高强度有氧活动组合。
2. 每周至少进行2天肌肉力量练习。
3. 保持日常身体活动，并增加活动量。

（六）65岁及以上老年人身体活动指南

1. 成年人身体活动推荐同样适用于老年人。
2. 坚持平衡能力、灵活性和柔韧性练习。

3. 如身体不允许每周进行150分钟中等强度身体活动，应尽可能地增加各种力所能及的身体活动。

（七）慢性病患者身体活动指南

1. 慢性病患者进行身体活动前应咨询医生，并在专业人员指导下进行。

2. 如身体允许，可参照同龄人群的身体活动推荐。

3. 如身体不允许，仍鼓励根据自身情况进行规律的身体活动。

十二、慢性病防治中的身体活动

（一）运动处方的概念

运动处方：在对个体进行运动能力评估基础上，制定的个体化身体活动方案。

运动处方基本原则：FITT-VP原则，包括频率、强度、时间和类型四个基本要素，以及活动量和进度两个要素。其中，运动进度取决于运动干预的目的、个体健康状况、体能水平等。

（二）运动处方的制定步骤与方法

1. 运动处方的制定步骤：包括运动前的常规体检、健康筛查与评估、运动测试（必要时进行）、制定运动量目标和内容、运动训练的医学监督和运动计划调整、运动伤害预防6个方面。

运动处方的主要依据：处方对象的体适能。

2. 体适能：身体有足够的活力和精力进行日常事务，而不会感到过度疲劳，并且还有足够的精力享受休闲活动和应付突发事件的能力。

体适能分类：（1）运动体适能：运动员在竞赛中，为了夺取最佳成绩所需要的体适能，包括的范围较广，如速度、反应、耐力、肌力、平衡性、柔软性、协调性和敏捷性等。（2）健康体适能：一般人为了促进健康，预防疾病，提高日常生活、工作和学习效率所追求的体适能；内容包括心肺耐力素质、肌肉力量和耐力素质、柔韧性素质和身体成分。

（三）单纯性肥胖的运动处方要点

运动干预目标：增加能量消耗、减控体重、保持和增加瘦体重，改变身体成分分布，减少腹部脂肪，改善循环、呼吸、代谢调节功能。

运动处方的FITT-VP推荐与健康成年人类似，但强调增加运动次数，每周最少5次，总的运动时间是300分钟，中等强度150分钟，高等强度150分钟，循序渐进达标，不建议单次大运动量。规律是最好最快形成新的代谢周期的基础。

3～6个月减重5%～10%，每日减少500～1000Kcal的能量摄入，从每周150分钟中等强度的运动开始，逐渐增加至每周250～300分钟，以长期控制体重。

（四）2型糖尿病的运动处方要点

1．运动干预目标：提高心肺功能，改善胰岛素敏感性，控制血糖和体重，保持或增加肌肉体积，控制病情，预防并发症。

2．运动干预原则：排除运动禁忌证；选择个体化运动方式；特别强调循序渐进。

3．运动注意事项：

（1）血糖＞16.7mmol / L，禁止高强度耐力运动。

（2）出现严重或增生性视网膜病变时，避免高强度耐力活动、中高强度负荷阻抗运动、冲击用力和爆发用力。

（3）血糖控制不稳定、血糖＞16.7mmol / L合并酮症、合并视网膜出血或感染、不稳定心绞痛，禁止各种运动。

（4）做好低血糖的监测与预防。

（5）循序渐进达到目标运动量和强度。运动伤害风险低者，一般需要1～2个月，运动伤害风险高者，一般需要3～6个月。

（6）运动时注意足部保护，选择合适的鞋子和柔软的袜子。根据足部病变程度，参考表2–15的原则。

表2–15　糖尿病足的分期和处理

	糖尿病足的分期			
	0	1	2	3
症状	无异常	感觉迟钝	感觉丧失	破溃
处理	定期检查	每天检查	限制负重活动	限制下肢运动

4．运动的具体原则：

（1）频率：有氧运动每周至少3天，每周至少150分钟，连续间断不超过2天，抗阻每周至少2次。鼓励各种肌肉力量训练，负荷、频率循序渐进。负荷较大时，同一组肌肉的练习应隔日进行。

（2）强度：中等强度。较大强度可获得更多效益。

（3）持续时间：每周累计至少150分钟中等强度运动，有氧运动每次至少10分钟，每周累计达到300分钟可获得更多健康效益。

（4）方式：强调大肌肉群参与的、有节律的、持续性有氧耐力运动和肌肉力量练习。

（5）静坐：限制静坐时间，持续静态行为时间不超过30分钟。

（6）进度：与健康成年人一致，强调循序渐进。

（五）原发性高血压的运动处方要点

1. 运动干预目标：提高心肺和代谢系统功能，稳定血压，控制体重，预防并发症，缓解精神压力、改善心理平衡。

2. 运动的具体原则：

（1）频率：每天都应进行有氧运动。每周2～3次抗阻运动。

（2）强度：中低强度（40%～60%HRmax）。阻抗强度60%～80%1-RM。（RM：最大重复次数；1-RM：1次最大重复次数。）

（3）时间：有氧运动每次至少30分钟，每次至少10分钟，阻抗运动每次至少1组，每组8～12次重复。

（4）方式：大肌肉群参与的有氧运动为主，阻抗运动仅限于病情较轻和运动风险伤害较低者，推荐所有大肌肉群的中低负荷阻力训练。

（5）进度：与健康成年人一致，但应结合血压控制情况、用药情况和并发症等，尤其强调进度的循序渐进。

十三、心理健康的概念

（一）心理健康的定义

所谓心理健康是指心理上各个方面的活动过程均处于一种良好或正常的状态，包括合理的认知活动、适度的情感反应、恰当的意志行为、积极的生活态度、良好的适应状态等。

1948年，WHO明确指出，健康不仅是没有疾病或虚弱，它是一种在躯体、心理和社会等各个方面都能保持完美和谐的状态。也就是说，健康至少应包含身体健康、心理健康、社会适应良好三方面。

1946年，第三届国际心理卫生大会给心理健康的定义："所谓心理健康，是指在身体智力以及情感上与他人的心理健康不相矛盾的范围内，将个人心境发展成最佳状态。"《简明不列颠百科全书》中关于心理健康的描述为："心理健康是指个体心理在本身及环境条件许可范围内所能达到的最佳状态，但不是指绝对的十全十美状态。"心理健康的标志为：身体智力情绪十分调和；适应环境，人际关系中彼此能谦让；有幸福感；在工作和职业中，能充分发挥自己的能力，过有效率的生活。

我国学者认为，心理健康的人应是一个适应与发展良好的人，是一个心理功能健全的人。心理健康的人在与环境的互动中，其心理活动过程能够有效地反映现实，解决面临的问题，达到对环境的良好适应并且指向更高水平的发展。目前关于心理健康的普遍看法都认识到并强调个体的内部协调和外部适应，都把心理健康看作是一种内外调适的良好状态。换言之，心理健康就是在身心和谐的作用下给个体带来的一种主观幸福的体验。

（二）心理健康的标准

1. 对心理健康标准的理解，最经典的是马斯洛（Maslow）和米特尔曼（Mittelman）提出的心理健康十条标准：

（1）有足够的自我安全感。

（2）能充分地了解自己，并能对自己的能力做出适度的评价。

（3）生活理想切合实际。

（4）不脱离周围现实环境。

（5）能保持人格的完整与和谐。

（6）善于从经验中学习。

（7）能保持良好的人际关系。

（8）能适度地发泄情绪和控制情绪。

（9）在符合集体要求的前提下，能有限度地发挥个性。

（10）在不违背社会规范的前提下，能恰当地满足个人的基本要求。

2. 我国学者也提出了心理健康的标准，内容包括如下：

（1）智力水平处于正常范围内，并能正确客观地反映事物。

（2）心理与行为特点和生理年龄相匹配。

（3）情绪稳定，积极与情景相适应。

（4）心理与行为协调一致。

（5）社会适应良好，人际关系和谐。

（6）行为反应适度，不过敏，不迟钝。

（7）在遵循基本社会行为规范的基础上，能实现个人动机，满足个人合理要求。

（8）自我意识与自我实际基本相符，理想自我与现实自我基本保持一致。

心理健康是一个动态开放的过程。心理健康的人在特别恶劣的环境中，可能也会出现某些失常的行为。判断一个人的心理是否健康，应从整体上根据经常性的行为方式做出综合性的评估。

（三）各年龄期心理健康的主要关注点

儿童期的心理健康主要关注：合理安排学习；防止不良心理及性格的产生；培养社会适应能力。

青春期心理健康方面应该注意以下几点：培养良好的自我意识；保护自信心和自尊心；保持情绪稳定；适当的性教育。

成年早期的心理健康主要关注：积极适应社会变化；树立良好的婚恋择偶观。

中年期的心理健康主要关注：加强自我心理保健；顺利度过更年期。

老年期的心理健康主要关注：尽快适应离退休后的生活；正确面对疾病和死亡。

（四）心理健康与疾病的关系

多年来的医学和心理学研究一致表明，心理社会因素对个体的健康有着十分重要的影响。现代医学研究显示，有超过75%的疾病与心理社会因素密切相关，且随着社会经济的发展，人们生活和行为方式不断改变，心理社会因素对健康的影响也越来越明显，各种与急慢性应激相关的躯体疾病和精神障碍也越来越受到关注，心理社会因素在疾病发生发展中的作用显得更为突出，现代社会中多数慢性疾病和精神障碍都与心理健康水平降低有关。甚至有学者认为“健康的一半是心理健康，疾病的一半是心理疾病”。

传统医学提出“病由心生”，认为疾病的发生与“情志”有关。不同心理情绪可直接影响人的不同脏器，从而影响人的健康状况。现代心理学研究认为，心理社会因素不仅直接导致精神障碍的发生与发展，还影响到躯体疾病的转归，积极乐观的情绪体验如幸福、爱慕、愉悦、希望等，能让人们感受到生活充实且富有意义，机体的抗病能力会增强；消极悲观的情绪体验如恐惧、焦虑、愤怒、悲伤等，往往能让人失去生活的存在感，变得无助失落，机体的抗病能力则削弱。同样，躯体疾病本身也会对个体的心理活动产生影响。研究发现，几乎所有的恶性肿瘤患者，病程中都会伴随消极情绪的出现。因此，保持健康的心理，建立积极的应对方式和健康的生活行为方式，是保障身心健康的重要条件之一。

十四、心理发展的特点

人类生理心理发展依年龄阶段划分，可以将个体的发展分为若干相对独立又相互影响的阶段。从怀孕开始到出生为胎儿期，0～3岁为婴儿期，3～6岁为幼儿期，6～12岁为儿童期，12～18岁为青春期，18～35岁为成年早期又称青年期，35～65岁为成年期又称中年期（或壮年期），65岁以后为老年期又称成年晚期。

1．儿童期的心理生理发展特点

儿童期是人生中最快乐美好的时光，开始尝试一种具有挑战的变化——上学。进入小学，获得“学生”这一社会角色，自我意识和社会意识进一步发展，主要表现在对自己的自我评价上，自我评价的独立性日益增长，自我评价的原则性逐渐形成。大脑的发育已趋成熟，是智力发展最快的时期，感知力、注意力、记忆力、想象力和思维能力都有了新的提高和发展。语言能力进一步发展，词汇日渐丰富，行为自控管理能力增强。

2．青春期的心理生理发展特点

青少年时期是生长和发育的快速阶段。在内分泌激素的作用下，男女少年第二性征相继出现，性功能开始成熟，又称为性成熟期。脑和神经系统的发育基本完善，第二信号系统作用显著提高。逻辑思维活动显著增强并趋于成熟是这个时期在认知能力上的最显著的特点，个体的抽象逻辑思维明显占优势，并向理论性抽象逻辑思维发展，辩证思维基本形成。青少年的自我意识高度发展，心理冲突明显增多。

3．成年早期（青年期）的心理发展特点

这个时期是人生的黄金阶段，处于这一时期的个体，无论在生理还是心理上都已经成熟。认知能力和语言发展趋于成熟：形成十分稳定和概括化的观察力，记忆效果也进入最佳时期；词汇掌握丰富，且内容日渐深刻，口语和书面表达能力基本成熟；情绪情感内容丰富、深刻，但容易激动：青年人富于热情，表现为奔放、果断等，但有时青年的情绪、情感容易激动。随着年龄的增长，其自我控制能力会逐渐提高；意志行为的自觉性和主动性增强：由于认识能力的发展和逐渐成熟，个体行动的果断性增强，动机斗争过程也逐渐内隐、快捷，并富于坚持精神；人格基本形成，行为倾向趋于稳定。

4．成年期（中年期，壮年期）的心理发展特点

中年期是长达30年之久的漫长人生路程，是身心发展和人生经历的一个重大转折期。中年期是生理成熟的延续阶段，也是生理功能从旺盛逐渐走向退化的转变期。中年人积累了较多理论知识和实践经验，善于做出理性的分析，具有较强的解决问题的能力。中年人情绪趋于稳定，较青年人更善于控制自己的情绪。做事具有更强的目的性，自我意识明确，意志坚定，个性稳定，是事

业上最容易取得成功的阶段。

5．老年期的心理生理发展特点

老年期出现生理方面的退行性变化，心理方面表现在老年人感知觉功能下降。老年人情绪趋于不稳定，表现为易兴奋、易激惹，喜欢唠叨，情绪激动后需较长时间才能恢复。人格易于表现出以自我为中心、猜疑、顺从性等特点。

十五、常见心理行为问题

（一）一般心理问题

所谓心理问题是指由于各种心理社会因素引发的内心冲突，导致心理活动的失衡状态。临床上关于心理问题的理解有狭义和广义两种。狭义的心理问题是指由现实的心理社会因素所引发的心理冲突导致的心理活动的暂时失衡状态。广义的心理问题是指各种心理社会相关因素引发的心理活动失衡和社会功能缺损状态。目前通常根据心理问题的严重程度划分为一般心理问题和严重心理问题。

一般心理问题的概念：一般心理问题通常由一般现实生活中遭遇的日常生活刺激引发的情绪失衡状态。当事人为此而感到痛苦，常常表现出厌烦、后悔、懊丧、自责等。一般心理问题持续存在的负性情绪一般仅为数日或数周，持续较久的可以长达1～2个月，某些情况下会出现一系列多种不同的事件连续发生，逐渐引发或间断出现的负性情绪超过2个月，个体虽然情绪烦恼但能够在理智的控制下，保持行为不明显偏离常态，基本能维持日常生活、工作或学习、社会交往等功能的正常状态，但效率有所下降。

（二）严重心理问题

严重心理问题常常是由强烈的、创伤性的、对个体威胁较大的现实刺激引发，当事人常常沉浸在严重现实刺激的痛苦中，表现为悔恨、冤屈、失落、恼怒、悲哀等，甚至对刺激相关的其他事件也出现强烈反应而表现有轻度的泛化；痛苦情绪的体验常常会持续数周，甚至超过2个月以上，但一般不超过半年，情绪和行为有时会暂时地失去理性控制而冲动，对生活、工作和社会交往有一定程度的影响，造成暂时的社会功能轻度缺损。

一般心理问题和严重心理问题的划分是相对的，二者可以相互转化。有一般心理问题的人若得不到及时疏导，或者接二连三地出现多种现实刺激，可能转变为严重心理问题；相反，有严重心理问题的人若得到及时的咨询和帮助，可以转变为一般的心理问题并及时恢复正常心理状态。

（三）不良行为

目前不良行为分为四类：

1. 不良生活方式：一类持续的定势化的不良致病行为习惯，这类行为习惯已经渗透到个体的日常生活中形成习惯。

2. 致病性行为模式：又称疾病相关行为，是易于导致特异性疾病的一类行为模式。目前看法比较一致有：A型行为模式，与冠心病的发生密切相关，因而又被称为“冠心病易发性行为”，行为倾向特征为做事有时间紧迫感，动作快，好竞争，易急躁，少耐心等；C型行为模式：与某些肿瘤的发生有着密切联系，又称为“肿瘤易发性行为”，行为倾向特征为情绪压抑，处处忍让，回避与人冲突，易生闷气等。

3. 不良疾病行为：个体从感知到自身疾病到康复的过程中所表现出的非理性康复治疗性行为。如：不遵医嘱，讳疾忌医，疑病恐病，自暴自弃，求治于迷信活动等。

4. 违规行为：违反法律法规、道德规范并危害健康的行为。如：药物滥用、性乱、冲动控制障碍等。

十六、常见心理障碍

（一）心理障碍的概念

心理障碍是指个体因各种生理、心理或社会因素引发的心理功能失调和行为异常现象。心理障碍常常给个体造成不同程度的精神痛苦、社会功能损害。任何因素导致个体的心理行为显著偏离常态，出现精神痛苦或不能适应社会生活的异常状态，临床上又称之为精神障碍或心理行为障碍。此外，通常把没有明显原因引发的心理障碍，即不是脑和躯体疾病引发的，也不是遭受严重心理社会应激引发的心理障碍，也就是所谓的“内源性”或“原发的”心理障碍称之为心理疾病或精神疾病。而把继发于社会心理应激或脑和躯体疾病的心理异常称为心理障碍。

临床上对于心理障碍的诊断至少需要关注四方面的因素：

1. 应激因素，即当事人是否存在足以引起心理异常的生物–心理–社会因素。

2. 心理异常的表现形式与内容，即心理异常的具体表现以及是否与应激因素相关。

3. 心理异常是否造成当事人精神痛苦或社会功能损害。

4. 心理异常的持续时间以及影响因素。

（二）常见心理障碍的类型

常见心理障碍的类型有焦虑障碍、心境障碍、应激障碍、心理生理功能障碍、人格障碍和精神病性障碍。

（三）心理障碍的评估方法

1. 初步筛查：使用"问题询问法"、抑郁状态的"90秒4问题询问法"快速筛查。

2. 自我评估：使用广泛性焦虑（7项）自评筛查量表（GAD-7）、抑郁评估筛查量表（PHQ-9）进行筛查。

3. 心理健康综合评估：90项症状清单。

十七、健康管理服务营销的概念

（一）健康管理服务营销过程

健康管理服务营销过程主要包括确定目标客户、分析评价需求、选择和利用资源、确定产品价值、促进客户购买、通过实施服务过程实现客户健康价值。

1. 确定目标客户

健康管理服务看似是大众化需求但却是小众化的消费。从市场营销的角度来看，人们的消费动机主要是两种：要么是获得快乐，要么是摆脱痛苦。作为不能够让客户立即体验到快乐的健康管理服务，只有在人们为了摆脱疾病痛苦的时候，才能够激发购买动机。显然，健康管理市场营销的任务就是通过健康教育与服务营销手段，让一些处于健康高风险状态下的消费者提前认识到疾病危害，体会到慢性病痛苦，从而激发健康管理服务消费行为，来降低疾病风险，从而达到摆脱痛苦的目的。

健康体检机构是确定目标客户的最佳场所，客户一旦通过健康体检发现危险因素，个人就会产生健康管理的个体需求。此时的医生所提供的健康管理服务营销会调动起消费者购买健康管理服务的积极性。

2. 分析评价需求

医院体检中心通过体检后健康风险评估来细分客户需求，包括疾病现患的健康教育需求、体重管理需求、高血压管理需求、糖尿病管理需求、生活行为矫正需求等。

企业工作场所通过健康体检、健康评估、人群风险分组确定重点干预对象等方式来导入目标管理人群。针对健康管理服务对象的需求评价主要采取的工具是健康风险评估软件和分类方法。

3. 选择和利用资源

一旦客户需求被明确，作为健康管理师或者服务机构，下一步的工作就是选择与配置资源。如：针对糖尿病、高血压等疾病患者的健康管理服务资源主要包括定期健康体检的资源、开具健康处方的权威软件、监测运动能耗的工具、监测血压和血糖的家庭专用仪器、能够及时获得患者健康数据的通讯资源、有功效的营养干预产品资源等。

4. 确定产品价值

所谓产品价值，就是能够给消费者带来健康收益的价值。健康管理作为服务产品，其效果体验需要时间来验证。但是，在设计服务产品过程中，需要确定产品的价值或为产品定价。

5. 促进客户购买

如何促进客户购买是一门学问。市场营销的主要功能就是通过产品展示、信息传递、成功案例展现提高目标客户的需求欲望，通过一些现场促销手段让客户产生购买行为。其中，量化目标的服务承诺是非常重要的。

6. 实现客户价值

我们在健康管理服务特性方面清楚地认识到，健康管理客户价值的体现不仅仅是服务提供方的努力，还与客户的自身努力分不开。健康管理的核心是行为危险因素干预的有效性，作为健康管理服务提供者，除了熟悉临床医学知识和预防医学知识外，还需要研究与掌握行为科学和健康心理学知识，这在让服务对象行动起来方面有时候显得非常重要。

（二）健康管理服务营销组合

营销组合是营销管理中最基本的概念之一，是指企业对可控的各种市场营销手段的综合运用。服务营销组合是服务企业依据其营销战略，对营销过程的各个要素变量进行配置和系统化管理的活动。健康管理服务营销的组合一般包括产品、价格、渠道、促销、有形展示、过程、人员。

1. 产品

健康管理产品是健康管理服务机构提供给服务对象用于满足其健康需要和欲望的服务，包括有形和无形服务。例如，针对冠心病、糖尿病、脑卒中、高血压疾病预防与风险控制需求的慢性病管理服务，包括危险因素筛查、健康监测、健康干预、干预相关的工具（运动监测、医学指标监测）、营养干预组合（保健食品、膳食处方）、运动干预组合（运动指导、能耗监测工具、互联网信息服务）等。

2. 价格

价格是指为获得某项产品，消费者支付的金钱以及其他非金钱代价，如时间、交通的便利程度以及是否能讨价还价等因素。服务产品的定价方法一般有3种。

成本导向定价法。不含税价格=直接成本+间接成本+（边际）利润。成本导向定价法的主要困难之一在于定义购买一项健康服务的每单位价格成为一个模糊的概念。因此，许多健康服务是以输入单位而不是以可计量的输出单位出售。

竞争导向定价法。竞争导向定价法将其他公司的同质化服务产品价格作为本公司定价的依据。此方法注重同行业或市场中其他公司的收费情况。

需求导向定价法。定价与顾客的价值感受相一致：价格以顾客会为其享受到的服务支付多少费用为导向。健康管理服务与商品在需求导向定价法上的一个主要区别是在计算顾客的感受价值时必须考虑非货币成本和利益（获得服务的时间成本、感受成本、心理成本）。

3. 渠道

服务营销中的分销又称为渠道，是服务从生产者手中送到消费者手中的通道。在考虑渠道决策时，必须考虑到服务的不可储存性以及不可分离性等特点所产生的影响。由于服务无法存储和运输，其生产、销售和消费很可能在同一空间完成，为使更多的目标消费者能够获得满意的服务，在可能大规模生产和销售的情况下，服务机构就必须要根据服务的具体特点，进行科学的网点决策，并且保证不同网点所提供的服务质量的统一。健康管理服务机构的营销渠道是连接服务提供给消费者所经历的环节和地点，包括供给、分销和接受。由于健康管理服务具有无形性、不可分离性、高技术性等特点，所以传统的商品领域通过中间商来完成营销目标的这些分销渠道和分销策略，就不可能完全适合于健康管理服务的分销。一般可以采取的方式主要有3种。

直销。健康管理服务机构通过门店方式与消费者直接接触，进行产品销售，也可以通过工作场所健康管理项目的开展来直接为目标客户提供产品。

分销代理。通过社区卫生服务机构和医院体检中心为体检后客户以及慢性病高风险人群提供健康管理延伸服务。这些医疗机构既是服务提供者，又是产品的推荐人。

网络营销。随着互联网的普及和电子商务的快速发展，越来越多的健康管理服务机构开始利用互联网销售其产品或服务，移动健康管理和健康物联网战略将成为中国人群慢性病风险管理的主要手段。

4．促销

促销是指一系列在目标市场上宣传服务的特征及优点，并说服消费者购买的活动。比如，一个健康顾问公司可以采用传统的促销方式，如在电视或杂志上做广告，也可以举办有关健康维护与健康管理的公开学习班。促销的方式是多种多样的，关键是要保证各种促销活动向公众展示一致的产品形象和核心信息。

5．有形展示

弥补了专业性服务作为无形商品无法被公众直接感知的不足。无论是健康服务中心还是健康管理咨询公司，消费者都希望能从一些有形展示上推断出服务质量。一个良好的健康管理服务产品展示还包括服务流程的挂图、健康监测工具、个人健康信息展示方式以及服务终点和收益评价方法，通过信息对称让服务购买者明确自己能够通过服务获得的帮助与自己需要配合和付出的努力方向。

6．过程

服务过程指的是一个健康服务机构如何有效地进行健康管理服务。流程可以是十分复杂的，也可以是非常简单的；可以是发散式的，也可以是集中统一的。

7．人员

经过专业的健康管理技术培训的服务人员（健康管理师）非常重要，特别是在专业健康管理服务营销中。因为服务是无形商品，而客户总是希望能通过一些可感知因素来推断服务的质量和价值。很显然，服务提供者是直接与服务相关的可感知因素，比如医生、护士、健康管理师、营养师或健康顾问。显而易见，经过国家专业机构专业培训并获得国家认证的健康管理师，是未来专业化健康管理服务公司所必须配置的人力资源。

十八、健康相关产品的概念

2013年，国发〔2013〕40号文件《国务院关于促进健康服务业发展的若干意见》提出，健康服务业以维护和促进人民群众身心健康为目标，主要包括医疗服务、健康管理和促进、健康保险以及相关服务，涉及药品、医疗器械、保健用品、保健食品、健身产品等支撑产业，覆盖面广，产业链长。在实际生活中，我们很难将商品和服务割裂开来并分别归类，大多数健康管理机构提供的产品往往是商品和服务的混合体。我们将健康管理相关产品分为健康维护产品、健康服务、健康管理仪器设备。

（一）健康维护产品

健康维护产品没有官方的权威定义，一般指能够直接或间接促进和改善人类健康的相关产品，以及不直接与人接触但通过改善人的生活环境而发生促进健康作用的产品。

1. 保健食品

保健食品是指声称具有特定保健功能或以补充维生素、矿物质为目的的食品，即适用于特定人群，具有调节机体功能，但不以治疗疾病为目的，且对人体不产生任何急性、亚急性或者慢性危害的食品。

2. 保健用品

保健用品，我国目前尚无统一的界定和分类。根据我国第一部保健用品质量标准《陕西省保健用品地方标准》，保健用品是指列入保健用品类别目录，具有调节人体机能、增进健康和有益养生保健等特定保健功效的外用产品。《陕西省食品药品监督管理局保健用品注册管理办法》将保健用品分为改善微循环保健类、乳房保健类、胃肠功能保健类、皮肤保健类、妇女卫生保健类、眼部保健类、改善睡眠–醒脑通窍保健类七大类保健用品，一般包括护垫、清洗液、功能服装、保健袋、喷涂液、保健贴、保健枕、保健器具等形式，目前我国已成为世界上保健用品最大的生产国及消费国。

3. 健身产品

健身产品的概念来源于体育产品，根据国家质量监督检验检疫总局关于体育产品的定义，可认为健身产品是用来满足人们在进行各类健身活动时所需要的各种专门器械和相关产品的总称。常见健身产品包括健身器械、可穿戴式技术产品、虚拟健身系统、运动健身类App等。

4. 医疗器械

医疗器械是指直接或者间接用于人体的仪器、设备、器具、体外诊断试剂及校准物、材料以及其他类似或者相关的物品，包括所需要的计算机软件。效用主要通过物理等方式获得，不是通过药理学、免疫学或者代谢的方式获得，或者虽然有这些方式参与但是只起辅助作用。

（二）健康服务

1. 中医药医疗保健服务

中医药作为我国传统文化的一部分，具有丰富的理论基础和实践经验，中医药以其整体观念及辨证论治的特点，在健康服务中具有独特优势，中医药医疗保健服务内涵丰富。

2．健康养老服务

“人人都会老、家家有老人”，养老问题涉及每个家庭和每位老人的切身利益。《“十三五”国家老龄事业发展和养老体系建设规划》提出要健全以居家养老为基础、社区为依托、机构为补充、医养相结合的养老服务体系，这正是符合我国国情的养老服务供给配置。因此大力夯实社区居家养老服务是新时期社会养老服务体系建设的重点，应积极提供社区定期上门巡防独居、空巢老年人家庭，引导社区日间照料中心等养老服务机构，为老年人提供精准化、个性化、专业化服务，积极为残疾、失能、高龄等老年人家庭开展适应老年人生活特点和安全需要的家庭住宅装修、家具设施、辅助设备等建设、配备、改造工作，对其中的经济困难老年人家庭给予适当补助。保障老年人权益，国家会充分开放养老服务业市场，发挥中医药在健康养老产业的作用，推广智能健康养老产品与服务的应用，促进养老地产的繁荣。

3．健康保险服务

健康保险是多层次医疗保障体系的重要组成部分，发展多样化健康保险服务，有利于夯实多层次的医疗保障体系，满足人民群众多样化的健康保障需求。

4．健康咨询服务

健康咨询服务是健康管理任务的一项基础性工作，是指咨询工作者（如健康教育人员或卫生工作者）为人们解答生活中的各种健康问题，帮助个人避免或消除心理、生理、行为及社会各种非健康因素的影响，以促进身心健康的过程。健康咨询服务的形式一般分为以下3种。

集体咨询：根据评估的不良生活方式、行为习惯及工作压力等因素，结合客户的体检情况，以客户单位为集中点，进行集体健康讲课，讲解上述不良因素导致机体亚健康状态的因果关系，特别是一些由于平时的不良行为习惯导致的机体健康状况下降，如高血压、高血糖、高血脂等，详细讲解如何建立健康的行为习惯，可以防止对健康的进一步危害。集体讲解课后，体检科医师和护士及时了解客户的接受能力，进行答疑咨询。

一对一指导：对已处于疾病状态或亚健康状态的客户进行一对一单独指导。

电话咨询与随访：建立咨询电话，方便客户的随时咨询。对疾病状态的客户进行跟踪随访，了解客户是否已及时到专科医院就诊，防止客户的病情延误，同时对需要复查或定期复查的客户及时进行电话提醒，督促客户及时进行复查。

5. 健康体检服务

健康体检是保护和促进人们健康的重要途径，原国家卫生计生委印发的《健康体检管理暂行规定》将健康体检定义为“通过医学手段和方法对受检者进行身体检查，了解受检者健康状况，早期发现疾病线索和健康隐患的诊疗行为”。健康体检实质是健康检查、健康咨询、健康评估、健康维护等，以预防疾病、促进健康、管理健康为目的的综合服务产业。

健康体检的服务模式包括：（1）检前健康咨询服务模式，检前咨询的主要目的是通过沟通深入了解受检者的需求和基本情况，合理设计体检项目，详细告知检前注意事项，全面介绍体检相关情况，初步确定体检相关事宜，为顺利实施体检做好充分准备；（2）检中差异化服务模式，差异化服务是企业面对较强的竞争对手在服务内容、服务渠道和服务对象等方面所采取的有别于竞争对手，而又突出自己特征，以期战胜竞争对手，立足市场的一种做法，可以根据体检目的分为健康体检和专项体检，按体检项目组合分为全面体检和专病体检，按是否整合其他功能分为单纯体检和复合体检，按体检的实施分为院内体检和院外体检，按受检人群分为团体体检和个人体检；（3）检后跟踪随访服务模式：检后跟踪随访主要目的是掌握受检者健康状况、体检异常指标动态演变情况、危险因素干预及效果评价，既是督促受检者提高健康干预依从性的重要手段，也是定期评估健康干预效果和调整健康干预方案的重要举措。

第五节　相关法律法规知识

一、《中华人民共和国劳动合同法》的主要内容

（一）立法宗旨

完善劳动合同制度，明确劳动合同双方当事人的权利和义务，保护劳动者的合法权益，构建和发展和谐稳定的劳动关系。

（二）适用范围

中华人民共和国境内的企业、个体经济组织、民办非企业单位等组织（以下称用人单位）与劳动者建立劳动关系，订立、履行、变更、解除或者终止劳动合同，适用本法。国家机关、事业单位、社会团体和与其建立劳动关系的劳动者，订立、履行、变更、解除或者终止劳动合同，依照本法执行。

（三）劳动合同的订立

用人单位自用工之日起即与劳动者建立劳动关系。

用人单位招用劳动者时，应当如实告知劳动者工作内容、工作条件、工作地点、职业危害、安全生产状况、劳动报酬，以及劳动者要求了解的其他情况。

用人单位有权了解劳动者与劳动合同直接相关的基本情况，劳动者应当如实说明。

用人单位招用劳动者，不得扣押劳动者的居民身份证和其他证件，不得要求劳动者提供担保或者以其他名义向劳动者收取财物。

建立劳动关系，应当订立书面劳动合同。已建立劳动关系，未同时订立书面劳动合同的，应当自用工之日起一个月内订立书面劳动合同。

用人单位未在用工的同时订立书面劳动合同，与劳动者约定的劳动报酬不明确的，新招用的劳动者的劳动报酬按照集体合同规定的标准执行；没有集体合同或者集体合同未规定的，实行同工同酬。

劳动合同分为固定期限劳动合同、无固定期限劳动合同和以完成一定工作任务为期限的劳动合同。固定期限劳动合同，是指用人单位与劳动者约定合同终止时间的劳动合同。用人单位与劳动者协商一致，可以订立固定期限劳动合同。无固定期限劳动合同，是指用人单位与劳动者约定无确定终止时间的劳动合同。

劳动合同由用人单位与劳动者协商一致，并经用人单位与劳动者在劳动合同文本上签字或者盖章生效。劳动合同文本由用人单位和劳动者各执一份。

劳动合同应当具备以下条款：用人单位的名称、住所和法定代表人或者主要负责人；劳动者的姓名、住址和居民身份证或者其他有效身份证件号码；劳动合同期限；工作内容和工作地点；工作时间和休息休假；劳动报酬；社会保险；劳动保护、劳动条件和职业危害防护；法律、法规规定应当纳入劳动合同的其他事项。

劳动合同除前款规定的必备条款外，用人单位与劳动者可以约定试用期、培训、保守秘密、补充保险和福利待遇等其他事项。

下列劳动合同无效或者部分无效：以欺诈、胁迫的手段或者乘人之危，使对方在违背真实意思的情况下订立或者变更劳动合同的；用人单位免除自己的法定责任、排除劳动者权利的；违反法律、行政法规强制性规定的。

对劳动合同的无效或者部分无效有争议的，由劳动争议仲裁机构或者人民法院确认。劳动合同部分无效，不影响其他部分效力的，其他部分仍然有效。劳动合同被确认无效，劳动者已付出劳动的，用人单位应当向劳动者支付劳动报酬。劳动报酬的数额，参照本单位相同或者相近岗位劳动者的劳动报酬确定。

（四）劳动合同的履行和变更

用人单位与劳动者应当按照劳动合同的约定，全面履行各自的义务。用人单位应当按照劳动合同约定和国家规定，向劳动者及时、足额支付劳动报酬。用人单位拖欠或者未足额支付劳动报酬的，劳动者可以依法向当地人民法院申请支付令，人民法院应当依法发出支付令。

用人单位应当严格执行劳动定额标准，不得强迫或者变相强迫劳动者加班。用人单位安排加班的，应当按照国家有关规定向劳动者支付加班费。

用人单位变更名称、法定代表人、主要负责人或者投资人等事项，不影响劳动合同的履行。用人单位发生合并或者分立等情况，原劳动合同继续有效，劳动合同由承继其权利和义务的用人单位继续履行。用人单位与劳动者协商一致，可以变更劳动合同约定的内容。变更劳动合同，应当采用书面形式。变更后的劳动合同文本由用人单位和劳动者各执一份。

（五）劳动合同的解除和终止

用人单位与劳动者协商一致，可以解除劳动合同。

用人单位有下列情形之一的，劳动者可以解除劳动合同：未按照劳动合同约定提供劳动保护或者劳动条件的；未及时足额支付劳动报酬的；未依法为劳动者缴纳社会保险费的；用人单位的规章制度违反法律、法规的规定，损害劳动者权益的；因本法第二十六条第一款（以欺诈、胁迫的手段或者乘人之危，使对方在违背真实意思的情况下订立或者变更劳动合同的）规定的情形致使劳动合同无效的；法律、行政法规规定劳动者可以解除劳动合同的其他情形。用人单位以暴力、威胁或者非法限制人身自由的手段强迫劳动者劳动的，或者用人单位违章指挥、强令冒险作业危及劳动者人身安全的，劳动者可以立即解除劳动合同，不需事先告知用人单位。

劳动者有下列情形之一的，用人单位可以解除劳动各同：在试用期间被证明不符合录用条件的；严重违反用人单位的规章制度的；严重失职，营私舞弊，给用人单位造成重大损害的；劳动者同时与其他用人单位建立劳动关系，对完成本单位的工作任务造成严重影响，或者经用人单位提出，拒不改正的；以欺诈、胁迫的手段或者乘人之危，使对方在违背真实意思的情况下订立或者变更劳动合同的情形致使劳动合同无效的；被依法追究刑事责任的。

劳动者有下列情形之一的，用人单位不得解除劳动合同：从事接触职业病危害作业的劳动者未进行离岗前职业健康检查，或者疑似职业病患者在诊断或者医学观察期间的；在本单位患职业病或者因工负伤并被确认丧失或者部分丧失劳动能力的；患病或者非因工负伤，在规定的医疗期内的；女职工在孕期、产期、哺乳期的；在本单位连续工作满十五年，且距法定退休年龄不足五年的；法律、行政法规规定的其他情形。

有下列情形之一的，劳动合同终止：劳动合同期满的；劳动者开始依法享受基本养老保险待遇的；劳动者死亡，或者被人民法院；宣告死亡或者宣告失踪的；用人单位被依法宣告破产的；用人单位被吊销营业执照、责令关闭、撤销或者用人单位决定提前解散的；法律、行政法规规定的其他情形。

（六）劳动合同的监督和检查

国务院劳动行政部门负责全国劳动合同制度实施的监督管理。

县级以上地方人民政府劳动行政部门负责本行政区域内劳动合同制度实施的监督管理。

县级以上各级人民政府劳动行政部门在劳动合同制度实施的监督管理工作中，应当听取工会、企业方面代表以及有关行业主管部门的意见。

二、《中华人民共和国消费者权益保护法》的主要内容

（一）立法宗旨

为保护消费者的合法权益，维护社会经济秩序，促进社会主义市场经济健康发展。

（二）适用范围

消费者为生活消费需要购买、使用商品或者接受服务，其权益受《中华人民共和国消费者权益保护法》保护。经营者为消费者提供其生产、销售的商品或者提供服务，应当遵守《中华人民共和国消费者权益保护法》。农民购买、使用直接用于农业生产的生产资料，参照《中华人民共和国消费者权益保护法》执行。

（三）消费者权利

消费者在购买、使用商品和接受服务时享有人身、财产安全不受损害的权利。消费者有权要求经营者提供的商品和服务，符合保障人身、财产安全的要求。消费者享有知悉其购买、使用的商品或者接受的服务的真实情况的权利。消费者有权根据商品或者服务的不同情况，要求经营者提供商品的价格、产地、生产者、用途、性能、规格、等级、主要成分、生产日期、有效期限、检验合格证明、使用方法说明书、售后服务，或者服务的内容、规格、费用等有关情况。消费者享有自主选择商品或者服务的权利。消费者有权自主选择提供商品或者服务的经营者，自主选择商品品种或者服务方式，自主决定购买或

者不购买任何一种商品、接受或者不接受任何一项服务。消费者在自主选择商品或者服务时，有权进行比较、鉴别和挑选。

消费者享有公平交易的权利。消费者在购买商品或者接受服务时，有权获得质量保障、价格合理、计量正确等公平交易条件，有权拒绝经营者的强制交易行为。

消费者因购买、使用商品或者接受服务受到人身、财产损害的，享有依法获得赔偿的权利。消费者享有依法成立维护自身合法权益的社会组织的权利。消费者享有获得有关消费和消费者权益保护方面的知识的权利。消费者应当努力掌握所需商品或者服务的知识和使用技能，正确使用商品，提高自我保护意识。

消费者在购买、使用商品和接受服务时，享有人格尊严、民族风俗习惯得到尊重的权利，享有个人信息依法得到保护的权利。消费者享有对商品和服务以及保护消费者权益工作进行监督的权利。消费者有权检举、控告侵害消费者权益的行为和国家机关及其工作人员在保护消费者权益工作中的违法失职行为，有权对保护消费者权益工作提出批评、建议。

（四）经营者义务

经营者向消费者提供商品或者服务，应当依照《中华人民共和国产品质量法》和其他有关法律、法规的规定履行义务。经营者和消费者有约定的，应当按照约定履行义务，但双方的约定不得违背法律、法规的规定。经营者应当听取消费者对其提供的商品或者服务的意见，接受消费者的监督。

经营者向消费者提供商品或者服务，应当恪守社会公德，诚信经营，保障消费者的合法权益；不得设定不公平、不合理的交易条件，不得强制交易。经营者应当保证其提供的商品或者服务符合保障人身、财产安全的要求。对可能危及人身、财产安全的商品和服务，应当向消费者作出真实的说明和明确的警示，并说明和标明正确使用商品或者接受服务的方法以及防止危害发生的方法。经营者发现其提供的商品或者服务存在缺陷，有危及人身、财产安全危险的，应当立即向有关行政部门报告和告知消费者，并采取停止销售、警示、召回、无害化处理、销毁、停止生产或者服务等措施。采取召回措施的，经营者应当承担消费者因商品被召回支出的必要费用。宾馆、商场、餐馆、银行、机场、车站、港口、影剧院等经营场所的经营者，应当对消费者尽到安全保障义务。经营者向消费者提供有关商品或者服务的质量、性能、用途、有效期限等信息，应当真实、全面，不得作虚假或者引人误解的宣传。经营者对消费者就其提供的商品或者服务的质量和使用方法等问题提出的询问，应当作出真实、明确的答复。

经营者提供商品或者服务应当明码标价。经营者应当标明其真实名称和标记。租赁他人柜台或者场地的经营者，应当标明其真实名称和标记。经营者提供商品或者服务，应当按照国家有关规定或者商业惯例向消费者出具发票等购货凭证或者服务单据；消费者索要发票等购货凭证或者服务单据的，经营者必须出具。

经营者应当保证在正常使用商品或者接受服务的情况下其提供的商品或者服务应当具有的质量、性能、用途和有效期限；但消费者在购买该商品或者接受该服务前已经知道其存在瑕疵，且存在该瑕疵不违反法律强制性规定的除外。经营者以广告、产品说明、实物样品或者其他方式表明商品或者服务的质量状况的，应当保证其提供的商品或者服务的实际质量与表明的质量状况相符。

经营者提供的商品或者服务，按照国家规定或者与消费者的约定，承担包修、包换、包退或者其他责任的，应当按照国家规定或者与消费者的约定履行，不得故意拖延或者无理拒绝。

经营者不得以格式条款、通知、声明、店堂告示等方式，作出排除或者限制消费者权利、减轻或者免除经营者责任、加重消费者责任等对消费者不公平、不合理的规定，不得利用格式条款并借助技术手段强制交易。经营者不得对消费者进行侮辱、诽谤，不得搜查消费者的身体及其携带的物品，不得侵犯消费者的人身自由。

经营者收集、使用消费者个人信息，应当遵循合法、正当、必要的原则，明示收集、使用信息的目的、方式和范围，并经消费者同意。经营者收集、使用消费者个人信息，应当公开其收集、使用规则，不得违反法律、法规的规定和双方的约定收集、使用信息。经营者及其工作人员对收集的消费者个人信息必须严格保密，不得泄露、出售或者非法向他人提供。经营者应当采取技术措施和其他必要措施，确保信息安全，防止消费者个人信息泄露、丢失。在发生或者可能发生信息泄露、丢失的情况时，应当立即采取补救措施。经营者未经消费者同意或者请求，或者消费者明确表示拒绝的，不得向其发送商业性信息。

（五）争议的解决

消费者和经营者发生消费者权益争议的，可以通过下列途径解决：与经营者协商和解；请求消费者协会或者依法成立的其他调解组织调解；向有关行政部门投诉；根据与经营者达成的仲裁协议提请仲裁机构仲裁；向人民法院提起诉讼。

三、《中华人民共和国医师法》的主要内容

（一）立法宗旨

保障医师合法权益，规范医师执业行为，加强医师队伍建设，保护人民健康，推进健康中国建设。

（二）适用范围

依法取得医师资格，经注册在医疗卫生机构中执业的专业医务人员，适用本法。本法所称医师包括执业医师和执业助理医师。

（三）考试与注册

医师资格考试分为执业医师资格考试和执业助理医师资格考试。医师资格考试由省级以上人民政府卫生健康主管部门组织实施。

具有下列条件之一的，可以参加执业医师资格考试：具有高等学校相关医学专业本科以上学历，在执业医师指导下，在医疗卫生机构中参加医学专业工作实践满一年；具有高等学校相关医学专业专科学历，取得执业助理医师执业证书后，在医疗卫生机构中执业满二年。

具有高等学校相关医学专业专科以上学历，在执业医师指导下，在医疗卫生机构中参加医学专业工作实践满一年的，可以参加执业助理医师资格考试。

以师承方式学习中医满三年，或者经多年实践医术确有专长的，经县级以上人民政府卫生健康主管部门委托的中医药专业组织或者医疗卫生机构考核合格并推荐，可以参加中医医师资格考试。以师承方式学习中医或者经多年实践，医术确有专长的，由至少二名中医医师推荐，经省级人民政府中医药主管部门组织实践技能和效果考核合格后，即可取得中医医师资格及相应的资格证书。相关考试、考核办法，由国务院中医药主管部门拟订，报国务院卫生健康主管部门审核、发布。

国家实行医师执业注册制度。取得医师资格的，可以向所在地县级以上地方人民政府卫生健康主管部门申请注册。医师经注册后，可以在医疗卫生机构中按照注册的执业地点、执业类别、执业范围执业，从事相应的医疗卫生服务。医师在二个以上医疗卫生机构定期执业的，应当以一个医疗卫生机构为主，并按照国家有关规定办理相关手续。国家鼓励医师定期定点到县级以下医疗卫生机构，包括乡镇卫生院、村卫生室、社区卫生服务中心等，提供医疗卫生服务，主执业机构应当支持并提供便利。

医师个体行医应当依法办理审批或者备案手续。执业医师个体行医，须经注册后在医疗卫生机构中执业满五年；但取得中医医师资格的人员，按照考核内容进行执业注册后，即可在注册的执业范围内个体行医。

（四）职业规则

医师在执业活动中享有下列权利：在注册的执业范围内，按照有关规范进行医学诊查、疾病调查、医学处置、出具相应的医学证明文件，选择合理的医疗、预防、保健方案；获取劳动报酬，享受国家规定的福利待遇，按照规定参加社会保险并享受相应待遇；获得符合国家规定标准的执业基本条件和职业防护装备；从事医学教育、研究、学术交流；参加专业培训，接受继续医学教育；对所在医疗卫生机构和卫生健康主管部门的工作提出意见和建议，依法参与所在机构的民主管理；法律、法规规定的其他权利。

医师在执业活动中履行下列义务：树立敬业精神，恪守职业道德，履行医师职责，尽职尽责救治患者，执行疫情防控等公共卫生措施；遵循临床诊疗指南，遵守临床技术操作规范和医学伦理规范等；尊重、关心、爱护患者，依法保护患者隐私和个人信息；努力钻研业务，更新知识，提高医学专业技术能力和水平，提升医疗卫生服务质量；宣传推广与岗位相适应的健康科普知识，对患者及公众进行健康教育和健康指导；法律、法规规定的其他义务。

在执业活动中有下列情形之一的，医师应当按照有关规定及时向所在医疗卫生机构或者有关部门、机构报告：发现传染病、突发不明原因疾病或者异常健康事件；发生或者发现医疗事故；发现可能与药品、医疗器械有关的不良反应或者不良事件；发现假药或者劣药；发现患者涉嫌伤害事件或者非正常死亡；法律、法规规定的其他情形。

执业助理医师应当在执业医师的指导下，在医疗卫生机构中按照注册的执业类别、执业范围执业。在乡、民族乡、镇和村医疗卫生机构以及艰苦边远地区县级医疗卫生机构中执业的执业助理医师，可以根据医疗卫生服务情况和本人实践经验，独立从事一般的执业活动。

（五）培训和考核

国家建立健全住院医师规范化培训制度，健全临床带教激励机制，保障住院医师培训期间待遇，严格培训过程管理和结业考核。国家建立健全专科医师规范化培训制度，不断提高临床医师专科诊疗水平。

县级以上人民政府卫生健康主管部门和其他有关部门应当制定医师培训计划，采取多种形式对医师进行分级分类培训，为医师接受继续医学教育提供条件。县级以上人民政府应当采取有力措施，优先保障基层、欠发达地区和民族地区的医疗卫生人员接受继续医学教育。医疗卫生机构应当合理调配人力资源，按照规定和计划保证本机构医师接受继续医学教育。县级以上人民政府卫生健康主管部门应当有计划地组织协调县级以上医疗卫生机构对乡镇卫生院、村卫生室、社区卫生服务中心等基层医疗卫生机构中的医疗卫生人员开展培训，提高其医学专业技术能力和水平。有关行业组织应当为医师接受继续医学教育提供服务和创造条件，加强继续医学教育的组织、管理。

县级以上人民政府卫生健康主管部门或者其委托的医疗卫生机构、行业组织应当按照医师执业标准，对医师的业务水平、工作业绩和职业道德状况进行考核，考核周期为三年。受委托的机构或者组织应当将医师考核结果报准予注册的卫生健康主管部门备案。对考核不合格的医师，县级以上人民政府卫生健康主管部门应当责令其暂停执业活动三个月至六个月，并接受相关专业培训。暂停执业活动期满，再次进行考核，对考核合格的，允许其继续执业。省级以上人民政府卫生健康主管部门负责指导、检查和监督医师考核工作。

医师有下列情形之一的，按照国家有关规定给予表彰、奖励：在执业活动中，医德高尚，事迹突出；在医学研究、教育中开拓创新，对医学专业技术有重大突破，做出显著贡献；遇有突发事件时，在预防预警、救死扶伤等工作中表现突出；长期在艰苦边远地区的县级以下医疗卫生机构努力工作；在疾病预防控制、健康促进工作中做出突出贡献；法律、法规规定的其他情形。

四、《中华人民共和国食品安全法》的主要内容

（一）立法宗旨

保证食品安全，保障公众身体健康和生命安全。

（二）适用范围

在中华人民共和国境内从事下列活动，应当遵守本法：食品生产和加工（以下称食品生产），食品销售和餐饮服务（以下称食品经营）；食品添加剂的生产经营；用于食品的包装材料、容器、洗涤剂、消毒剂和用于食品生产经营的工具、设备（以下称食品相关产品）的生产经营；食品生产经营者使用食品添加剂、食品相关产品；食品的贮存和运输；对食品、食品添加剂、食品相关产品的安全管理。

供食用的源于农业的初级产品（以下称食用农产品）的质量安全管理，遵守《中华人民共和国农产品质量安全法》的规定。但是，食用农产品的市场销售、有关质量安全标准的制定、有关安全信息的公布和本法对农业投入品作出规定的，应当遵守本法的规定。

（三）食品安全风险监测和评估

国家建立食品安全风险监测制度，对食源性疾病、食品污染以及食品中的有害因素进行监测。国家建立食品安全风险评估制度，运用科学方法，根据食品安全风险监测信息、科学数据以及有关信息，对食品、食品添加剂、食品相关产品中生物性、化学性和物理性危害因素进行风险评估。国务院食品安全监督管理部门应当会同国务院有关部门，根据食品安全风险评估结果、食品安全监督管理信息，对食品安全状况进行综合分析。对经综合分析表明可能具有较高程度安全风险的食品，国务院食品安全监督管理部门应当及时提出食品安全风险警示，并向社会公布。

（四）食品安全标准

食品安全标准是强制执行的标准。

食品安全标准应当包括下列内容：食品、食品相关产品中的致病性微生物、农药残留、兽药残留、重金属、污染物质以及其他危害人体健康物质的限量规定；食品添加剂的品种、使用范围、用量；专供婴幼儿和其他特定人群的主辅食品的营养成分要求；对与食品安全、营养有关的标签、标志、说明书的要求；食品生产经营过程的卫生要求；与食品安全有关的质量要求；食品检验方法与规程；其布需要制定为食品安全标准的内容。

（五）食品生产经营

国家对食品生产经营实行许可制度。从事食品生产、食品流通、餐饮服务，应当依法取得食品生产许可、食品流通许可、餐饮服务许可。

取得食品生产许可的食品生产者在其生产场所销售其生产的食品，不需要取得食品流通的许可；取得餐饮服务许可的餐饮服务提供者在其餐饮服务场所出售其制作加工的食品，不需要取得食品生产和流通的许可；农民个人销售其自产的食用农产品，不需要取得食品流通的许可。

食品生产经营应当符合食品安全标准，并符合下列要求：

1. 具有与生产经营的食品品种、数量相适应的食品原料处理和食品加工、包装、贮存等场所，保持该场所环境整洁，并与有毒、有害场所以及其他污染源保持规定的距离；

2. 具有与生产经营的食品品种、数量相适应的生产经营设备或者设施，有相应的消毒、更衣、盥洗、采光、照明、通风、防腐、防尘、防蝇、防鼠、防虫、洗涤以及处理废水、存放垃圾和废弃物的设备或者设施；

3. 有食品安全专业技术人员、管理人员和保证食品安全的规章制度；

4. 具有合理的设备布局和工艺流程，防止待加工食品与直接入口食品、原料与成品交叉污染，避免食品接触有毒物、不洁物；

5. 餐具、饮具和盛放直接入口食品的容器，使用前应当洗净、消毒，炊具、用具用后应当洗净，保持清洁；

6. 贮存、运输和装卸食品的容器、工具和设备应当安全、无害，保持清洁，防止食品污染，并符合保证食品安全所需的温度等特殊要求，不得将食品与有毒、有害物品一同运输；

7. 直接入口的食品应当有小包装或者使用无毒、清洁的包装材料、餐具；

8. 食品生产经营人员应当保持个人卫生，生产经营食品时，应当将手洗净，穿戴清洁的工作衣、帽；销售无包装的直接入口食品时，应当使用无毒、清洁的售货工具；

9. 用水应当符合国家规定的生活饮用水卫生标准；

10. 使用的洗涤剂、消毒剂应当对人体安全、无害；

11. 法律、法规规定的其他要求。

禁止生产经营下列食品：

1. 用非食品原料生产的食品或者添加食品添加剂以外的化学物质和其他可能危害人体健康物质的食品，或者用回收食品作为原料生产的食品；

2. 致病性微生物，农药残留、兽药残留、生物毒素、重金属等污染物质以及其他危害人体健康的物质含量超过食品安全标准限量的食品、食品添加剂、食品相关产品；

3. 用超过保质期的食品原料、食品添加剂生产的食品、食品添加剂；

4. 超范围、超限量使用食品添加剂的食品；

5. 营养成分不符合食品安全标准的专供婴幼儿和其他特定人群的主辅食品；

6. 腐败变质、油脂酸败、霉变生虫、污秽不洁、混有异物、掺假掺杂或者感官性状异常的食品、食品添加剂；

7. 病死、毒死或者死因不明的禽、畜、兽、水产动物肉类及其制品；

8. 未按规定进行检疫或者检疫不合格的肉类，或者未经检验或者检验不合格的肉类制品；

9. 被包装材料、容器、运输工具等污染的食品；

10. 标注虚假生产日期、保质期或者超过保质期的食品、食品添加剂；

11. 无标签的预包装食品、食品添加剂；

12. 国家为防病等特殊需要明令禁止生产经营的食品；

13. 其他不符合法律、法规或者食品安全标准的食品、食品添加剂、食品相关产品。

预包装食品的包装上应当有标签。标签应当标明下列事项：

1. 名称、规格、净含量、生产日期；
2. 成分或者配料表；
3. 生产者的名称、地址、联系方式；
4. 保质期；
5. 产品标准代号；
6. 贮存条件；
7. 所使用的食品添加剂在国家标准中的通用名称；
8. 生产许可证编号；
9. 法律、法规或者食品安全标准规定必须标明的其他事项。

专供婴幼儿和其他特定人群的主辅食品，其标签还应当标明主要营养成分及其含量。

食品安全国家标准对标签标注事项另有规定的，从其规定。

食品经营者应当按照食品标签标示的警示标志、警示说明或者注意事项的要求销售食品。

生产经营的食品中不得添加药品，但是可以添加按照传统既是食品又是中药材的物质。按照传统既是食品又是中药材的物质的目录由国务院卫生行政部门会同国务院食品安全监督管理部门制定、公布。

国家对保健食品、特殊医学用途配方食品和婴幼儿配方食品等特殊食品实行严格监督管理。国家建立食品召回制度。食品生产者发现其生产的食品不符合食品安全标准，应当立即停止生产，召回已经上市销售的食品，通知相关生产经营者和消费者，并记录召回和通知情况。

食品广告的内容应当真实合法，不得含有虚假内容，不得涉及疾病预防、治疗功能。食品生产经营者对食品广告内容的真实性、合法性负责。

（六）食品检验

食品检验机构按照国家有关认证认可的规定取得资质认定后，方可从事食品检验活动。但是，有规定的除外。

食品检验由食品检验机构指定的检验人独立进行。

食品检验实行食品检验机构与检验人负责制。

食品检验报告应当加盖食品检验机构公章，并有检验人的签名或者盖章。食品检验机构和检验人对出具的食品检验报告负责。

食品生产经营企业可以自行对所生产的食品进行检验，也可以委托符合本法规定的食品检验机构进行检验。

食品行业协会和消费者协会等组织、消费者需要委托食品检验机构对食品进行检验的，应当委托符合本法规定的食品检验机构进行。

（七）食品安全事故处理

国务院组织制定国家食品安全事故应急预案。

县级以上地方人民政府应当根据有关法律、法规的规定和上级人民政府的食品安全事故应急预案以及本行政区域的实际情况，制定本行政区域的食品安全事故应急预案，并报上一级人民政府备案。

食品安全事故应急预案应当对食品安全事故分级、事故处置组织指挥体系与职责、预防预警机制、处置程序、应急保障措施等做出规定。

食品生产经营企业应当制定食品安全事故处置方案，定期检查本企业各项食品安全防范措施的落实情况，及时消除事故隐患。

发生食品安全事故的单位应当立即采取措施，防止事故扩大。

任何单位和个人不得对食品安全事故隐瞒、谎报、缓报，不得隐匿、伪造、毁灭有关证据。

（八）监督管理

县级以上人民政府食品安全监督管理部门根据食品安全风险监测、风险评估结果和食品安全状况等，确定监督管理的重点、方式和频次，实施风险分级管理。

县级以上地方人民政府组织本级食品安全监督管理、农业行政等部门制定本行政区域的食品安全年度监督管理计划，向社会公布并组织实施。

县级以上人民政府食品安全监督管理部门履行食品安全监督管理职责，有权采取下列措施，对生产经营者遵守本法的情况进行监督检查：

1. 进入生产经营场所实施现场检查；

2. 对生产经营的食品、食品添加剂、食品相关产品进行抽样检验；

3. 查阅、复制有关合同、票据、账簿以及其他有关资料；

4. 查封、扣押有证据证明不符合食品安全标准或者有证据证明存在安全隐患以及用于违法生产经营的食品、食品添加剂、食品相关产品；

5. 查封违法从事生产经营活动的场所。

国家建立统一的食品安全信息平台，实行食品安全信息统一公布制度。国家食品安全总体情况、食品安全风险警示信息、重大食品安全事故及其调查处理信息和国务院确定需要统一公布的其他信息由国务院食品安全监督管理部门统一公布。食品安全风险警示信息和重大食品安全事故及其调查处理信息的影响限于特定区域的，也可以由有关省、自治区、直辖市人民政府食品安全监督管理部门公布。未经授权不得发布上述信息。

县级以上人民政府食品安全监督管理、农业行政部门依据各自职责公布食品安全日常监督管理信息。

（九）法律责任

未取得食品生产经营许可从事食品生产经营活动，或者未取得食品添加剂生产许可从事食品添加剂生产活动的，由县级以上人民政府食品安全监督管理部门没收违法所得和违法生产经营的食品、食品添加剂以及用于违法生产经营的工具、设备、原料等物品；违法生产经营的食品、食品添加剂货值金额不足一万元的，并处五万元以上十万元以下罚款；货值金额一万元以上的，并处货值金额十倍以上二十倍以下罚款。

明知从事前款规定的违法行为，仍为其提供生产经营场所或者其他条件的，由县级以上人民政府食品安全监督管理部门责令停止违法行为，没收违法所得，并处五万元以上十万元以下罚款；使消费者的合法权益受到损害的，应当与食品、食品添加剂生产经营者承担连带责任。

五、《中华人民共和国基本医疗卫生与健康促进法》的主要内容

（一）立法宗旨

发展医疗卫生与健康事业，保障公民享有基本医疗卫生服务，提高公民健康水平，推进健康中国建设，根据宪法，制定本法。

（二）适用范围

从事医疗卫生、健康促进及其监督管理活动，适用本法。

（三）基本医疗卫生服务

基本医疗卫生服务，是指维护人体健康所必需、与经济社会发展水平相适应、公民可公平获得的，采用适宜药物、适宜技术、适宜设备提供的疾病预防、诊断、治疗、护理和康复等服务。基本医疗卫生服务包括基本公共卫生服务和基本医疗服务。

基本公共卫生服务由国家免费提供。县级以上人民政府通过举办专业公共卫生机构、基层医疗卫生机构和医院，或者从其他医疗卫生机构购买服务的方式提供基本公共卫生服务。国家采取措施，保障公民享有安全有效的基本公共卫生服务，控制影响健康的危险因素，提高疾病的预防控制水平。

国家建立健全突发事件卫生应急体系，制定和完善应急预案，组织开展

突发事件的医疗救治、卫生学调查处置和心理援助等卫生应急工作，有效控制和消除危害。国家建立传染病防控制度，制定传染病防治规划并组织实施，加强传染病监测预警，坚持预防为主、防治结合，联防联控、群防群控、源头防控、综合治理，阻断传播途径，保护易感人群，降低传染病的危害。任何组织和个人应当接受、配合医疗卫生机构为预防、控制、消除传染病危害依法采取的调查、检验、采集样本、隔离治疗、医学观察等措施。国家实行预防接种制度，加强免疫规划工作。居民有依法接种免疫规划疫苗的权利和义务。政府向居民免费提供免疫规划疫苗。国家建立慢性非传染性疾病防控与管理制度，对慢性非传染性疾病及其致病危险因素开展监测、调查和综合防控干预，及时发现高危人群，为患者和高危人群提供诊疗、早期干预、随访管理和健康教育等服务。国家加强职业健康保护。县级以上人民政府应当制定职业病防治规划，建立健全职业健康工作机制，加强职业健康监督管理，提高职业病综合防治能力和水平。国家发展妇幼保健事业，建立健全妇幼健康服务体系，为妇女、儿童提供保健及常见病防治服务，保障妇女、儿童健康。国家发展老年人保健事业。国务院和省、自治区、直辖市人民政府应当将老年人健康管理和常见病预防等纳入基本公共卫生服务项目。国家发展残疾预防和残疾人康复事业，完善残疾预防和残疾人康复及其保障体系，采取措施为残疾人提供基本康复服务。国家建立健全院前急救体系，为急危重症患者提供及时、规范、有效的急救服务。国家发展精神卫生事业，建设完善精神卫生服务体系，维护和增进公民心理健康，预防、治疗精神障碍。

基本医疗服务主要由政府举办的医疗卫生机构提供。鼓励社会力量举办的医疗卫生机构提供基本医疗服务。国家推进基本医疗服务实行分级诊疗制度，引导非急诊患者首先到基层医疗卫生机构就诊，实行首诊负责制和转诊审核责任制，逐步建立基层首诊、双向转诊、急慢分治、上下联动的机制，并与基本医疗保险制度相衔接。国家推进基层医疗卫生机构实行家庭医生签约服务，建立家庭医生服务团队，与居民签订协议，根据居民健康状况和医疗需求提供基本医疗卫生服务。公民接受医疗卫生服务，对病情、诊疗方案、医疗风险、医疗费用等事项依法享有知情同意的权利。

（四）健康促进

国家实施健康中国战略，普及健康生活，优化健康服务，完善健康保障，建设健康环境，发展健康产业，提升公民全生命周期健康水平。国家将健康教育纳入国民教育体系。学校应当利用多种形式实施健康教育，普及健康知识、科学健身知识、急救知识和技能，提高学生主动防病的意识，培养学生良好的卫生习惯和健康的行为习惯，减少、改善学生近视、肥胖等不良健康状况。公民是自己健康的第一责任人，树立和践行对自己健康负责的健康管理理念，主动学习健康知识，提高健康素养，加强健康管理。倡导家庭成员相互关爱，形成符合自身和家庭特点的健康生活方式。

国家组织居民健康状况调查和统计，开展体质监测，对健康绩效进行评估，并根据评估结果制定、完善与健康相关的法律、法规、政策和规划。国家建立疾病和健康危险因素监测、调查和风险评估制度。县级以上人民政府及其有关部门针对影响健康的主要问题，组织开展健康危险因素研究，制定综合防治措施。国家加强影响健康的环境问题预防和治理，组织开展环境质量对健康影响的研究，采取措施预防和控制与环境问题有关的疾病。国家大力开展爱国卫生运动，鼓励和支持开展爱国卫生月等群众性卫生与健康活动，依靠和动员群众控制和消除健康危险因素，改善环境卫生状况，建设健康城市、健康村镇、健康社区。国家建立科学、严格的食品、饮用水安全监督管理制度，提高安全水平。国家建立营养状况监测制度，实施经济欠发达地区、重点人群营养干预计划，开展未成年人和老年人营养改善行动，倡导健康饮食习惯，减少不健康饮食引起的疾病风险。国家发展全民健身事业，完善覆盖城乡的全民健身公共服务体系，加强公共体育设施建设，组织开展和支持全民健身活动，加强全民健身指导服务，普及科学健身知识和方法。

第三章 健康监测

第一节 信息收集

一、健康和疾病史采集方案的设计

健康信息的采集是通过一定的方法向社区居民或调查对象收集有关健康、疾病、行为事件等资料的过程。为了获得准确可信、能全面反映健康管理对象实际情况的资料，应遵循准确性、及时性、全面性、科学性的原则。

（一）可利用现有资料采集健康和疾病史

现有资料的来源包括统计报表、经常性工作记录和以前做的调查。

1. 统计报表：很多有价值的人群健康资料是通过日常工作逐步积累而来的，我国建立了相当多的规范化统计报表制度，各个部门和系统都有它的常规性报表（表3-1）。

表 3-1 健康信息的主要来源

来源	内容
妇幼保健机构	婴儿死亡、儿童死亡、孕产妇死亡、儿童系统管理等
疾病预防控制机构	死亡登记、传染病发病数等
卫生行政部门	各种疾病的发病率、患病率、卫生资源、卫生服务提供等
公安部门	人口学资料

2. 经常性工作记录：在临床方面有很多关于个人健康的记录资料，如体检记录、住院病历、门诊病历、检验单、化验结果、实验报告等，这些资料都是日常工作积累下来的非常有价值的数据，但有些未被很好地标准化、规范化，导致对其利用不够。

在社区卫生服务中建立的社区人群健康档案，不仅从社区、家庭、个人水平上记录了居民的健康状况，而且通过周期性的记录反映了社区居民健康状况的改变，因此是很好的社区人群健康状况分析的素材。社区健康档案作为社区卫生工作的一部分，成为社区工作者经常性的事务。如果建立的档案完整、及时和准确，社区健康档案应该成为省时、省力而又有效的社区卫生资料来源。

3．以前做的调查：在一些地区，因为各种各样的目的，都多多少少地开展了一些调查，有些带有普查性质，有些是抽样调查，如国家卫生服务调查、国家营养调查、国家慢性病危险因素调查，虽然各自有自己的重点和要求，但都可以为人群健康分析提供数据或作为参考。

（二）专门调查中的现场调查方法

当现有资料不能满足健康监测目的时，可通过专门调查的方法来收集资料。人群健康的专门调查往往通过问卷这一收集资料的工具向健康管理对象收集有关疾病、健康等信息。常用的现场调查有问卷自填法和面对面访谈法。

1．问卷自填法

问卷自填法是指由健康管理对象自己完成问卷的填写。如果健康管理对象能够阅读理解问卷的内容，最好由健康管理对象本人自己来回答问卷的问题，并填写在问卷上。常用的方式有：

（1）邮寄。把问卷邀请信、填写说明和贴有邮票的回邮信封一起邮寄给健康管理对象，让他（她）按照问卷的问题回答并填写在问卷上，完成后邮寄回来，或安排人员到健康管理对象家中取回，后者的好处是可以当面检查问卷填写是否完整。另外一种方式是安排人员将问卷送到健康管理对象家中，并邀请健康管理对象填写问卷，完成后自行邮寄回来。另外，还可以应用电子邮件的形式来递送和回收问卷。

（2）通过有关的组织，如企业单位学校或居委会，把健康管理对象召集到同一地点，由健康管理对象自行填写问卷，完成后当场回收。

（3）应用计算机或手机软件，将问卷设计在电脑或手机上使用。健康管理对象自行在电脑或手机上阅读、填写和保存。

2．访谈法

利用面对面的形式，有访问员按照问卷的问题项逐一向健康管理对象提问，健康管理对象回答后，由访问员将答案填写在问卷上。除了面对面的形式外，还可以应用电话的形式来访问健康管理对象。目前，还可以应用便携式应用描述（PAD）技术，在现场收集健康管理对象信息的同时直接将信息录入到电脑，减少后面的录入环节。

二、健康需求调查问卷设计

调查问卷是由一系列与研究目的有关的问题组成的调查表，是用于研究事物特征的测量工具。在健康管理中，问卷调查是收集健康信息的常用方法，它由受过培训的调查员利用精心设计好的问卷，收集个体服务对象的健康相关的信息，如吸烟、饮酒等生活方式信息，并由此展开健康危险因素评价。

（一）调查问卷的结构

调查问卷一般包括封面信、指导语和问卷主体。封面信是每份调查问卷前的一段话，它的作用在于向被调查者介绍和说明调查者的身份或调查主办单位、调查内容、调查目的和意义、回收问卷的时间和方式及其他信息（如说明本次调查的保密性、匿名性和感谢话语等）。指导语是问卷的填写说明，是对具体概念、填写方法等的解释和说明。问卷主体部分包括问题项和备选答案。

（二）调查问卷设计时应考虑的问题

1. 调查问卷的作用。首先要考虑的是调查问卷是不是最合适的收集数据的工具，有无其他工具和方法比用调查问卷调查更好。

2. 问卷中的每一个问题项均有明确的目的。

3. 最大限度地保证信息质量。问题项的表达和顺序有利于启发被调查者，设计的问题项要使人感兴趣并易于回忆。

4. 问题流畅。一个问题项转到另一问题项时，注意逻辑关系、用词和语气。

5. 尊重应答者的尊严和隐私。

6. 采用一些保密方法。在开始调查、询问前告知应答者回答内容是否被保密，并应用一些保密的方法。

（三）调查问卷中问题项的种类

调查问卷中的问题项根据研究目的与作用分成分析和备查两类。分析类问题项是直接用于计算研究指标所需的内容。备查类问题项是为了保证分析类问题项填写的完整、正确，便于检查、补填和更正而设置的，通常不直接用于分析。据问卷所列问题项提供答案的方式，可将问题分成开放式问题、封闭式问题及半封闭式问题3类。

1. 开放式问题。开放式问题就是只向应答者提问，不为应答者提供可选择的答案，让应答者自创答案并用自己的语言记录下来。

（1）优点：可以收集到生动的资料，能反映应答者之间的差异；当研究者的主要目的是为发现问题中最突出的方面以做探索性研究时，开放性问题是必不可少的，也为在以后的调查中设计封闭性问题做准备；当一个问题项有10

种以上答案时，应答者可能记不住那么答案，这时用开放式问题较好。

（2）缺点：回答开放式问题需花较多时间和精力；开放式问题要求应答者有较高的文化；为避免不完全的、不能理解的或不相关的回答，常常需要必要的启发；由于应答者不习惯或不乐意用文字表达自己的看法，往往导致应答率低；不适于邮寄调查表；开放式问题往往无法归类编码，难以建立有意义的变量做统计分析。

2. 封闭式问题。封闭式问题就是向应答者提供有限数量（两个及两个以上）的答案，让应答者从中选择一项或几项，分为按选项排序和未按选项排序两种。

（1）优点：封闭式问题容易回答，节省时间，文化程度较低的对象也能完成，应答率较高；收集的资料容易编码并统一归类便于统计分析和比较。

（2）缺点：某些问题的答案不易列全，有时资料不能反映真实情况；封闭式问题有时还会发生笔误。

3. 半封闭式问题。这类问题是上述两种问题的一种折中，虽然提供了选择，应答者也可以创造自己的答案。

（1）优点：如果确切的选择忽略了，也能提供答案；如果“其他”类型很多，则提示供回答的选择项可能不足够。

（2）缺点：“其他”类提供信息很少，应答者常选择提供的几种答案，较少创造自己的观点。

最终问题类型的选择主要取决于健康监测主题。在健康监测中，往往不必限制自己采用一种或另一种问题形式，两种形式可混合采用。

（四）问卷质量的评价

作为收集信息的工具，调查问卷的质量会影响收集资料的质量，因此为保证问卷设计的科学性，常采用信度和效度对其进行评价。

1. 信度是指使用某调查问卷所获得结果的一致程度或准确程度。稳定性、内在一致性和等同性是信度的3个主要特征。

2. 效度是指某一调查问卷能真正反映它所期望测量的概念的度。对效度评价可采用3种方法：内容效度、效标关联效度、结构效度。

三、社区健康调查的概念

社区健康调查是指在一定理论的指导下，有目的、有计划、有组织地运用特定的调查方法和手段，系统、直接地搜集有关社区居民健康的信息资料，进而加以分析，综合做出描述和解释，阐明社区居民健康状况特点、社区环境、社区卫生服务状况等现象的本质及其发展规律的一种自觉的社会认识活动。

四、社区健康调查的主要方法

根据社区健康调查对象的范围，可把社区健康调查分为抽样调查和普查。

（一）抽样调查

抽样方法可分为两类，即概率抽样和非概率抽样。在概率抽样中，每一个对象被抽中的概率是已知的，而在非概率抽样中则是未知的。概率抽样的方法有多种，常用的有单纯随机抽样、系统抽样、分层抽样、整群抽样、多阶段抽样等。

1. 概率抽样

（1）单纯随机抽样：也称简单随机抽样，是最简单、最基本的抽样方法。从总体N个对象中，利用抽签或其他随机方法抽取n个，构成一个样本。它的重要原则是总体中每个对象被抽到的概率相等（均为n/N）。

（2）系统抽样：又称机械抽样，是按照一定顺序，机械地每隔若干单位抽取一个单位的抽样方法。

（3）分层抽样：先将总体按某种特征分为若干次级总体（层），然后再从每一层内进行单纯随机抽样，组成一个样本。分层抽样比单纯随机抽样所得到的结果精确度更高，组织管理更方便，而且它能保证总体中每一层都有个体被抽到。分层技术常被采用。

（4）整群抽样：将总体分为若干群组，抽取其中部分群组作为观察单位组成样本，若被抽到的群组中的全部个体均作为调查对象，称为单纯整群抽样。

（5）多阶段抽样：将抽样过程分阶段进行，每个阶段使用的抽样方法往往不同，即将以上抽样方法结合使用。多阶段抽样可以充分利用各种抽样方法的优势，克服各自的不足，并能节省人力、物力。多阶段抽样的缺点是在抽样之前要掌握各级调查单位的人口资料及特点。

2. 非概率抽样

非概率抽样不遵循随机化原则，研究者以自己的方便或主观愿望，任意选择研究对象，这类抽样不能用样本推论总体，不能估计抽样误差的大小。非概率抽样方法简便易行、花费小，能及时得到有用的资料，没有概率抽样复杂。常用的非概率抽样有方便抽样、定额抽样、立意抽样、雪球抽样等。

（1）方便抽样：又称偶遇抽样，研究者选择那些最容易接近的人作为研究对象，此法虽在抽样的准确性上有所失，但却节约了时间和费用。方便抽样常用于预试验或预调查，目的在于确定调查表是否设计得当。

（2）立意抽样：又称目的抽样和判断抽样，根据研究目的的需要和研究者的主观判断选择研究对象。

（3）雪球抽样：选择并调查几个具有所需要的特征的人，这些人被用来作为提供情况的人，并依靠他们再选择合乎研究需要的人，后者又可选择更多合乎研究需要的人，以此类推下去，样本就像滚雪球一样越来越大。

（二）人群健康普查

健康普查是对社区所有人群的健康状况进行调查。普查规模大、时间短，需集中较多调查人员，按统一的调查方法和技术规范，在规定时间段内完成。普查的目的因不同的研究项目可多样化。

普查的优点：调查对象为全体目标人群，不存在抽样误差；可以同时调查目标人群中多种疾病或健康状况的分布情况；能发现目标人群中的全部病例，在实现“三早”（早发现、早诊断、早治疗）预防的同时，全面地描述疾病的分布与特征，为病因研究提供线索。

普查的缺点：不适用于患病率低且无简便易行诊断手段的疾病；由于工作量大而不易细致，难免存在漏查；调查工作人员涉及面广，掌握调查技术和检验方法的熟练程度不同，对调查项目的理解往往很难统一和标准化，不能保证调查质量；耗费的人力、物力资源一般较大，费用往往较高。

五、健康自测量表的概念

健康自测量表是使用健康评价量表对自我健康进行主观评价。目前，常用的健康评价量表有健康调查量表（SF-36）、康奈尔医学指数（CMI）、诺丁汉健康量表（NHP）、自测健康评定级表（SRHMS）、多维健康自测量表（MHSTS）等。

1. 健康调查量表（SF-36）：包括36个问题，8个维度（生理功能、生理职能、躯体疼痛、一般健康、精力、社会功能、情感及精神健康），是一般健康状态的测量。但在一些信度和效度要求高的研究，需其他相关测验进行补充。

2. 康奈尔医学指数（CMI）：包括195个问题，18个部分，4个方面（躯体症状、家族史和既往史、一般健康和习惯、精神症状）。适用于14岁以上成年人。由美国学者编制，很多问题受历史、文化、语言等差异制约，与我国实际情况有差异。

3．诺丁汉健康量表（NHP）：第一部分包括38个条目，6个维度，躯体活动、精力、疼痛、睡眠、社会联系、情感反应；第二部分包括工作、照料家庭、社会生活、家庭生活、性生活、爱好与兴趣、度假7个方面；由西方学者编制，有些内容与我国社会环境不太符合。

4．自测健康评定级表（SRHMS）：从生理、心理和社会三个方面筛选，包括48个条目，10个维度，适用于14岁以上各类人群。从定量化角度，较为直观、全面、准确地反映个体健康状况，且易于管理操作。

5．多维健康自测量表（MHSTS）：包括85个条目（6个维度，健康史、躯体症状、生活方式和环境、心理健康与精神压力、睡眠健康、健康素养），由我国学者编制，有实际应用和推广价值。

六、健康体适能测试的概念

体适能是指身体有足够的活力和精力进行日常事务，而不会感到过度疲劳，并且还有足够的精力享受休闲活动和应付突发事件的能力。体适能分为运动体适能和健康体适能。健康体适能是一般人为了促进健康，预防疾病，提高日常生活、工作和学习效率所追求的体适能。

健康体适能的测试内容主要包括心肺耐力素质、肌肉力量和耐力素质、柔韧性素质和身体成分。其中，心肺耐力的评价指标主要有台阶试验、6分钟步行试验等；肌肉力量和耐力的评价指标主要有握力、俯卧撑、引体向上、跪卧撑、双手前投实心球、仰卧起坐、仰卧举腿、俯卧背伸、立定跳远、纵跳等；柔韧性的评价指标主要有坐位体前屈等；身体成分的评价指标主要是身体脂肪所占百分比。

第二节　信息管理与使用

一、健康信息的处理方法

（一）健康信息的录入

在进行数据分析前，已收集的原始数据信息需录入计算机，根据不同的软件，如Excel、Access、SPSS、SAS、EpiData等，构建的数据库类型也不同，这些数据库类型大多可以相互转换。

在原始数据中，变量类型包括标识变量和分析变量。标识变量主要用于数据管理，包括数据的核对与增减等。分析变量又分为反应变量和解释变量。反应变量是表示试验结果的指标，解释变量又称为指示变量、分组变量、分类变量、协变量等。

录入数据时，应遵循便于录入、便于核查、便于分析的原则。便于录入是指尽可能减少录入人员的工作量，便于核查是指一定要设置标识变量，方便核查，便于转换是指录入数据时要考虑不同软件对字节和字符的要求。便于分析是指每项研究最好记录成一个数据文件，录入格式能满足各种统计分析的需要。

数据录入后，首先应对录入的数据进行核查。核查数据的准确性分两步进行，第一步是运行统计软件的基本统计量分析过程。列出每个变量的最大值和最小值，如果某变量的最大值或最小值不符合逻辑，出现极端值或异常值，说明数据有误，可利用统计软件的查找功能找到该数据所在的位置。第二步是数据核对。将原始数据与录入的数据一一核对，更正错误。为了慎重起见，可采用双人双轨录入方式，然后利用软件程序自动比较，不一致时表明存在数据录入错误。

（二）健康信息的整理

1. 健康信息分类

对健康信息的分类需要明确分类标志和界值，但在实际应用中，常常把不同标志分类结合起来，从而形成分类体系。基本方法有两种。

（1）按属性标志进行分类。它是根据反映事物属性差异较为稳定的特征标志，将个体进行分类。如按照人口的性别、职业、民族、居住地进行分类；按照某一疾病（已经有明确诊断的疾病）、某种行为（如是否吸烟）进行分类等。这种分类方法侧重于对现象的不同属性进行分析。

（2）按数量标志进行分类。它是按照反映事物数量特征的标志将个体进行分类。如按照调查对象的年龄、收入进行分类；按照血压水平、血糖水平进行分类。这种分类侧重于对数量特征及关系进行分析。

2. 健康信息汇编

汇编就是按照研究的目的和要求，对分类后的资料进行汇总和编辑，使之成为能反映研究对象客观情况的系统、完整、集中、简明的材料。信息汇编有三项工作要做：审核资料是否真实、准确和全面，不真实的予以淘汰，不准确的予以核实准确，不全面的补全找齐；根据研究目的和研究对象的客观情况，确定合理的逻辑结构，对资料进行初次加工；汇编好的资料要井井有条、层次分明，能系统完整地反映研究对象的全貌，还要用简明的文字说明研究对象的客观情况，并注明资料来源和出处。健康信息汇总方法概述如下。

（1）手工汇总，指通过人工对资料进行汇总。一般是在资料比较少的情况下使用。常用的方法有画记法和卡片法。在汇总时可以借助算盘、计算器等。

（2）计算机汇总。计算机汇总是利用计算机程序对原始数据进行汇总并保留数据的过程。目前，计算机汇总已经成为最主要的汇总方法。可用于计算机汇总的软件包括专业数据管理软件，如EpiData、EpiInfo、Access；办公软件，如Microsoft Excel、WPS表格；数据分析软件，如SPSS、SAS等。

3. 健康信息分析

健康信息分析即运用科学的分析方法对所整理好的信息资料进行分析，研究特定课题的现象、过程及内外各种联系，找出规律性的东西，构成理论框架，既包括描述性分析，也可进行统计推断。

（三）健康信息更新

健康管理过程具有连续性，健康管理信息需要不断进行更新。健康管理信息更新本质上就是将存于各类卫生服务记录中的有关健康信息加以累积并进行分析。

（四）健康信息利用

健康信息包括健康相关信息（生理、心理、社会适应性、营养与环境、运动与生活方式）、疾病相关信息、健康素质能力、健康寿命等信息。健康信息可用于服务人群健康状态的评价、健康风险的评估、疾病的预期诊断与预后判断、健康教育等健康管理服务。

二、居民健康档案的设计

居民健康档案包括两部分内容：一是以问题为导向的健康相关问题记录；二是以疾病预防和控制为导向的健康服务记录。综合两方面要素，个人健康档案包括3类表格：居民基本情况表、健康体检表、服务记录表（接诊记录表、各种重点人群随访表、计划免疫记录表、会诊与转诊记录表）等。

根据上述有关健康档案的内容，以及所掌握的调查表设计的能力，设计健康档案的调查表，制订健康档案调查表的封面信、指导语（填表说明）和编码字典。最后对所设计的健康档案调查表进行预试验。

三、常用数据的处理方法

1. 数据清洗：发现并纠正数据文件中可识别的错误的最后一道程序，包括检查数据一致性，处理无效值和缺失值等。与问卷审核不同，录入后的数据清理一般是由计算机而不是人工完成。主要包括以下步骤：数据分析；定义数据清洗的策略和规则；搜寻并确定错误实例；纠正发现的错误；干净数据回流。其中缺失值处理方法：删除法：将有缺失的记录或对象直接删除，有个案删除、配对删除与列表删除；填充法：采用一定的方法确定缺失值的估计值，以替代缺失值；建模填充：通过常用的统计模型进行预测，常见方法有均值填充、随机填充、EM算法、回归填充等；模糊填充：采用一种算法，根据辅助信息构造相应函数，计算离缺失记录最邻近的记录，以此记录的数据作为填充值，常见方法有最近距离填充、热卡填充、冷卡填充等；不对缺失值进行处理。

2. 数据转换：将原始数据转换成机器能够接收的形式，包括对数据的汇总、聚集、概化、规范化，还可能需要进行属性的重构。数值变量资料则可以直接用原始数值；二分类变量一般以0和1表示；等级变量可按等级顺序由小到大依次赋值；多分类变量的数值化方法比较复杂，若某个多分类变量为有序变量，可参照等级变量赋值，但排序时应慎重，应有充分的排序依据，若多分类变量为无序变量，可考虑将其拆分成几个二分类变量分别分析，即设置亚变量。

3. 数据分组：指定编码，按有关信息进行有效的分组，需要对绝大多数群体健康信息资料进行分组，以便进行组间比较或更细致的描述。

4. 数据计算：进行各种算术和逻辑运算，以便得到进一步的信息，例如数据收集中通常会涉及多个指标，各个指标含义不同、量纲不同、数量值不同，很难直接比较和运算，为保证建立模型的质量和系统分析的正确性，应对其进行一定的处理，常用的有初值化变换、均值化变换、百分比变换、倍数变换、标准化变换等。

5. 数据存储：将原始数据或计算的结果保存起来，供以后使用。

6. 数据统计分析：常用的分析方法如下：

（1）因子分析

因子分析是指研究从变量群中提取共性因子的统计技术。因子分析就是从大量的数据中寻找内在的联系，减少决策的困难。因子分析的方法约有10多种，如重心法、最大似然解、最小平方法等。这些方法本质上大都属于近似方法，是以相关系数矩阵为基础的，所不同的是相关系数矩阵对角线上的值。

（2）相关分析

相关分析是研究现象之间是否存在某种依存关系，并对具体有依存关系的现象探讨其相关方向以及相关程度。相关关系是一种非确定性的关系，即X与Y显然有关系，而又没有确切到可由其中的一个去精确地决定另一个的程度。

（3）回归分析

回归分析是研究一个随机变量Y对另一个（X）或一组（X_1，X_2，……，X_k）变量的相依关系的统计分析方法。回归分析是确定两种或两种以上变量间相互依赖的定量关系的一种统计分析方法。回归分析运用十分广泛，回归分析按照涉及的自变量的多少，可分为一元回归分析和多元回归分析；按照自变量和因变量之间的关系类型，可分为线性回归分析和非线性回归分析。

（4）方差分析

方差分析又称“变异数分析”或“F检验”，用于两个及两个以上样本均数差别的显著性检验，从观测变量的方差入手，研究诸多控制变量中哪些变量是对观测变量有显著影响的变量。

7. 数据可视化

资料经过适当的统计学处理后，要考虑如何将统计分析结果准确、简单明了地在研究报告或论文中表达出来。除了以文字表达统计分析结果外，其他常用的工具便是统计图和统计表。医学统计学中常用的统计图有直条图、普通线图、圆图、直方图、散点图和统计地图等；统计表常使用三线表呈现统计分析结果。

四、信息资料的描述性分析

描述性统计分析是将被研究对象的一般特征和主要观察指标清晰地展示给读者，使读者能够掌握研究对象的特征或某项事物的存在、发生与发展情况。

（一）基本特征描述

在陈述群体健康信息结果时，首先描述被观察对象的人口学特征，例如性别、年龄别构成、职业分布特点、民族构成等，使读者对被观察对象有清晰的了解。其次，描述某种现象或事物的特征，如糖尿病的类型、病情、病程等构成情况。被研究对象的特征（或变量）可能是定性、定量或半定量，下面分别归纳不同类型资料的描述性分析。

1. 定量资料：对于定量资料，首先要考察资料的分布类型，以便选择合适的指标进行统计描述。绘制统计图，如直方图可以粗略了解资料的分布大致属于正态分布还是偏态分布，通过正态性检验来判断是否服从正态性。属于正态分布的资料选择算术平均数、标准差来描述资料的集中趋势和离散情况，在比较观察指标单位不同或均数相差较大的两组资料时，可用变异系数表示；偏态分布的资料则通过计算中位数来反映平均水平，四分位数间距反映离散趋势；而呈几何级数增长的资料，则通过计算几何均数来反映集中趋势，用对数值标准的反对数值说明离散趋势。

2. 定性资料：也称计数资料或分类变量资料。对于分类变量资料要根据研究目的来选择统计指标进行统计描述。若要反映事物发生的频率或强度，则选择频率作为指标，可能发生某种现象或疾病的人口数与在观察期内新发生某种现象或疾病的例数，可以计算发生率或发病率；通过疾病普查获得受检人数和患病人数，则可以计算患病率。若需要反映事物内部各部分的构成情况，计算构成比，如性别构成、职业构成、疾病类型构成等。若要显示某种现象是另一种现象或事物的几倍（或百分比），则计算相对比指标，如同年出生的男孩人数是女孩人数的几倍。

3. 等级资料：也称有序变量资料，是将观察单位按测量结果的某种属性的不同程度分组，所得各组的观察单位数。等级资料或半定量资料的描述性统计也要根据研究目的选择合适的指标。通常计算构成比，反映事物内部处于不同级别的数值各占多大的比例；或者计算处于某种级别的例数是另一种级别例数的相对比。

（二）主要内容的描述性统计分析

群体资料处理时都需要对主要观察项目进行描述性统计分析，以便使读者了解主要观察指标的高低及分布情况。根据研究内容不同，通常描述性统计分析多从疾病或健康状况、研究因素等方面进行描述。若研究的是某种疾病，计算某病的发病率、患病率、死亡率、病死率、生存率、病型构成等；若观察的为心理、行为、生命质量等指标，则可以考虑计算心理或行为问题的发生率；若利用标准的心理行为问卷进行评价，某项心理或行为特征的得分又呈正态分布，则可以计算得分的平均值和标准差，否则利用中位数和四分位数间距；对健康指标还可以进一步描述其分布特征，如描述某种疾病的时间和空间分布、不同特征群体间的分布特征等。通过对这些研究项目的分析可使读者了解疾病，健康状况及其分布情况，为病因探索提供依据。

五、动态信息资料的分析方法

（一）动态信息资料的分类

在健康管理领域，通常有三种统计数据可用于实践分析：时间序列数据、横截面数据、合并数据（时间序列数据与横截面数据的联合）。而在合并数据中有一类特殊的数据，称为面板数据，又称纵向数据。动态信息资料是指反映某项工作、活动的进程或某一事件发展变化情况的信息，包括时间序列数据和纵向数据。

1．时间序列数据是指是在不同时间里收集到的数据，这类数据是按时间顺序收集到的，用于所描述现象随时间变化的情况。这类数据反映了某一事物、现象等随时间的变化状态或程度，但无法对与时间相关的变量进行控制。可分为平稳过程、去趋势平稳过程以及差分平稳过程等很多种类。

2．纵向数据，即同一个横截面单位，比如一个家庭或一个社区在不同时期的调查数据。在每一时期的调查中，同样被调查的对象，观察自上一次调查以来，其研究内容是否有变化。纵向数据就是通过重复上述过程而得到的，它可以提供研究对象动态化的信息。

（二）动态信息资料的分析方法

1．重复测量方差分析

重复测量方差分析属于方差分析的范畴，与单变量方差分析思路的不同之处在于：单变量方差分析是对某一变量的方差进行分解，而重复测量数据存在多个时间点的测量结果，并不仅有1个变量，而有多个变量，从而形成多个变量的方差-协方差矩阵。重复测量方差分析共包括两大项，分别是组间项效应分析和组内项效应分析，并且要求数据必须是均衡的，即每一时间点测量值的数量必须相等；方差-协方差矩阵满足多元正态性和多元方差齐性；但不能用来处理依时间变化的协变量对因变量的影响。用于重复测量方差分析的软件有很多，最基本的有SAS、SPSS和Statistics等。

2．时间序列分析

时间序列分析基于随机过程理论和数理统计学方法，研究随机数据序列所遵从的统计规律，以用于解决实际问题。时间序列分析以回归分析为基础，目的在于测定时间序列中存在的长期趋势季节性变动、循环波动及不规则变动，并进行统计预测。为了对时间序列中不同的变化趋势进行分析，主要有两大类模型：经典模型（Kinetic Model）和动态模型（Dynamical Model）。常用的为第一类模型中的自回归模型（AR）、自回归滑动平均模型（ARMA），以及自回归求和滑动平均模型（ARIMA）。目前常用的统计软件如SAS、SPSS和R，都可以对常见的几种时间序列模型进行统计分析。

3．潜变量增长曲线模型

潜变量增长曲线模型是在结构方程模型基础上发展演变而来的，能够比较总体发展趋势和个体变化的差异，在含有潜变量的纵向数据中使用极为广泛。该模型同时考虑因素的平均值和方差，也就是说潜变量增长曲线模型不仅分析了总体的发展趋势，而且可以分析总体之间存在的差异。潜变量增长曲线模型可以用协方差结构模型软件进行分析，常用的软件有Lisrel、AMOS、EQS和MPLUS等。

4. 多层线性模型

多层线性模型是用于分析具有嵌套结构特点数据的一种统计分析技术，近年来在教育管理等领域有相当广泛的应用。当对相同的观测对象进行重复测量时，可以认为这些重复测量的数据本身是具有嵌套结构特点的，如对生长发育期儿童身高和体重变化情况的追踪调查等，可将这些重复测量数据构造出一个两水平的层次结构，进而进行分析。常用的多层分析统计分析软件有HLM、MLn、VARCL、SAS和Mplus等。

六、健康分析报告的撰写要求

健康分析报告是在健康信息完成收集、录入、逻辑检查以确认信息准确后进行整理分析的。健康管理师依据循证医学与公共卫生理论基础，结合调查问卷和访谈所收集到的信息，系统整合各方面资料，对主要症状、异常指标、既往慢性疾病综合评价分析，得出结论，做出必要的医学解释，分析引起异常的常见原因，对一些可量化比较的指标进行趋势分析，即寻找可能的致病危险因素和疾病趋势。同时制订完整的健康促进计划，干预不良的生活方式，指导饮食、营养、运动、康复等，疏导心理压力，定制中医调理保健方案。总的来说，一份健康分析报告应包括调查问卷、访谈信息、客观生理数据、体检结论、评估报告及健康促进计划。

健康分析报告的撰写要求如下。

1. 健康分析报告是健康管理水平的综合体现，应当客观、准确、完整、规范使用医学术语，语言应准确、精炼、通俗易懂、语气适中；应该参考临床最新指南、标准规范、专家共识及教科书，确保每一个结论词规范表达，有据可依，具有权威性；由于健康知识的更新日新月异，各种指南和共识不断更新，因此，报告的书写应紧跟最新指南和共识不断完善，体现时效性。

2. 撰写报告应该遵循一致性原则，即总检医师结论、健康评估和健康管理建议之间不能相互矛盾，前后表述要保持一致。针对受检者不同的体检项目得出的体检结果，有时会做出不同的健康建议。出现前后不一致的建议时，健康管理师应该综合考虑，调整建议的内容，以保持科学性和避免矛盾。

3. 应按照受检者疾病或异常指标对生命健康的危害程度及系统进行排序：对主要健康问题、次要健康问题、异常阳性指标和健康风险进行排序；报告的合理排序很重要，可以使健康分析报告重点突出，并增加其条理性和逻辑性。

4. 提供的患者资料必须真实、可靠、完整，提供的原始资料应系本人在任现职期间主管的建立健康档案的患者相关资料等，不能丢失或遗漏数据，不能随意夸大或减小某项结果。应提供相应的健康档案号编码、诊断报告编号，以便抽查调阅。

5. 健康管理师对主要指标进行纵向比较和动态分析，可为受检者提供全面准确的个体化报告和健康建议。应根据疾病、阳性体征的不同程度，提出不同的干预措施；针对个体不同的生活方式、膳食情况和运动评估等给出不同的健康促进指导建议。

6. 健康分析报告与影像、检验、超声、心肺功能、病理科联系密切。利用信息化手段实现数据的互联互通，通过健康信息软件与各项仪器设备的对接，让健康信息自动获取，实现信息的共享。体检软件系统按照质控要求不断升级、完善，规范体检报告的模板和建议。

第三节　监测方案制定与实施

一、体检基本项目主要内容

（一）健康自测问卷主要内容

健康自测问卷主要内容除基本信息采集外，包括健康史、躯体症状、生活方式和环境、心理健康与精神压力、睡眠健康、健康素养6个维度85个具体条目。

（二）体格检查主要内容

1. 一般检查：身高、体重、腰围、臀围、血压、脉搏。

2. 物理检查：内科、外科、眼科、耳鼻咽喉科、口腔科、妇科等。

（三）实验室检查主要内容

1. 常规检查：血常规、尿常规、粪便常规+潜血。

2. 生化检查：肝功能、肾功能、血脂、血糖、尿酸。

3. 细胞学检查：宫颈刮片细胞学检查。

（四）辅助检查主要内容

心电图、X线检查、超声检查。

二、体格检查项目的选择

（一）基本体检项目和一般群体套餐制定

健康体检基本项目是最基础项目，在此基础上可根据团体和个人需求制定套餐。一般群体套餐可分为男性健康查体套餐和女性健康查体套餐。

一般体检套餐的制定可参考的原则：

1. 整体化原则：设定和选择的项目，能涵盖对机体主要器官和系统生理状况的检测和评估。

2. 循证原则：套餐中项目选择应有循证医学的证据，检查项目和方法应参照相关指南和共识。

3. 无创优先原则：健康体检作为疾病的早期筛查预防性诊疗行为，应最大限度地减少医源性伤害，项目选择应以无创、无辐射优先选择为原则。

4. 辨病体检和功能评估兼顾原则：疾病诊断的检查项目外，加上一些机体功能评估项目。

5. 效益最大化原则：以最小的投入获取最大的健康收益。

健康体检套餐模式：1+X模式，1为基本项目目录，X为可选择项目。可（备）选检查项目：心血管病、糖尿病、慢阻肺、慢性肾脏疾病、骨质疏松、部分恶性肿瘤等。

（二）个性化体检项目选择与套餐制定

个性化体检项目和套餐制定由主检医师同意和受检者共同选择，依据如下。

1. 根据年龄：不同年龄有不同的多发病。

2. 根据家族史：充分考虑家族史，进行相关项目检查。

3. 根据既往史或既往体检异常发现，选择必要复查。

4. 根据现有症状，选择必要的检查。

5. 根据职业，选择必要的检查。

6. 根据性别，选择必要的检查。

7. 根据需求情况，选择必要的检查。

8. 根据个人心理健康状况，选择心理及精神压力监测与评估。

三、体检流程的设计要求

（一）健康体检流程的概念与组成要素

1. 流程的概念和组成要素

（1）流程：一个或一系列、连续有规律的活动以确定的方式进行，导致特定结果的实现。流程的两大标志是环节与时序。

（2）流程的六个要素：

输入资源：流程运作投入的必要人力、物力、财力、技术以及信息等资源。

活动：流程运作的各个环节。

结构（活动的相互作用）：把流程从头到尾串起来的各个环节之间的相互关系。

输出结果：承载着流程价值的流程运作结果。

顾客：流程服务的对象。

价值：通过流程运作为顾客带来的益处。

2. 健康体检流程的概念：为完成预定的体检任务所设置的一系列与体检相关的活动组合，根据时序和流程内容可分为检前流程、检中流程和检后流程。

3. 健康体检流程的组成要素

输入资源：为完成体检任务投入的必要人力、物力、财力、技术以及信息等资源。

活动：围绕体检流程所设置的各个工作环节。

结构（活动的相互作用）：每一个工作环节之间的相互作用。

输出结果：体检流程运作的实际结果。

顾客：所有前来体检的客人。

价值：体检流程给体检客人带来的所有益处，如温馨的服务、优雅的环境、对自身健康的了解、矫正不健康的生活方式等。

（二）体检流程设计要求

1. 检前流程设计要求

除人力、物力、财力、技术以及信息等各类资源的必要配置外的重点：

（1）对受检者体检需求的了解：影响需求的因素有受检者的年龄、性别、职业特征、生活方式、近期健康状况、既往史、遗传史、经济承受能力等。

（2）受检者对体检中心的了解：要求体检中心在设计检前流程时与受检者充分交流沟通，最大限度地使受检者了解体检中心的人员、技术、项目、设备、服务、环境、特色、优势甚至不足等，让受检者对体检中心有全面的了解。

（3）检前注意事项的告知：诸如是否空腹、是否憋尿、是否按时服用药物、是否做胃肠道准备，告知胸、颈不要有影响X线检查的饰物，女性经期及妊娠不能做妇科常规检查，自采标本（尿便）的注意事项等。对有严重疾病的受检者，可要求受检者或陪检人在告知书上签字，表示理解和认可告知书中的所有内容。

2. 检中流程设计要求

（1）空腹与餐后项目的设计：主要的空腹项目：绝大多数血液检查、腹部超声、消化道X线检查和C_{13}尿素呼气试验等（空腹指禁食8小时以上）。其他项目为餐后项目。部分餐后项目可以在餐前状态下检查，有些必须在餐后进行，如经颅多普勒检查、平板运动试验等。

（2）常规项目与特殊项目的关系：部分常规项目与特殊项目之间有一定关联，应合理设计检查流程，确保互不干扰。

（3）检中风险防范：对体检中的风险人群给予重点关注，如老年人容易发生摔倒，心脑血管疾病患者易发生心脑血管事件，糖尿病患者容易发生低血糖，个别人采血时容易发生晕血、晕针等；应设置应急预案，明确启动条件、救治场所、设施、人员、程序、运送渠道等。

（4）有序快速完成检查：充分考虑各环节设置和时序的科学性、实效性和便利性。

（5）重大阳性发现的后续医疗：对受检者出现严重异常的情况，应协助安排后续医疗，帮助其专家会诊、深度检查等，为疾病的诊治赢得时间。

3. 检后流程设计要求

充分考虑受检者的需求，重点把握以下方面：

（1）受检者需要尽快知晓自己的健康状况：体检中心应在规定的时间及时出具报告，及时向受检者通报重要阳性发现。

（2）受检者需要注意体检报告解读：体检中心应对体检报告的内容进行综合解读，以便受检者了解自己在健康方面的问题、原因、危害以及应采取的措施，为健康评估、健康教育、健康干预等后续服务的实施奠定基础；所有的分析、判断和建议都应建立在综合分析的基础上；应尽可能让受检者了解健康问题产生的原因、危害、风险因素及其与生活方式的关系；解读报告应尽可能采用通俗易懂的语言，结合挂图、检查结果图片报告、临床实例和生活实例，使受检者容易理解和接受；对个别受检者，可借助同事、家属、身边工作人员等参与解读，为受检者建立社会支持系统，提高健康干预的依从性。

（3）受检者需要检后医疗协助：体检中心应及时识别受检者的就医需求，指导受检者最有效地实现诊疗过程。

四、健康体检服务流程对体检质量的影响

（一）检前流程设计对体检数据质量的影响

受检者体检前的生活状态对体检数据质量影响很大，当受检者处于常态生活状态时，体检结果比较符合其真实情况，反之，会使检查结果被恶化或优化。

对患高血压病、冠心病、慢性肺气肿等慢性病的患者，应嘱咐其按时用药，避免体检时发生高血压危象等风险。检前用100ml温水送服药物，对血液检测指标影响极微。体检不是确定上述疾病是否存在，而是对上述疾病的治疗效果做出评价。

（二）检中流程设计对体检质量的影响

检中对体检质量影响较大的因素有：场地设置是否合理、医务人员技术是否过硬、医疗仪器设备是否先进、数据采集是否准确等。此外还有如下4个影响因素。

1. 体检流程对问卷完成质量的影响。问卷的问题设计应全面简洁涵盖调查所需要的全部信息，应通俗易懂、清晰明了，便于受检者准确选择；应让受检者充分认识，问卷调查的意义和价值，并为受检者提供足够的时间填写问卷；实施问卷调查前，应对相关工作人员进行必要的培训，要求问卷调查员掌握问卷中所有问题的确切含义，掌握向受检者提问的正确方法和基本技巧，引导受检者做出正确选择。

2. 进餐及憋尿对体检数据质量的影响。诸如血压、体重、化验以及心电图等项目检查，餐前与餐后、憋尿与不憋尿，结果对比都有显著差异。通常，餐后受检者收缩压平均下降4～6mmHg，舒张压平均下降2～3mmHg；BMI平均增加0.2～0.3kg / m^2；腰围平均增加1.2～1.6cm。39岁以下者，餐后血压变化不大，40岁以上者，餐后血压下降明显，随着年龄的增长，血压下降幅度加大。

经腹超声检查前列腺 / 子宫附件时，需受检者膀胱充盈。憋尿对男性受检者影响很小，对女性受检者影响明显。经憋尿的女性，排尿前收缩压和舒张压平均增加2mmHg，BMI增加0.45kg / m^2，腰围增加1.1cm。憋尿引起血压升高是由于随着膀胱的充盈，回心血量增加，为满足经腹超声检查子宫附件，女性膀胱尿量平均达到410mL，需大量饮水、长时间等待，焦虑紧张使副交感神经兴奋性增强。在体检憋尿过程中，40岁以上女性紧张、焦虑更突出，血压升高幅度较大。男性在观察前列腺的形态结构时，无须大量憋尿，膀胱尿量平均67mL时就可满足检查条件，故血压变化不大。

餐后或排尿后引起血压下降，使高血压检出率下降2%。进餐、憋尿均使

体重、腰围增加，使超重、肥胖、中心性肥胖的检出率上升1.35%、0.97%和1.93%。

体检测量血压、身高、体重、腰围时，应在空腹、排空膀胱状态下进行。

3. 体检流程与受检者情绪对体检数据的影响。受检者焦虑紧张可使交感神经兴奋性增加，肾上腺皮质激素分泌增加，引起心率加快，血压升高、血糖升高等一系列生理反应，此时体检获得的心电图、血压、血糖数据都会产生偏差。

4. 标本的采集保存和运送对检验数据质量的影响。标本的采集保存和运送是实验前质量控制的重要环节，应完全按照标本的采集保存和运送的相关规定进行。

（三）检后流程设计对体检质量的影响

1. 体检数据的分析：应善于将相关数据归纳分析，找出数据之间的内在联系。

2. 体检报告编制：体检报告的形式和内容应符合规定的要求，包含与受检者健康相关的全部信息。个人体检报告包括问卷调查结果、受检者生理信息、体检阳性发现、疾病诊断、体检建议等。团体体检报告应包括体检计划的实施情况、群体主要健康问题、健康问题与职业特征的关系、健康教育与健康干预的重点内容、下年度体检的注意事项等。

五、健康体检信息标准

健康体检信息标准化应遵循信息表达类标准、信息交换类标准、信息处理与流程类标准。信息表达类标准是对健康体检信息本身进行标准化应遵循的标准，是信息标准化的基础和核心，主要包括命名与术语标准、分类与编码标准等。以下讨论信息表达类标准。

（一）数据元与数据元值域代码

1. 数据元：也称为数据元素，是用一组属性描述其定义、标识、表示和允许值的数据单元，数据元可以理解为数据的基本单元，在一定语境下，通常用于构建一个语义正确、独立且无歧义的特定概念语义的信息单元。

卫生信息数据元目录：《卫生信息数据元目录》（WS363-2011）是2011年8月2日发布，2012年2月1日实施的强制性卫生行业系列标准，包含如下17个标准：

《卫生信息数据元目录第1部分：总则》（WS363.1-2011）、《卫生信息数据元目录第2部分：标识》（WS363.2-2011）、《卫生信息数据元目录第3部分：人口学及社会经济学特征》（WS363.3）、《卫生信息数据元目录第4部分：健康史》（WS363.4）、《卫生信息数据元目录第5部分：健康危险因素》（WS363.5）、《卫生信息数据元目录第6部分：主诉与症状》（WS363.6）、《卫生信息数据元目录第7部分：体格检查》（WS363.7）、《卫生信息数据元目录第8部分：临床辅助检查》（WS363.8）、《卫生信息数据元目录第9部分：实验室检查》（WS363.9）、《卫生信息数据元目录第10部分：医学诊断》（WS363.10）、《卫生信息数据元目录第11部分：医学评估》（WS363.11）、《卫生信息数据元目录第12部分：计划与干预》（WS363.12）、《卫生信息数据元目录第13部分：卫生费用》（WS363.13）、《卫生信息数据元目录第14部分：卫生机构》（WS363.14）、《卫生信息数据元目录第15部分：卫生人员》（WS363.15）、《卫生信息数据元目录第16部分：药品、设备与材料》（WS363.16）、《卫生信息数据元目录第17部分：卫生管理》（WS363.17）。

2. 卫生信息数据元值域代码

值域（value domain）：允许值的集合。

卫生信息数据元值域代码：《卫生信息数据元值域代码》（WS364-2011）是2011年8月2日发布，2012年2月1日实施的强制性卫生行业系列标准，包含如下17个标准：

《卫生信息数据元值域代码第1部分：总则》（WS364.1-2011）、《卫生信息数据元值域代码第2部分：标识》（WS364.2）、《卫生信息数据元值域代码第3部分：人口学及社会经济学特征》（WS364.3）、《卫生信息数据元值域代码第4部分：健康史》（WS364.4）、《卫生信息数据元值域代码第5部分：健康危险因素》（WS364.5）、《卫生信息数据元值域代码第6部分：主诉与症状》（WS364.6）、《卫生信息数据元值域代码第7部分：体格检查》（WS364.7）、《卫生信息数据元值域代码第8部分：临床辅助检查》（WS364.8）、《卫生信息数据元值域代码第9部分：实验室检查》（WS364.9）、《卫生信息数据元值域代码第10部分：医学诊断》（WS364.10）、《卫生信息数据元值域代码第11部分：医学评估》（WS364.11）、《卫生信息数据元值域代码第12部分：计划与干预》（WS364.12）、《卫生信息数据元值域代码第13部分：卫生费用》（WS364.13）、《卫生信息数据元值域代码第14部分：卫生机构》（WS364.14）、《卫生信息数据元值域代码第15部分：卫生人员》（WS364.15）、《卫生信息数据元值域代码第16部分：药品、设备与材料》（WS364.16）、《卫生信息数据元值域代码第17部分：卫生管理》（WS364.17）。

（二）基本数据集标准

数据集，又称为资料集、数据集合或资料集合，是一种由数据组成的集合。

健康体检报告基本数据集是健康体检报告基本文档的数据集合，包括基本信息、问诊问卷、体格检查、辅助检查、专病筛查、体检结论与健康指导六个部分。

六、健康体检质量控制

（一）健康体检质量控制相关概念与基本要求

1. 健康体检质量概念及影响因素

健康体检质量：健康体检过程与检查报告结果的优劣程度。

影响健康体检质量的主要因素：

（1）设备与设施：如场地条件、医疗检测设备等。

（2）医务人员因素（最主要影响因素）：人文素质、技能素质。

（3）工作流程因素：合理的标准化检查流程的制定和严格遵守是保证质量最重要的方法之一。

（4）受检者的服务评价：体检机构的服务是否满足了受检者安全感、被尊重、自我价值得到体现的需求。

2. 健康体检质量控制与持续改进的内涵

（1）质量控制在体检中的含义：包含了服务的合法性、受检者权益的保护、受检者的心理感受。

服务的合法性：体检机构应具备合法的资格和资质；开展工作的体检人员、使用设备应符合相关法律法规的要求；工作过程的相关规定、种类管理制度应符合相关要求。

受检者权益的保护：对于受检者的法定权利（生命健康权、身体权、知情同意权、隐私权），体检机构和医务人员应尽到注意义务、告知义务和隐私保护义务；对于受检者的非法定权利（如额外的服务、提供免费的饮食、体检数据应用于科研等），体检机构应以与受检者签订合同形式赋予。

受检者的心理感受：大多数受检者是健康人，对于心理感受的要求较高，更加需要体检机构和医务人员体现职业的人文关怀。

（2）持续改进是提高满足质量要求能力的循环活动。

（二）健康体检质量控制的条件与要求

1．场地及设施要求

（1）有相对独立的体检场所及候检场所。

（2）建筑总面积不少于400平方米，每个独立的检查室使用面积不少于6平方米。

2．科室设置要求

（1）至少设有内科、外科、妇产科、眼科、耳鼻咽喉科、口腔科、医学影像科和医学检验科。

（2）医学影像科至少含X线诊断专业、心电诊断专业及超声诊断专业。

（3）医学检验科所含专业需满足《健康体检基本项目目录》的要求，检验质量控制符合相关规定。

3．人员要求

（1）从事体检工作的医师应具有《医师执业证书》，并按《医师执业证书》规定的执业地点、执业范围和执业类别执业。

（2）至少有2名内科或外科副主任医师及以上专业技术职务任职资格的执业医师专职从事主检医师工作；每个检查科室至少具有1名中级及以上专业技术职务任职资格的相对固定的执业医师。

（3）至少有10名注册护士。

（4）医技人员应具有专业技术职务任职资格及相关岗位的任职资格，对国家要求必须有上岗合格证的岗位，必须持证上岗。

（5）具有满足健康体检需要的其他卫生技术人员。

4．设备要求

具有开展健康体检项目所需的仪器设备与辅助设备、设施与器材，制定规范的设备管理制度与工作流程；计量设备要经过指定机构检测合格方可使用，消毒设备要经过生物学监测方可使用。

（三）健康体检质量控制过程

健康体检质量控制的原则：医务人员资质规范；仪器设备检测合格；遵循循证医学原则；重要阳性体征上级医师确认原则；影像检查结果集体阅片原则；检查项目双方确认原则；体检报告三级检审原则等。

1. 检前质量控制

（1）健康体检问卷问诊。

（2）健康体检项目制定。

（3）履行告知义务。

2. 检中质量控制

（1）检查规范、结果准确。

（2）体检信息查对原则。

（3）双方确认原则（检中增加或放弃项目）。

（4）规范体检顺序。

（5）遵守受检者保护原则。

（6）阳性体征上级医师确认原则。

（7）体检突发事件的应急预案。

3. 检后质量控制

（1）总检人员资质：经市级以上人民政府卫生行政部门培训并考核合格。

（2）健康体检报告质量控制：实施三级检审制度。

（3）规范风险评估。

（4）科学制定健康干预方案。

（5）建立电子健康档案。

4. 健康体检的风险与风险防范

（1）医疗活动中的风险

风险1：医务人员无证上岗，非法行医。

风险2：注重疾病筛查，忽视健康危险因素。

风险3：医务人员责任心不强。

风险4：过度医疗。

（2）服务活动中的风险

风险1：医务人员服务意识不强，服务态度不好。

风险2：医务人员情绪管理不良。

风险3：受检者对服务流程不熟悉。

风险4：流程设计繁琐。

风险5：环境管理不当。

（3）沟通过程中的风险

风险1：履行告知义务时易出现的风险：如制定个性化体检项目，未说明其意义和必要性，易误被认为仅为挣钱。

风险2：费用沟通方面易出现风险。

风险3：特殊检查项目注意事项沟通方面易出现的风险。

风险4：导检服务沟通方面易出现的风险。

（4）医疗风险防范：依法执业，执证上岗；建立健全健康体检工作的规章制度和人员岗位责任制度；规范健康体检工作流程；加强培训，提高医务人员素质。

（四）信息技术在健康体检质控中的应用

1. 信息技术在健康体检质控中的意义

实现了由经验管理向全面的信息化管理的转变，由结果控制向过程控制的转变，由单一质量部门管理向全员、全过程共同参与的转变。

2. 健康体检质控中常用的信息技术

传感技术：自动录入、数据共享等。

计算机技术：自动导入受检者个人信息至体检自组织系统、标识阳性结果、建立电子档案、信息统计、环节监控。

通信技术：远程医疗、网上预约、体检结果领取、风险评估等。

七、健康管理项目团队（健康管理相关的项目管理）的概念

健康管理相关的项目管理：在一定的时间及有限的资源限制条件下为实现某种目的对项目进行的计划、组织、实施、控制活动。

（一）项目管理要素

1. 项目计划：主要回答做什么（What），如何做（How），谁做（Who），什么时候做（When），做多少（How much），在哪里做（Where）。

2. 项目预算和成本控制。

3. 项目质量管理：

质量：产品过程或服务所具备的满足客户需要的特征和特性的总和。

质量管理：为确保项目达到客户所规定的要求所实施的一系列管理过程。

全面质量管理（TQM）：一个组织以质量为中心，以全员参与为基础，目的在于通过让客户满意和本组织所有成员及社会受益而达到长期成功的管理途径。

4. 项目范围：定义管理项目的工作边界，确定项目的目标和项目的可交付成果。

（二）项目风险管理

项目风险管理应贯穿于项目全过程，包括风险识别、风险评估、风险管理策略、风险解决和风险监控。

（三）项目团队管理

团队管理的一些要素：

1. 制订良好的规章制度；

2. 建立并明确共同的目标；

3. 营造积极进取团结向上的工作氛围；

4. 培养良好的沟通能力。

八、健康管理方案时间表（组织实施健康体检）的概念

健康与疾病史采集、体检、动态健康指标检测是健康信息收集和监测的三个重要部分。以下是有关健康体检组织实施的主要内容。

（一）合理安排时间

合理安排时间并高效利用时间，如在得到管理对象同意参与健康管理后，可首先安排3次见面的时间：

1. 第一次：集中收集管理对象的健康信息，包括一般个人信息、健康危险因素信息，接着在计算机的协助下进行健康风险评估和提出体检方案，在此基础上，与管理对象讨论是否接受健康体检方案，如果同意，约定体检的时间和告知体检注意事项，时间大致需要1.5小时。

2. 第二次：体检的实施，一般需要半天的时间。

3. 第三次：报告风险评估和体检的结果，制订出健康维护计划，进行合适的健康咨询，并告之电话随访和下一次检查的时间，时间约30分钟。

（二）合理安排流程

每次活动的各个环节应合理安排好，形成合理的流程。

1. 收集管理对象健康信息的流程：包括信息收集前的接待服务，信息收集和录入，管理对象到休息室休息，健康管理室进行健康风险评估和体检方案的制订，与管理对象讨论体检方案和约定体检时间，告知体检注意事项。

2. 体检流程：导检人员接待和安排候检顺序，按照体检方案逐项检查，完成后将体检表交给总检医师，总检医师告知管理对象下次取结果和健康咨询的时间，管理对象离开体检中心。

3. 告之结果和咨询：按照约定时间会见管理对象，告之健康风险评估和体检结果，对发现结果异常者，按照预先安排，进一步检查。

第四章　健康风险评估和分析

第一节　风险识别

一、健康危险因素识别

（一）健康危险因素定义

危险因素是指环境、行为或生物遗传学等方面的被证实能增加疾病发病概率的因素，危险因素必须发生于疾病之前。通过识别健康危险因素，可以遵照健康管理干预措施采取健康的生活方式，帮助个体减少患慢性病的机会。

危险因素分为不可改变的危险因素和可改变的危险因素。

不可改变的危险因素即我们自身无法决定的因素，如家族史、性别和种族等非可控危险因素，在慢性病发生的过程中起着重要的作用，了解这些因素有助于人们积极地预防和控制相关的疾病。

可改变的危险因素是通过人为干预可以改变的健康相关因素，包括体质指数（BMI）、腰围、血压、血糖、运动水平等，这些因素可以随着生活行为的改变而改变，了解它们，可以帮助人们加强对健康风险的认识，提高健康改善计划的执行效果。

与生活方式 / 行为危险因素密切相联系的相关疾病，称为生活方式疾病，如高血压、糖尿病、肺癌以及心脑血管等慢性病。

（二）健康危险因素种类

导致人类疾病和死亡的危险因素种类很多，目前国际上通常将危险因素概括为环境危险因素、行为危险因素、生物遗传危险因素和医疗卫生服务过程中的危险因素4大类。

1. 环境危险因素：环境是人类赖以生存和繁衍的基本要素，这里的环境是指人们居住的自然条件以及所生活的群体社会条件。

（1）自然环境危险因素：比如生物性的危险因素（致病生物体等）以及物理化学性的危险因素（毒物、污染物等）。

（2）社会环境危险因素：社会经济的发展程度与健康呈密切的正相关，一个国家的GDP增长速度在很大的程度上影响了人口的期望寿命值。世界各国健康水平差别巨大，发达国家与发展中国家的疾病谱和死因谱也不同。在经济落后的国家，由于贫困、营养不良、卫生设施落后和环境污染等，传染病和营养不良引起的死亡占5岁以下儿童的70%～90%。

2. 行为危险因素：是指由于自身行为生活方式而产生的健康危险因素，预防医学亦将其称为自创性危险因素。随着医学模式的转变，由于不良行为生活方式导致的疾病危害的程度日益严重。研究表明，心脏病、恶性肿瘤、脑血管病、糖尿病和意外伤害这5种死亡占总死亡数的79.4%以上，而且这些疾病都与行为危险因素密切相关。

3. 生物遗传危险因素：影响健康的危险因素还有由于人类生物遗传因素造成的危险因素。随着分子生物学和遗传学以及基因组学研究的发展，遗传特征、家族发病倾向、人口老龄化和复合内因学说等都已经在分子生物学的最新成就中找到客观依据。

4. 医疗卫生服务过程中的危险因素：指医疗卫生服务系统中存在各种不利于保护和促进健康的因素，如医疗质量低、误诊漏诊、医院交叉感染等都是直接危害健康和影响医疗质量的因素。从广义上来讲，医疗网点的布局是否合理、初级卫生保健网络是否健全、卫生人力资源配置的地区和人群之间的悬殊差异、重治疗轻预防的倾向和医疗保健制度不完善等都是可能危害人群健康的因素，应该引起重视。

（三）健康危险因素的特征

1. 潜伏期长。健康危险因素产生危害的潜伏期因危险因素的不同而不同，取决于其数量、性质以及接触暴露的时间。慢性病的发病特点是人群长期反复接触危险因素之后才会发生疾病。例如肺癌患者的吸烟史往往长达数十年，吸烟所导致的危害才能发生等。

2. 明显的联合作用。在慢性病的发展过程中，往往存在多种危险因素的联合作用，使其致病危险性增强。例如吸烟者如果同时也接触石棉或有害金属粉尘，肺癌的发生概率要比单纯吸烟者增加几倍或十几倍。

3. 特异性弱。危险因素对健康的影响往往是一种危险因素与多种疾病有联系，也可能是一种慢性病是多因素共同作用的结果，不像传染病那样多由特异的病原体引起。也就是说健康危险因素致病的特异性弱，这往往容易被人们忽视，同时也不利于开展有针对性的预防工作。

4. 广泛存在。危险因素广泛存在于人们的日常生活中，人类的胚胎期到死亡的各个环节，无时无刻不在受着健康危险因素的影响。由于其危害作用往往是潜在的、非特异的、潜伏期长的，增加了人们认识危险因素的难度，有些不良行为已形成习惯难以改变，必须加强健康教育和健康促进的活动，才能有效地控制和干预危险因素。

（四）我国居民存在的主要健康危险因素

近十年来，我国居民的冠心病、脑卒中、恶性肿瘤和糖尿病等慢性病一直呈上升的趋势，标化死亡率从1991年的172/10万增加到2000年的212/10万，与同期欧美、日本等发达国家和地区慢性病稳中有降的情况形成鲜明对比。引发慢性病人数不断上升的原因有：第一，是人口的老化，这是一个很难应付和干预的问题；第二，是危险因素的增加以及危险因素未得到很好的控制，这是一个可以干预改变并有所作为的问题，同时，这20多年危险因素的积累效应引发了近几年慢性病患病率上升的加速现象；第三，是慢性病的遗传易感性问题，许多资料表明，亚洲人比欧美人对糖尿病更为易感。

中国居民慢性病的主要危险因素有不健康的饮食（能量、脂肪和食盐的过度摄入）、身体活动不足、长期的精神紧张和心理压力以及吸烟、过量饮酒。

（五）健康危险因素识别的一般方法

对健康风险而言，早期发现具有非同寻常的重要意义，掌握风险识别标准和技术是识别风险的关键。识别风险是风险管理的基础，是在进行了实际调查研究之后，运用各种方法对尚未发生的潜在的及存在的各种风险进行系统的归类，并总结出未来一段时间面临的所有风险。风险识别所要解决的主要问题是：风险因素、风险的性质以及后果，风险识别的方法及其效果。

1. 健康危险因素的信息采集方法。健康危险因素的相关信息主要来源于：健康体检信息、健康问卷信息、健康档案信息。

2. 危险因素分布与聚集分析。对于单个的健康危险因素，其筛查标准一般都以疾病管理的临床指南为参考值，对指标进行分层并分析其在年龄、性别以及人群中的分布情况。

3. 生活方式/行为方式评估。生活方式/行为方式评估是指对个体或群体当前的行为生活方式进行评估，目的是帮助人们识别不健康的行为方式，并针对性地提出改进措施。评估的重点内容主要有身体活动（包括休闲活动、体育运动、日常生活活动和职业活动四个方面）、膳食和精神压力。

二、心血管病危险因素分类

《中国心血管病预防指南》将心血管病危险因素归为3大类（表4-1）：①主要（传统）危险因素（指研究较早，已有翔实可靠的研究结果）；②潜在危险因素（指较新的，目前仍存在争议或尚未被充分证实的因素）；③社会经济/心理行为因素（较早就了解并研究过，但因研究方法存在一定困难，可靠的研究结果不多，须进一步研究）。

表4-1　心血管病危险因素分类

主要（传统）危险因素	潜在危险因素	社会经济/心理行为因素
1. 年龄	1. 超重/肥胖	1. 教育程度（偏低）
2. 家族史	2. 血清TG升高	2. 经济收入
3. 男性	3. 胰岛素抵抗，糖代谢异常（IFG、IGT）	3. 职业及其变动
4. 高血压	4. 血清Lp（a）升高	4. 不健康饮食
5. 吸烟★	5. 血管内皮功能受损	5. 缺乏体力活动
6. 血清TC升高	6. 凝血因子升高	6. 过量饮酒
7. 血清LDL-C升高	7. 慢性炎症（hsCRP升高）	7. 精神紧张（压力）
8. 血清HDL-C降低	8. 氧化应激	8. 某些精神疾病
9. 糖尿病	9. 血浆HCY升高	
10. 肾功能受损	10. 睡眠呼吸障碍	

★吸烟是一种行为，但因研究较早，习惯上将它归为传统因素。IFG=空腹血糖受损，IGT=糖耐量受损，TC=总胆固醇；LDL-C=低密度脂蛋白胆固醇；HDL-C=高密度脂蛋白胆固醇；TG=甘油三酯；Lp（a）=载脂蛋白；hsCRP=高敏C反应蛋白；HCY=同型半胱氨酸。

三、血压异常的概念

高血压诊断标准：以诊室血压测量结果为主要诊断依据。临床上高血压诊断标准为：经非同日3次测量血压，收缩压≥140mmHg和（或）舒张压≥90mmHg。

表 4-2 血压水平分类

分类	收缩压（mmHg）		舒张压（mmHg）
正常血压	<120	和	<80
正常高值	120 ~ 139	和/或	80 ~ 89
高血压	≥ 140	和/或	≥ 90
1级高血压（轻度）	140 ~ 159	和/或	90 ~ 99
2级高血压（中度）	160 ~ 179	和/或	100 ~ 109
3级高血压（重度）	≥ 180	和/或	≥ 110
单纯收缩期高血压	≥ 140	和	<90

当收缩压和舒张压分数不同级别时，以较高的分级为准。

诊断不确定，或怀疑“白大衣高血压”或“隐蔽性高血压”，有条件的可结合动态血压监测或家庭自测血压辅助诊断；无条件的建议转诊。诊室血压、动态血压监测和家庭自测血压诊断高血压的标准见表4-3。注意家庭自测血压用于辅助诊断时应谨慎，确保使用经认证的上臂式电子血压计，且符合操作要求。

表 4-3 诊室血压、动态血压监测和家庭自测血压的高血压诊断标准（mmHg）

分类	收缩压		舒张压
诊室测量血压	≥ 140	和/或	≥ 90
动态血压监测/白天	≥ 135	和/或	≥ 85
动态血压监测/夜间	≥ 125	和/或	≥ 70
动态血压监测/24h	≥ 130	和/或	≥ 80
家庭自测血压★	≥ 135	和/或	≥ 85

注：★指平均血压。

表 4-4　血压升高患者心血管风险水平分层

其他心血管危险因素和疾病史	血压（mmHg）			
	SBP130 ～ 139 和（或）DBP85 ～ 89	SBP140 ～ 159 和（或）DBP90 ～ 99	SBP160 ～ 179 和（或）DBP100 ～ 109	SBP ≥ 180 和（或）DBP ≥ 110
无		低危	中危	高危
1 ～ 2 个其他危险因素	低危	中危	中 / 高危	很高危
≥ 3 个其他危险因素，靶器官损害，或 CKD3 期，无并发症的糖尿病	中 / 高危	高危	高危	很高危
临床并发症，或 CKD ≥ 4 期，有并发症的糖尿病	高 / 很高危	很高危	很高危	很高危

CKD：慢性肾脏疾病

表 4-5　影响高血压患者心血管预后的重要因素

心血管危险因素	靶器官损害（TOD）	伴临床疾患
1. 高血压（1 ～ 3 级） 2. 男性 >55 岁；女性 >65 岁 3. 吸烟或被动吸烟 4. 糖耐量受损（2 小时血糖 7.8 ～ 11.0mmol/L）和（或）空腹血糖异常（6.1 ～ 6.9mmol/L） 5. 血脂异常 TC ≥ 5.2mmol/L（200mg/dL）或 LDL-C ≥ 3.4mmol/L（130mg/dL）或 HDL-C<1.0mmol/L（40mg/dL）	1. 左心室肥厚 心电图：Sokolow-Lyons 电压 >3.8mV 或 Cornell>244mV・ms 超声心动图 LVMI：男 ≥ 115 g/m^2，女 ≥ 95g/m^2 2. 颈动脉超声 IMT ≥ 0.9mm 或动脉粥样斑块 3. 颈 - 股动脉脉搏波速度 ≥ 12m/s（* 选择使用） 4. 踝 / 臂血压指数 <0.9（* 选择使用）	1. 脑血管病 脑出血 缺血性脑卒中 短暂性脑缺血发作 2. 心脏疾病 心肌梗死史 心绞痛 冠状动脉血运重建 慢性心力衰竭 3. 肾脏疾病 糖尿病肾病 肾功能受损包括 eGFR ＜ 30mL/（min・1.73m^2） 血肌酐升高：男性 ＞ 133umol/L（1.5mg/dL），女性 ＜ 124umol/L（1.4mg/dL） 蛋白尿（≥ 300mg/24h）

（续表）

心血管危险因素	靶器官损害（TOD）	伴临床疾患
6. 早发心血管病家族史（一级亲属发病年龄 <50 岁） 7. 腹型肥胖：（腰围：男性 ≥ 90cm；女性 ≥ 85cm）或肥胖（BMI ≥ 28kg/m^2） 8. 高同型半胱氨酸 >10umol/L	5. 估算的肾小球滤过率降低 [eGFR30~59ml/（min · 1.73m^2）] 或血清肌酐轻度升高： 男　性 115~133 μ mol/L（1.3~1.5mg/dL）， 女　性 107~124 μ mol/L（1.2~1.4mg/dL） 6. 微量白蛋白尿30~300mg/24h 或白蛋白 / 肌酐比≥ 30mg/g（3.5mg/mmol）	4. 外周血管疾病 5. 视网膜病变 出血或渗出 视乳头水肿 6. 糖尿病 新诊断：空腹血糖 ≥ 7.0mmol/L（126mg/dL）， 餐后血糖 ≥ 11.1mmol/L（200mg/dL） 已治疗但未控制：糖化血红蛋白（HbA1c）≥ 6.5%

注：TC：总胆固醇；LDL-C：低密度脂蛋白胆固醇；HDL-C：高密度脂蛋白胆固醇；LVML：左心室质量指数；IMT：颈动脉内膜中层厚度；BMI：体质指数。

四、糖尿病诊断标准

表 4-6　糖代谢状态分类（世界卫生组织 1999 年）

糖代谢状态	静脉血浆葡萄糖（mmol/L）	
	空腹血糖	糖负荷后 2h 血糖
正常血糖	<6.1	<7.8
空腹血糖受损	≥ 6.1，<7.0	<7.8
糖耐量异常	<7.0	≥ 7.8，<11.1
糖尿病	≥ 7.0	≥ 11.1

注：空腹血糖受损和糖耐量异常统称为糖调节受损，也称糖尿病前期；空腹血糖正常参考范围下限通常为 3.9mmol/L。

表 4-7　糖尿病的诊断标准

诊断标准		静脉血浆葡萄糖或 HbA1c 水平
典型糖尿病症状	加上随机血糖	≥ 11.1 mmol/L
	或加上空腹血糖	≥ 7.0 mmol/L
	或加上 OGTT 2 h 血糖	≥ 11.1 mmol/L
	或加上 HbA1c	≥ 6.5%
无糖尿病典型症状者，需改日复查确认		

注：OGTT 为口服葡萄糖耐量试验；HbA1c 为糖化血红蛋白。典型糖尿病症状包括烦渴多饮、多尿、多食、不明原因体重下降；随机血糖指不考虑上次用餐时间，一天中任意时间的血糖，不能用来诊断空腹血糖受损或糖耐量异常；空腹状态指至少 8 小时没有进食热量；急性感染、创伤或其他应急情况下可出现暂时性血糖升高，不能以此时的血糖值诊断糖尿病，须在应急消除后复查，再确定糖代谢状态；推荐在采用标准化检测方法且有严格质量控制（美国国家糖化血红蛋白标准化计划、中国糖化血红蛋白一致性研究计划）的医疗机构，可以将 HbA1c ≥ 6.5% 作为糖尿病的补充诊断标准。

当前糖尿病前期的诊断标准不统一。美国糖尿病协会（ADA）和世界卫生组织（WHO）相关建议不一致：虽糖耐量受损（IGT）诊断标准相同，但空腹血糖受损（IFG）的标准不同。此外，ADA建议可利用糖化血红蛋白水平评估糖尿病前期，但由于缺乏证据，WHO并未给出类似标准。

表 4-8　WHO 和 ADA 的糖尿病前期诊断标准

项目	WHO2006	ADA2023
IFG	6.1 ~ 6.9mmol/L（空腹血糖）	5.6 ~ 6.9mmol/L（空腹血糖）
IGT	7.8 ~ 11.0mmol/L（OGTT−2h，75g）	7.8 ~ 11.0mmol/L（OGTT−2h，75g）
HbA1c		5.7% ~ 6.4%

WHO：世界卫生组织；ADA：美国糖尿病协会；IFG：空腹血糖受损；IGT：糖耐量受损；OGTT：口服糖耐量测试；HbA1c：糖化血红蛋白。

表 4-9　2 型糖尿病与 1 型糖尿病主要鉴别要点

项目	2 型糖尿病	1 型糖尿病
起病方式	缓慢而隐匿	多急剧，少数缓慢
起病时体重	多超重或肥胖	多正常或消瘦
“三多一少”症状	不典型或无症状	常典型
酮症或酮症酸中毒	倾向小	倾向大
c 肽释放试验	峰值延迟或不足	低下或缺乏
自身免疫标记[a]	阴性	阳性支持，阴性不能排除
治疗	生活方式，口服或注射类降糖药	依赖外源性胰岛素
相关的自身免疫病	并存概率低	并存概率高

注：a 包括谷氨酸脱羧酶抗体（glutamate decarboxylase antibody，GADA）、胰岛细胞抗体（islet cell antibody，ICA）、人胰岛细胞抗原 2 抗体（islet cell antigen2antibody，IA-2A）、锌转运体 8 抗体（Zinc transporter 8antibody，ZnT8A）等。

表 4-10　血糖检测方式及临床应用

检测方式		临床应用
静脉血浆血糖	空腹血糖	诊断糖尿病的依据
	糖负荷后血糖	
	随机血糖	
毛细血管血糖		可快速检测血糖，为临床诊断及治疗提供参考，是自我血糖监测的主要手段
糖化血红蛋白 A1c		反映既往 2~3 个月血糖控制状况，临床决定是否需要调整治疗的重要依据，也可以作为糖尿病诊断的依据之一
糖化白蛋白		反映检测前 2~3 周的平均血糖，评价患者短期糖代谢控制情况

表 4-11　中国 2 型糖尿病的综合控制目标

测量指标		目标值
毛细血管血糖（mmol/L）	空腹	4.4~7.0
	非空腹	<10.0
糖化血红蛋白（%）		<7.0
血压（mmHg）		<130/80
总胆固醇（mmol/L）		<4.5
高密度脂蛋白胆固醇（mmol/L）	男性	>1.0
	女性	>1.3
甘油三酯（mmol/L）		<1.7
低密度脂蛋白胆固醇（mmol/L）	未合并动脉粥样硬化性心血管疾病	<2.6
	合并动脉粥样硬化性心血管疾病	<1.8
体质指数（kg/m^2）		<24.0

五、血脂异常的标准

根据《中国成人血脂异常防治指南（2016年修订版）》，血脂标准如下：

表 4-12　中国 ASCVD 一级预防低危人群主要血脂指标的参考标准 [a]

分层	TC	LDL-C	HDL-C	非 -HDL-C	TG
理想水平	–	<2.6（100）	–	<3.4（130）	–
合适水平	<5.2（200）	<3.4（130）	–	<4.1（160）	<1.7（150）
边缘升高	≥ 5.2（200）且<6.2（240）	≥ 3.4（130）且<4.1（160）	–	≥ 4.1（160）且<4.9（190）	≥ 1.7（150）且<2.3（200）
升高	≥ 6.2（240）	≥ 4.1（160）	–	≥ 4.9（190）	≥ 2.3（200）
降低	–	–	<1.0（40）	–	–

注：ASCVD 为动脉粥样硬化性心血管疾病；TC 为总胆固醇；LDL-C 为低密度脂蛋白胆固醇；HDL-C 为高密度脂蛋白胆固醇；非 -HDL-C：非高密度脂蛋白胆固醇；TG 为甘油三酯。a 参考标准仅针对 ASCVD 一级预防低危人群，表中所列数值是干预前空腹 12h 测定的血脂水平。单位为 mmol/L。

六、超重和肥胖的界限值

几十年来，国内外研究中主要是使用BMI诊断超重和肥胖，使用腰围诊断中心性肥胖（表4–13）。

与成年人相比，儿童青少年超重和肥胖的评价和诊断更复杂，不同国际机构和国家推荐使用的标准也不同（表4–15，表4–16）。

表 4–13　中国成人超重或肥胖诊断标准临界值

分类	体质指数（kg/m^2）		腰围（cm）	
	WHO	中国	IDF	CDS
超重	25.0 ～ 29.9	24.0 ～ 27.9	–	–
肥胖	≥ 30.0	≥ 28.0	–	–
中心性肥胖	–	–	男 ≥ 90.0	男 ≥ 90.0
	–	–	女 ≥ 80.0	女 ≥ 85.0

注：WHO：世界卫生组织；IDF：国际糖尿病联合会；CDS：中国糖尿病学会。

表 4–14　中国成人超重和肥胖与相关疾病危险度分层

分类	BMI（kg/m^2）	相关疾病危险度 *					
		腰围（cm）					
		男：<85	女：<80	男：85 ～ 95	女：80 ～ 90	男：≥ 95	女：≥ 90
体重过低	<18.5	–		–		–	
体重正常	18.5 ～ 23.9	–		增加		高	
超重	24.0 ～ 27.9	增加		高		极高	
肥胖	≥ 28.0	高		极高		极高	

* 相关疾病指高血压、糖尿病、血脂异常和危险因素聚集。

表 4-15　中国儿童青少年超重及肥胖诊断标准临界值

分类	世界卫生组织（WHO）		中国
	身高别体重（<5 岁）	年龄别 BMI（5~19 岁）	性别和年龄别 BMI（6~18 岁）
超重	≥儿童生长标准中位数 +2 倍标准差	≥生长参考标准中位数 +1 倍标准差	≥性别和年龄别 BMI 参考标准对应成年人 BMI 切点
肥胖	≥儿童生长标准中位数 +3 倍标准差	≥生长参考标准中位数 +2 倍标准差	≥性别和年龄别 BMI 参考标准对应成年人 BMI 切点

表 4-16　6 岁～8 岁学龄儿童青少年性别年龄别 BMI 筛查超重与肥胖界值

（单位为 kg/m^2）

年龄（岁）	男生		女生	
	超重	肥胖	超重	肥胖
6.0 ~	16.4	17.7	16.2	17.5
6.5 ~	16.7	18.1	16.5	18.0
7.0 ~	17.0	18.7	16.8	18.5
7.5 ~	17.4	19.2	17.2	19.0
8.0 ~	17.8	19.7	17.6	19.4
8.5 ~	18.1	20.3	18.1	19.9
9.0 ~	18.5	20.8	18.5	20.4
9.5 ~	18.9	21.4	19.0	21.0
10.0 ~	19.2	21.9	19.5	21.5
10.5 ~	19.6	22.5	20.0	22.1
11.0 ~	19.9	23.0	20.5	22.7
11.5 ~	20.3	23.6	21.1	23.3
12.0 ~	20.7	24.1	21.5	23.9
12.5 ~	21.0	24.7	21.9	24.5
13.0	21.4	25.2	22.2	25.0
13.5	21.9	25.7	22.6	25.6
14.0	22.3	26.1	22.8	25.9
14.5	22.6	26.4	23.0	26.3

（续表）

年龄（岁）	男生		女生	
	超重	肥胖	超重	肥胖
15.0	22.9	26.6	23.2	26.6
15.5	23.1	26.9	23.4	26.9
16.0	23.3	27.1	23.6	27.1
16.5	23.5	27.4	23.7	27.4
17.0	23.7	27.6	23.8	27.6
17.5	23.8	27.8	23.9	27.8
18.0	24.0	28.0	24.0	28.0

七、相关心血管病的概念

冠状动脉粥样硬化性心脏病：简称冠心病，又称缺血性心脏病，是由于冠状动脉发生严重粥样硬化性狭窄或阻塞，或在此基础上合并痉挛，以及血栓形成，引起冠状动脉供血不足、心肌缺血或梗死的一种心脏病。

脑卒中：是指一组发病急骤的脑血管病，包括中枢神经系统的所有动脉和静脉系统的病变。包括脑梗死、脑出血和蛛网膜下腔出血。

（1）脑梗死：也称缺血性卒中，指因脑部血液循环障碍，缺血、缺氧，引起局限性脑组织的缺血性坏死或软化，出现相应的神经功能缺损。

（2）脑出血：指非外伤性脑实质内的出血。

（3）蛛网膜下腔出血：指脑组织表面血管破裂后，血液流入蛛网膜下腔。

表 4-17　有关危险因素、靶器官损害和相关心血管病的定义

危险因素	亚临床器官损害
1. 收缩压和舒张压水平 2. 脉压水平（老年患者） 3. 年龄（男 >55 岁，女 >65 岁） 4. 吸烟	1. 心电图左室肥厚（Sokolow-Lyon>38mm；Cornell>2440mm/ms） 2. 超声心动图左室肥厚（LVMI 男 ≥ 125g/m^2，女≥ 110g/m2） 3. 颈动脉壁增厚（IMT>0.9mm）或有斑块

（续表）

危险因素	亚临床器官损害
5. 血脂异常 TC>5.18mmol/L（200mg/dL）或 LDL－C>3.37mmol/L（130mg/dL） 或 HDL－C： 男<1.04mmol/L（40mg/dL）， 女<1.2mmol/L（150mg/dL）（40mg/dL）；TG>1.7mmol/L	4. 颈－股脉搏波速度 >12m/s
	5. 踝臂血压指数 <0.9
	6. 血浆肌酐轻度升高 男：115~133μmol/L（1.3~15mg/dL） 女：107~124μmol/L（1.2~1.4mg/dL）
6. 空腹血糖 5.6~6.9 mmol /L（102～125mg/dL）	7. 肾小球滤过率低 [<60ml/（min·1.73^2）] 或肌酐清除率低（<60ml/min）
7. 糖耐量试验异常	8. 微量白蛋白尿：30~300mg/24h 或白蛋白－肌酐比值男 ≥ 22mg/g 肌酐，女 ≥ 31mg/g 肌酐
8. 腹型肥胖（腰围男 >90cm， 女 >85cm）	
9. 早发心血管病家族史（男 <55 岁，女 <65 岁）	
10. 身体活动不足	

糖尿病确诊	确诊心血管病或肾脏疾病
重复测量的空腹血糖≥ 7.0mmol/L（126mg/dL）或重复测定的餐后血糖≥ 11.1mmol/L（200mg/dL）或随机血糖≥ 11.1mmol/L（200mg/dL）	1. 脑血管病：缺血性脑卒中；脑出血；一过性脑缺血发作 2. 心脏病：心肌梗死，心绞痛；冠状动脉血管再通术；心力衰竭 3. 肾脏疾病：糖尿病肾病；肾功能受损 [血清肌酐（男 >133μmol/L， 女 >124umol/L），尿蛋白（>300mg/24h）] 4. 周围血管疾病 5. 严重视网膜病变：出血或渗出，视乳头水肿

八、心血管疾病的危险分层

（一）脑卒中风险分层与评估

表 4–18

<table>
<tr><th colspan="5">脑卒中风险初筛表</th></tr>
<tr><td colspan="2">既往有脑卒中或 TIA 病史</td><td>□是 □否</td><td colspan="2">既往有脑卒中史或 TIA 病史者直接为脑卒中高危人群</td></tr>
<tr><td>1</td><td>血压
≥ 140/90mmHg</td><td>□是 □否</td><td colspan="2" rowspan="8">8 个脑卒中危险因素，每个计 1 分，
◆ n ≥ 3 者人组脑卒中高危人群
◆ n<3. 但患有慢性病（高血压、糖尿病、房颤或瓣膜性心脏病）之一者，人组脑卒中中危人群
◆ n<3，且无慢性病者为脑卒中低危人群
胆固醇换算公式：
mg/dL × 0.0258=mmol/L
mmol/L × 38.7=mg/dL
体重指数（BMI）= 体重 / 身高 ^{2}（kg/m^2）</td></tr>
<tr><td>2</td><td>房颤或瓣膜性心脏病</td><td>□是 □否</td></tr>
<tr><td>3</td><td>吸烟</td><td>□是 □否</td></tr>
<tr><td>4</td><td>血脂异常（甘油三酯 ≥ 2.26mmo/L 或总胆固醇 ≥ 2.26mmol/L 或低密度脂蛋白胆固醇 LDL ≥ 4.14mmol/L 或高密度脂蛋白胆固醇 HDL<1.04mmol/L）</td><td>□是 □否
□未知</td></tr>
<tr><td>5</td><td>糖尿病</td><td>□是 □否</td></tr>
<tr><td>6</td><td>体育锻炼很少（次数 <3 次 / 周且 <30 分钟 / 次；从事中重度体力劳动者视为经常有体育锻炼）</td><td>□是 □否</td></tr>
<tr><td>7</td><td>明显超重
（BMI ≥ 26kg/m^2）</td><td>□是 □否</td></tr>
<tr><td>8</td><td>脑卒中家族史</td><td>□是 □否</td></tr>
<tr><td rowspan="2">初筛结果</td><td>人群分类</td><td>□脑卒中高危个体</td><td>□脑卒中中危个体</td><td>□脑卒中低危个体</td></tr>
<tr><td>管理分级</td><td>专科强化管理</td><td>专科规范化管理</td><td>常规健康管理</td></tr>
</table>

TIA：短暂性脑缺血发作。

（二）中国成人心血管病一级预防风险评估

总体风险评估是心血管病一级预防决策的基础。风险评估应在启动干预措施之前进行，依据总体风险评估和危险分层采取不同强度的干预措施是危险因素防控的核心策略。根据2020年发布的《中国心血管病一级预防指南》的推荐，采用基于我国人群长期队列研究数据建立的“中国成人心血管病一级预防风险评估流程图”（图4-1）评估心血管病风险。

评估流程分为3步。第一步检出直接列为高危的个体。糖尿病（≥40岁）或LDL-C≥4.9mmol / L（或TC≥7.2mmol / L）或CKD3/4期的患者直接列为心血管病高危人群，无须进行10年和余生风险评估。第二步评估10年风险。对于不符合直接列为高危条件的个体，建议按流程分别评估动脉粥样硬化性心血管病（ASCVD）和总心血管病的10年发病风险。10年ASCVD风险评估将LDL-C或TC水平和高血压作为危险分层的重要参数，同时结合吸烟、低高密度脂蛋白胆固醇（HDL-C）及年龄≥45 / 55岁（男性/女性）3个ASCVD危险因素的个数分成21种组合，并按照不同组合的10年ASCVD发病平均风险按<5%、5%～9%和≥10%分别定义为低危、中危和高危。<40岁的糖尿病患者较为年轻，病程较短，糖尿病本身相关的ASCVD风险不高，应结合其他危险因素评估其10年ASCVD风险和余生风险。10年ASCVD风险分层主要用于指导调脂、降糖治疗以及阿司匹林的使用，而在决定降压治疗策略时，还需考虑包括ASCVD和出血性卒中在内的总心血管病风险。血压为正常高值［130～139/85～89mmHg］且合并吸烟、低HDL-C及年龄≥45 / 55岁（男性/女性）3个危险因素，高血压1级合并上述危险因素中的2个，或高血压2级合并上述危险因素中的1个时，总心血管病的10年发病风险≥10%，为高危。其他情况下总心血管病风险分层与ASCVD的风险分层一致。第三步评估余生风险。10年心血管病发病风险为中危且年龄<55岁的人群应进行心血管病余生（终生）风险的评估，以识别中青年群体中心血管病余生风险高危的个体。具有以下任意2个或以上危险因素者心血管病余生风险为高危：（1）收缩压≥160mmHg或舒张压≥100mmHg；（2）非HDL-C≥5.2mmol/L（200mg/dL）；（3）HDL-C<1.0mmol/L（40mg /dL）；（4）体重指数（BMI）≥28kg/m^2；（5）吸烟。

需指出的是，上述危险分层仅考虑了主要伴随疾病的状态和危险因素，而在临床实践中每位患者的实际情况可能更为复杂，医患双方往往需针对风险充分讨论。如对于风险评估为中危的人群，是否启动他汀类药物治疗有时难以确定。此外，考虑一级预防时是否使用阿司匹林，仅依据ASCVD10年风险≥10%尚不足以识别获益显著大于风险的人群。

符合下列任意条件者，可直接列为心血管病高危人群：
（1）年龄≥ 40 岁的糖尿病患者
（2）LDL-C ≥ 4.9mmol/L 或 TC ≥ 7.2mmol/L
（3）CKD 3/4 期

不符合者，评估其 10 年 ASCVD 和心血管病风险

10 年 ASCVD 发病风险

危险因素 a（个）		血清胆固醇水平分层（mmol/L）		
		3.1 ≤ TC<4.1 或 1.8 ≤ LDL-C<2.6	4.1 ≤ TC<5.2 或 2.6 ≤ LDL-C<3.4	5.2 ≤ TC<7.2 或 3.4 ≤ LDL-C<4.9
无高血压	0~1	低危（<5%）	低危（<5%）	低危（<5%）
	2	低危（<5%）	低危（<5%）	中危（5%~9%）
	3	低危（<5%）	中危（5%~9%）	中危（5%~9%）
有高血压	0	低危（<5%）	低危（<5%）	低危（<5%）
	1	低危（<5%）	中危（5%~9%）	中危（5%~9%）
	2	中危（5%~9%）	高危（≥ 10%）	高危（≥ 10%）
	3	高危（≥ 10%）	高危（≥ 10%）	高危（≥ 10%）

10 年心血管病发病风险

心血管病高危
（1）正常高值血压 +3 个危险因素
（2）高血压 1 级 +2 个危险因素
（3）高血压 2 级及以上 +1 个危险因素
其他情况分层同 ASCVD

10 年风险为中危且年龄 <55 岁者评估余生风险

具有以下任意 2 项及以上危险因素者心血管病余生风险为高危
（1）收缩压≥ 160mmHg 或舒张压≥ 100mmHg
（2）非 HDL-C ≥ 5.2mmol/L
（3）HDL-C<1.0mmol/L
（4）体重指数≥ $28kg/m^2$
（5）吸烟

LDL-C：低密度脂蛋白胆固醇，TC：总胆固醇，CKD：慢性肾脏病，ASCVD：动脉粥样硬化性心血管病，HDL-C：高密度脂蛋白胆固醇；a 危险因素包括吸烟、低 HDL-C 及年龄≥ 45/55 岁（男性 / 女性）；危险因素的水平均为干预前水平；1 mmHg=0.133 kPa。

图 4-1　中国成人心血管病一级预防风险评估流程图

九、健康体检基本项目的专家共识

健康体检是对无症状人群的医学检查行为，其目的是对各种非传染性疾病早期筛查、风险因素进行甄别评估、指导健康干预。健康体检项目设置以严重危害国民健康的非传染性疾病筛查优先原则，突出慢性病早期筛查和风险因素的分层评估。

遵照卫生部（2009）相关法规和规定指示精神，中华医学会健康管理学分会和《中华健康管理学杂志》编委会基于健康体检循证医学和健康体检服务实践，借鉴国内外成功经验，形成了《健康体检基本项目专家共识》。

健康体检项目制订的原则如下：

1. 基本项目的设置遵循科学性、适宜性及实用性的原则，采用“1+X”的体系框架。“1”为基本体检项目，包括健康体检自测问卷、体格检查、实验室检查、辅助检查、体检报告首页等5个部分。“X”为专项体检项目，包括健康体能检查和主要慢性非传染性疾病风险筛查项目。

2. “基本项目（必选项目）”与“专项检查（备选项目）”的关系：“必选项目”是基础，是开展健康体检服务的基本监测项目，也是形成健康体检报告及个人健康管理档案的必需项目；“备选项目”是个体化深度体检项目，主要针对不同年龄、性别及慢性病风险个体进行的专业化筛查项目。

体检基本项目主要内容为：健康体检自测问卷、体格检查、实验室检查、辅助检查、体检报告首页等五个部分。

体检基本项目包括：①基本健康信息（问卷和问诊）；②体格检查（一般检查和物理检查）；③实验室和病理学检查（常规检查、生化检查和细胞学检查）；④影像学检查（心电图、X线、超声检查）。

备选检查项目包括：慢性病早期风险筛查项目，包括心血管病（高血压、冠心病、脑卒中、外周血管病）、糖尿病、慢阻肺（COPD）、慢性肾脏疾病、部分恶性肿瘤（食道癌、胃癌直结肠癌、肺癌、乳腺癌、宫颈癌、前列腺癌）等。

十、冠心病的健康促进

1. 膳食指导。不合理膳食是冠心病的一个可以纠正的主要危险因素。2004年，全美胆固醇教育计划强调了治疗性生活方式改变仍然是临床治疗的最基本步骤，是药物发挥有益作用的基础。冠心病的膳食健康教育内容包括：

（1）限制总能量的摄入：限制总能量，以维持理想体重；超重/肥胖者要限制总热能供给以降低；饭吃八分饱；切记暴饮暴食，避免过饱，最好少量多餐控制体重。

（2）限制脂肪摄入：脂肪摄入量应占总热能20%左右，不应超过25%，有高胆固醇血症者，脂肪摄入量可降至总热量的16%；应选用植物油。

（3）限制胆固醇摄入：食物胆固醇供给，作为预防性膳食时限制在300mg/d以下，治疗性膳食应＜200mg/d；禁用高胆固醇食物以及饱和脂肪酸高的食物。

（4）碳水化合物：碳水化合物占总热能的65%左右为宜，高甘油三酯血症者，碳水化合物应控制在总热能的55%左右；宜选用多糖类碳水化合物。

（5）蛋白质：冠心病患者膳食蛋白质占总热能13%～15%；动物蛋白约占蛋白总量20%～30%，不宜超过50%；宜多选黄豆及其制品。

（6）限制食盐的摄入：通常情况下，每日进食的食盐量应控制在5g以下，同时应该通过食用菠菜、萝卜等含钾高的食物来补充钾。

（7）供给充足维生素和矿物质：新鲜蔬菜、水果、粗粮富含维生素和食物纤维。

2．运动指导。运动锻炼是许多心脏病患者康复计划的基石，对大多数稳定型冠心病患者而言是安全的。冠心病患者的运动方案应结合心脏功能测试，由经过专业培训的医师、护士或物理治疗师指导制订。运动强度应高于日常的活动水平，通常将个体所能达到的最大运动心率值的50%～70%的心率作为训练目标心率。

运动方式以有氧缓和运动为宜，运动持续时间一般为20～30分钟，运动前要有5～10分钟的准备运动，运动后要有5～10分钟的松弛减速运动。运动训练要注意个体化和循序渐进。运动时应随身携带硝酸甘油制剂或冠心病保健盒，以备急用和防意外的发生。

不稳定型心绞痛、严重心力衰竭和心律失常型冠心病以及急性心梗后的高危患者，病情尚未控制到理想水平时暂时不宜进行运动，待病情稳定后，必须在医护人员的指导下从低运动量开始运动。

3．心理指导。在心血管疾病防治中，要重视社会心理因素对心血管系统的危害，强调心理平衡对保护心脏健康的重要性。对冠心病患者实施心理指导的主要措施包括：

（1）和患者建立理解和沟通，了解其心理问题，采取疏导、支持、安慰、帮助、鼓励等措施，引导患者以积极的态度和良好的情绪对待疾病，树立战胜疾病的勇气和信心。

（2）采用缓解负性情绪的方法和措施，包括放松训练和音乐疗法等。

（3）进行心理行为的治疗。

（4）建立良好的家庭环境，给患者提供心理支持。

4．禁烟限酒。吸烟能引起微血管收缩，诱发心绞痛、心肌梗死和猝死，被明确是导致冠心病的主要危险因素。吸烟者戒烟要经历几个阶段：考虑戒烟、准备戒烟、采取戒烟行动、维持戒烟状态或复吸。首先让冠心病患者认识吸烟的危害，并为他们创造戒烟环境，用一些代替品替代吸烟。用精神分散法缓解注意力，周围的人要鼓励和监督。中国疾病预防控制中心控烟办公室推荐的“5日戒烟法”目前在国际上很流行，被大量的实践证明是有效的。

长期大量饮酒对心血管危害很大，会增加患高血压的危险，因此冠心病患者严禁大量饮酒。血压偏高者不得饮酒。

十一、脑卒中的风险因素

脑卒中的危险因素，除年龄、性别、种族和家族遗传性等不可干预的因素外，尚有许多已明确的可干预性危险因素，如高血压、心脏病、糖尿病、吸烟、酗酒、血脂异常、颈动脉狭窄等。

1．高血压。高血压是脑出血和脑梗死最重要的危险因素。脑卒中发病率、死亡率的上升与血压升高有着十分密切的关系。这种关系是直接的、持续的、独立的。控制高血压可明显减少脑卒中，同时也有助于预防或减少其他靶器官损害，包括充血性心力衰竭。

2．心脏病。各种类型的心脏病都与脑卒中密切相关，无论在何种血压水平，有心脏病者发生脑卒中的危险都要比无心脏病者高两倍以上。心房纤颤是脑卒中的一个非常重要的危险因素。其他类型心脏病包括扩张型心肌病、瓣膜性心脏病、先天性心脏病等也会增加一定的危险。据总体估计，缺血性脑卒中约有20%是心源性栓塞。急性心肌梗死后近期内有0.8%的人发生脑卒中，6年内发生脑卒中者约为10%。

3．糖尿病。糖尿病是脑血管病重要的危险因素。脑血管病的病情轻重和预后与糖尿病患者的血糖水平以及病情控制程度有关。

4．血脂异常。大量研究已经证实血清总胆固醇（TC）、低密度脂蛋白（LDL）升高，高密度脂蛋白（HDL）降低与缺血性脑血管病有密切关系。应用他汀类等降脂药物可降低脑卒中的发病率和死亡率。

5．吸烟。经常吸烟是一个公认的缺血性脑卒中的危险因素，其危险度随吸烟量的增加而增加。大量前瞻性研究和病例对照研究结果证实，吸烟者发生缺血性脑卒中的相对危险度约为2.5～5.6。

长期被动吸烟也可增加脑卒中的发病危险。

6．饮酒。人群研究显示，酒精摄入量和出血性脑卒中有直接的剂量相关性。但饮酒与缺血性脑卒中的关系目前仍然有争议。酒精可能通过多种机制导致脑卒中增加，包括升高血压、导致高凝状态、心律失常、降低脑血流量等。

7．颈动脉狭窄。国外一些研究发现65岁以上人群中有7%～10%的男性和5%～7%的女性颈动脉狭窄大于50%。

8．肥胖。肥胖人群易患心脑血管病已有不少研究证据。这与肥胖导致高血压、高血脂、高血糖有关。国内对10个人群的前瞻性研究表明，肥胖者缺血性脑卒中发病的相对危险度为2.2。

9．其他危险因素：

（1）高同型半胱氨酸血症；

（2）代谢综合征；

（3）缺乏体育活动；

（4）饮食营养不合理；

（5）口服避孕药；

（6）促凝危险因素。

十二、冠心病危险因素

在冠心病诸多的危险因素中，与生活方式相关的3个最重要的危险因素是：吸烟、不健康饮食和身体活动不足。不良生活方式可导致3种严重疾病：血压增高（高血压）、高血糖（糖尿病）和高胆固醇血症，这些是冠心病最重要的危险因素。

（一）高血压

高血压是发生冠心病的重要危险因素，无论是收缩压还是舒张压增高，发生冠心病的危险性都随之增高。血压愈高，动脉粥样硬化程度愈严重，发生冠心病或心肌梗死的可能性也愈高。

血压升高可导致血管壁结构改变，加速动脉和小动脉粥样硬化，其血管壁的阻塞和斑块的破溃较血压正常者可提早20年。高血压除本身即为动脉粥样硬化主要因素外，继发的左室肥厚会使心脏急性事件发生率显著增高。

（二）血脂异常和高胆固醇血症

Framingham研究肯定了导致动脉粥样硬化的因素有血脂、血压、血糖和纤维蛋白原。冠心病日后发病与LDL-C升高呈正相关，与HDL-C升高呈负相关，而TC/HDL-C比值升高是评价动脉粥样硬化危险的有效指标。血浆甘油三酯是否为冠心病危险因素一直存在争论。Framingham研究结果至少可以肯定高TG伴低HDL-C时，冠心病危险性明显增加。高TG血症可引起HDL-C降低，小密度LDL（small dense LDL、sLDL）升高，三者在代谢上联系密切，称为粥样硬化性脂蛋白表型（atherogenic lipoprotein phenotype，ALP）或脂质三联症，是具有高度致粥样硬化的脂质紊乱状态。其次，高TG血症及脂质交换还可生成富含胆固醇酯的颗粒，后者也有较强的致动脉粥样硬化的作用，与冠心病关系密切。因此，高甘油三酯血症不仅是TG的问题，还可能是脂质代谢紊乱的标记。高甘油三酯血症常伴有凝血功能缺陷，后者在冠脉综合征中起重要作用。

（三）超重和肥胖

一般认为肥胖对冠心病的影响是通过其他危险因素起中介或放大作用而体现的。随着体重的增加，血压、血TG、血糖、血胰岛素等促进动脉粥样硬化的因素，其水平均升高，而保护因素HDL-C水平则下降，从而增大了心血管疾病发病和死亡的危险。肥胖是否不依赖于血压 / 血糖和血脂而独立起作用，尚不肯定。但肥胖作为一个可变因素在预防实践中有重要意义。

（四）糖尿病

糖尿病患者发生心血管疾病的危险性增加2 ~ 4倍，且病变更严重更广泛、预后更差、发病年龄更早。冠心病是糖尿病患者最常见的并发症之一。有糖尿病的高血压患者，患冠心病的机会较无糖尿病的高血压患者高一倍。

（五）生活方式

1. 吸烟。烟中含有许多有害物质，可引起冠状动脉痉挛，诱发心绞痛和心肌梗死。长期吸烟可降低冠状动脉内皮细胞依赖性血管扩张功能，增加血小板聚集，增高纤维蛋白原，并促使凝血子水平增高，从而导致并加重冠状动脉粥样斑块的形成。吸烟者冠心病死亡的危险性随着吸烟量的增加而增加，存在剂量-反应关系。戒烟者较吸烟者冠心病的死亡率低。戒烟时间越长者，冠心病死亡率也越低。

2. 饮食。冠心病高发地区人们的饮食中往往富含脂肪，尤其是肉和乳制品。植物油和鱼富含不饱和脂肪酸，有降低甘油三酯和低密度脂蛋白水平的作用。膳食纤维有降低血脂的作用。我国膳食中碳水化合物的比例相对较高，但近年来，膳食中脂肪比重正在逐步上升，膳食纤维正随着食物加工精细程度的增加而减少。

3. 身体活动。随着生活方式的现代化，身体活动及体力劳动强度趋向减少及下降，冠心病的危险度增加。缺乏身体活动的人患冠心病的危险是正常活动量者的1.5 ~ 2.4倍。

（六）多种危险因素的联合作用

冠心病是多种因素引起的，联合危险因素越多，动脉粥样硬化或发生合并症的可能性越大。

（七）其他

冠心病家族史在其发病中具有重要作用，是一独立的危险因素。精神紧张、忧虑、时间紧迫感等与冠心病发病的关系还不明确，但对已患有冠心病的患者，可诱发其急性发作。

十三、2型糖尿病的危险因素

2型糖尿病主要是由遗传和环境因素引起外周组织（主要是肌肉和脂肪组织）胰岛素抵抗和胰岛素分泌缺陷，导致机体胰岛素相对或绝对不足，使葡萄糖摄取利用减少，从而引发高血糖，导致糖尿病。

（一）遗传因素

2型糖尿病有很强的家族聚集性，糖尿病亲属中的患病率比非糖尿病亲属高4～8倍。中国人2型糖尿病的遗传度为51.2%～73.8%，一般高于60%，而1型糖尿病的遗传度为44.4%～53.7%，低于60%，可见两型的遗传是各自独立的，2型糖尿病具有更强的遗传倾向。

与西方人群相比，中国人对2型糖尿病的易感性更高。

（二）超重或肥胖

肥胖是2型糖尿病最重要的危险因素之一。不同种族的男女，体质指数（BMI）均与发生2型糖尿病的危险性呈正相关关系。

（三）身体活动不足

许多研究发现，身体活动不足增加糖尿病发病的危险，活动最少的人与最爱活动的人相比，2型糖尿病的患病率增加2～6倍。有规律的体育锻炼能增加胰岛素的敏感性和改善糖耐量。

（四）膳食因素

高能量饮食是明确肯定的2型糖尿病的重要膳食危险因素。摄取高脂肪、高蛋白、高碳水化合物和缺乏纤维素的膳食也可能与发生2型糖尿病有关。

（五）早期营养

有人提出生命早期营养不良可以导致后来的代谢障碍，增加发生IGT和2型糖尿病的危险。低体重新生儿较高体重新生儿在成长期更容易发生糖尿病，母亲营养不良或胎盘功能不良可以阻碍胎儿胰腺B细胞的发育。

（六）糖耐量损害

IGT是指患者血糖水平介于正常人和糖尿病之间的一种中间状态。在IGT患病率高的人群，糖尿病患病率一般也高。IGT者在诊断后5～10年进行复查时大约有1/3发展为糖尿病，1/3转化为血糖正常，1/3仍维持IGT状态。如果IGT伴有以下因素，即原空腹血糖>5.0mmol/L，餐后2小时血糖≥9.4mmol/L，BMI>25，腹部肥胖和空腹胰岛素水平增加等，更易转化为糖尿病。而改善膳食和增加身体活动有利于降低IGT向糖尿病的转化率。

（七）胰岛素抵抗

胰岛素抵抗是指机体对一定量的胰岛素的生物学反应低于预期正常水平的一种现象，常伴有高胰岛素血症。胰岛素抵抗是2型糖尿病高危人群的重要特征之一。在糖耐量正常或减低的人发展为2型糖尿病的过程中，循环胰岛素水平起主要作用。空腹胰岛素水平高的人更易发展为IGT或2型糖尿病。肥胖者发展成2型糖尿病前先有胰岛素抵抗出现。

（八）高血压及其他易患因素

高血压患者发展为糖尿病的危险比正常血压者高。其他如文化程度、社会心理因素、出生及1岁时低体重、服药史、心血管疾病史等也可能是2型糖尿病的易患因素。

十四、骨质疏松的风险因素

骨质疏松的主要危险因素包括性别、年龄、种族、身材、体重、家族骨折史、钙和维生素D摄入量、每日日照时长、活动量、吸烟史、饮酒、饮茶或咖啡、过早绝经、绝经时间、绝经后是否激素替代治疗、怀孕次数、患影响骨代谢的疾病、应用影响骨代谢的药物等。骨质疏松症的高危人群主要分布在绝经后的女性和50岁以上男性，其次是钙和维生素D缺乏、吸烟、过量饮酒和咖啡、身体活动少、性激素低下等人群。

十五、慢阻肺（COPD）的风险因素

引起COPD的危险因素包括个体易感因素以及环境因素两个方面，两者互相影响。

（一）个体因素

某些遗传因素可增加COPD发病的危险性。支气管哮喘和气道高反应性是COPD的危险因素，气道高反应性可能与机体某些基因和环境因素有关。

（二）环境因素

1. 吸烟。吸烟为COPD重要发病因素。吸烟者肺功能的异常率较高，FEV1的年下降率较快，吸烟者死于COPD的人数较非吸烟者多。被动吸烟也可能导致呼吸道症状以及COPD的发生。

2. 职业性粉尘和化学物质。职业性粉尘及化学物质（烟雾、变应原、工业废气及室内空气污染等）的浓度过大或接触时间过久，可导致与吸烟无关的COPD发生。接触某些特殊的物质、刺激性物质、有机粉尘及变应原能使气道反应性增加。

3. 空气污染。化学气体如氯、氧化氮、二氧化硫等，对支气管黏膜有刺激和细胞毒性作用。空气中的烟尘或二氧化硫明显增加时，COPD急性发作显著增多。其他粉尘如二氧化硅、煤尘、棉尘等也刺激支气管黏膜，使气道清除功能遭受损害，为细菌入侵创造条件。烹调时产生的大量油烟和生物燃料产生的烟尘与COPD发病有关，生物燃料所产生的室内空气污染可能与吸烟具有协同作用。

4. 感染。呼吸道感染是COPD发病和加剧的重要因素。病毒感染可能对COPD的发生和发展起作用；肺炎链球菌和流感嗜血杆菌可能为COPD急性发作的主要病原菌。儿童期重度下呼吸道感染和成年时的肺功能降低及呼吸系统症状发生有关。

十六、慢性肾脏病（CKD）的风险因素

1. 不可改变的风险因素：老年、有CKD家族史。

2. 可改变的风险因素：糖尿病、高血压、血脂异常、心血管疾病、长期服用可能造成肾损害的药物（主要涉及两类药物：含马兜铃酸的药物和非甾体类解热镇痛药）。

十七、常见癌症的筛查

肿瘤筛查是指采用筛查工具将表面健康的人区分为可能患病者或可能无病者，目的在于找出提示某种肿瘤异常症状的个体进行进一步检查。

1. 肺癌筛查。筛查建议年龄在40岁以上，目前建议参加肺癌筛查的人群需符合以下全部3项要求。（1）符合以下4项条件中的一项：（A）男性，年龄≥40岁，有吸烟史；（B）男性，年龄＜40岁，吸烟史≥10年；（C）女性，年龄≥40岁，被动吸烟史≥10年；（D）性别不限，有主动参加肺癌筛查计划的意愿，经肺癌筛查专家评价后同意参与肺癌筛查计划。（2）无恶性肿

瘤病史。（3）可耐受外科手术。肺癌筛查技术和方法有：痰细胞学培养、X线检查、低剂量螺旋CT筛查、内镜检查。

2. 乳腺癌筛查：乳腺癌筛查妇女的适宜年龄从40～50岁开始。乳腺癌筛查主要手段包括乳腺X线、乳腺B超检查、乳腺触诊、乳腺核磁检查。

3. 结直肠癌筛查：没有结肠腺瘤家族史的人群从50岁开始筛查，根据不同的筛查方法，筛查的间隔为2～10年不等。结直肠癌早期筛查的方法包括大便潜血、大便DNA检测、内镜、钡灌肠、CT结肠成像。

4. 宫颈癌筛查：宫颈癌的筛查及早诊对象为30～65岁的妇女。宫颈癌筛查的方法包括传统巴氏涂法、液基细胞学、人乳头瘤病毒（HPV）检测。

5. 肝癌筛查：肝癌筛查高危人群为年龄在35岁以上，有乙型肝炎病毒或丙型肝炎病毒感染的血清学证据，或有慢性肝炎病史者。肝癌的筛查手段包括超声、甲胎蛋白、乙肝五项、CT扫描、MRI检查。

十八、肥胖的概念

肥胖：指脂肪过多，超出了维持身体正常机能所需。但肥胖不是过重的同义词，因为某人可能体重合适，但是脂肪过多，而非脂肪组织的总重量小于正常值；有些体重超重的人，其骨骼及肌肉的重量可能高于平均水平。但体脂量正常。

从胖人的生理特征而言，似乎存在着相当大的差异。从肥胖症的发展，可将肥胖症分为早年肥胖和晚年肥胖。

早年肥胖症：以脂肪细胞异常增多为特征，因开始于儿童期，脂肪组织细胞仍处于分裂盛期。早年肥胖症常伴有非脂组织增生过多，这是由于食物、遗传及激素等因素既引起脂肪细胞的增生，同时也刺激骨骼及肌肉过多增长。例如童年期肥胖的女性有较粗壮的四肢和较大的肋骨架。儿童期的肥胖不同于婴儿期的肥胖，婴儿期的脂肪会在快速生长期内逐渐消失。

晚年肥胖症：特征是正常数量的脂肪细胞体积变大。成人肥胖，脂肪更多出现在躯干上，而不是四肢。在成年期刚刚出现肥胖的人，长期控制其体重相对是较容易做到的。

十九、心血管健康的管理

心血管健康指通过积极的初级心血管预防保健与早发心血管病及其风险因素的干预管理，维护、促进和改善群体及高风险个体健康，提高其生活、生命质量，延长其健康寿命。

影响心血管健康的主要因素：年龄、性别与种族、环境与应激、早发心血管病家族史（男性<55岁，女性<65岁）、生活方式与行为、健康素养与自我保健能力、运动与营养状况、社会支持与家庭状况、预防性体检与健康风险管理、医疗保险与初级卫生保健。

通过心血管病早期筛查与干预，不但可以改善和促进人群心血管健康状态，而且能有效地预防和控制心血管病及其风险因素的流行，显著降低全人群心血管病的发病率和死亡率。

二十、心理健康的管理

心理健康管理基本方法包括序贯化心理健康促进与心理问题综合防控策略、积极心理干预技术与方法、心理咨询与危机预防干预、群体心理健康管理方法。

（一）序贯化心理健康促进与心理问题综合防控策略

面向健康人群开展心理健康体检、心理健康评估、心理健康教育、心理健康促进、心理亚健康干预、心理问题预防干预、心理危机预防干预、心理咨询、积极心理开发等分层分级服务，是群体心理健康促进与心理问题综合防控的有效手段。

（二）积极心理干预技术与方法

积极心理干预主要包括积极认知训练、积极情绪训练、积极行为训练、积极意念训练以及抗压抗挫训练等。

（三）心理咨询与危机预防干预

1. 心理咨询。心理咨询是应用心理学的知识与原理，帮助咨询对象发现、理解自己的问题及根源，从而挖掘其本身的潜在能力，改变原有的认知结构及行为模式，以提高对生活的适应性与调节周围环境的能力。

2. 危机预防干预。根据个体对危机事件的控制水平，可以将危机分为可控性危机（发展性危机、生存性危机）与不可控性危机（情境性危机、环境性危机）。危机预防干预是避免和减少危机带给个体伤害和不良影响的最有效途径，具体可以采取下列措施。（1）一级防御措施：最基本的是需要促进公众心理健康，完善公众个性品质，提高其心理素质。（2）二级防御措施：最必要的是需要借助社会力量，在具体危机事件发生之前，主动而有意识地向公众介绍危机发生后可能会出现的想法、情绪等，并且有针对性地教授公众一些处理危机事件的方法。（3）三级预防措施：学校、社区及相关部门可以有意识地制定一些预防措施，防止危机事件的发生。（4）四级预防措施：四级预防出现在某一具体危机事件发生后的早期阶段，尽快采取干预策略，缓解危机问题的严重性或防止危机事件进一步恶化。（5）五级预防措施：五级预防是依托社会力量和公众力量而存在的，其主要是综合运用各类危机干预及干预措施，控制危机事件的发生。

（四）群体心理健康管理方法

群体心理健康管理是对个体及群体的心理健康危险因素进行全面管理以及对心理健康保护因素全面促进提高的过程。即对心理健康进行监测监测（发现心理健康问题）→评价（认识心理健康问题）→促进干预（解决心理健康问题）→循环的不断运行。

第二节　风险分析

一、健康风险评估概念

（一）健康风险评估定义

人们使用“风险”来描述结果不确定的状况，健康风险评估是一种以大量基础的流行病学数据与个人数据比较以推估个人患病或死亡风险的运算过程，它是一种方法或工具，用于描述和评估某一个体未来发生某种特定疾病或因为某种特定疾病导致死亡的可能性。这种分析过程目的在于估计特定时间发生的可能性，而不在于做出明确的诊断。包括健康状态、未来患病 / 死亡危险、量化评估3个关键词。

（二）健康风险评估的基本模块

1. 问卷：是健康风险评估进行信息收集的一个重要手段，根据评估的重点与目的的不同，所需的信息会有所差别。

一般来讲，问卷的主要组成包括：（1）生理、生化数据，如身高、体重、血压、血脂等；（2）生活方式数据，如吸烟、膳食与运动习惯等；（3）个人或家族健康史；（4）其他危险因素，如精神压力；（5）态度和知识方面的信息。

2. 风险的计算：健康风险评估是估计具有一定健康特征的个人会不会在一定时间内发生某种疾病或健康的结果。常用的健康风险评价一般以死亡为结果，由于技术的发展及健康管理需求的改变，健康风险评估已逐步扩展到以疾病为基础的危险性评价；因为后者能更有效地使个人理解危险因素的作用，并能更有效地实施控制措施和减少费用。

在疾病危险性评价及预防方面一般有两种方法。第一种方法建立在单一危险因素与发病率的基础上，将这些单一因素与发病率的关系以相对危险性来表示其强度，得到的各相关因素的加权分数即为患病的危险性。由于这种方案简单实用，不需要大量的数据分析，是健康管理发展早期的主要危险性评价方法。

第二种方法建立在多因素分析基础上，即采用统计学概率理论的方法来得出患病危险性与危险因素之间的关系模型。为了能包括更多的危险因素，并提高评价的准确性，这种以数据为基础的模型在近几年有了很大的发展。所采取的数理手段，除常见的多元回归外，还有基于模糊数学的神经网络方法及基于Mote Carlo的模型等。这种方法的典型代表是Framingham的冠心病模型，它是在前瞻性研究的基础上建立的，因而被广泛地使用。

3．评估报告：健康风险评估报告的种类和各种报告的组合千差万别，较好的情况是评估报告包括一份给评估者个人的报告和一份总结了所有受评估者情况的人群报告。同时，与健康风险评估的目的相对应，个人报告一般包括健康风险评估的结果和健康教育信息。人群报告则一般包括对受评估群体的人口学特征概述、健康危险因素总结、建议的干预措施和方法等。

评估报告的形式多种多样，可以预见的是，随着互联网的不断普及，由于具有受众广、更新快、可及性强等特点，通过网络发布教育信息会成为一种重要的教育形式。

（三）健康风险评估的目的

简单来说，是将健康数据转变为健康信息。具体来讲，健康风险评估的主要目的如下：

1．帮助个体综合认识健康危险因素。

2．鼓励和帮助人们修正不健康的行为。

3．制定个性化的健康干预措施。

4．评价干预措施的有效性。

5．健康管理人群分类。

6．其他目的：如健康保险费用的预测等。

（四）评估结果的客观性

健康风险评估的结果是制订健康管理方案的基础，进行健康干预依据的评估结果的客观与否不仅关系到个体或群体对健康风险因素的识别和对不正确健康行为的修正，更是直接关系到健康干预的效果。

（五）健康风险评估的优点和局限性

1. 健康风险评估的优点有：

（1）通过问卷调查进行信息搜集，价格相对便宜，使用上简单易行；

（2）可在一定程度上帮助提高健康管理项目的参加率；

（3）可以提供人群数据，对主要的健康问题和危险因素进行总结和概括；

（4）可以增加个人改善健康的动力；

（5）通过量化、系统的方法来组织和传达疾病预防与健康维护的信息，倾向于强调可以改正的健康危险因素。

2. 健康风险评估的局限性包括：

（1）本身不能构成一个健康管理项目；

（2）不提供完整的病史；

（3）不能诊断疾病；

（4）不评估社会和环境危险因素；

（5）不能代替一切检查。

二、健康风险评估的假设

通过健康风险评估，可以明确个人或人群的主要健康问题及其危险因素，接下来应对评估结果进行仔细地分析和判断，如：区分引起健康问题的行为与非行为因素、可修正和不可修正因素（不可修正因素如年龄、性别、疾病家族史和遗传特质）；区分重要行为与非重要行为（行为与健康问题相关的密切程度及是否是经常发生的行为）；区分高可变性行为与低可变性行为（即通过健康干预，某行为发生定向改变的难易程度）等。

健康风险评估是研究危险因素与慢性病发病及死亡之间的数量关联关系的学科。健康风险评估对传播健康知识、提高社会对健康危险因素的认识、促使人们改变不良行为和生活方式、减少危险因素、提高健康水平和生活质量，具有重要意义。

健康风险评估基于的假说有两个：

1. 若已知某一特定疾病的发生率及危险因素，则改变人群的危险因素暴露率将会改变疾病的发生率。

2. 提供个体风险相关的信息将会提高个体自我改善的意识（降低风险）并付诸行动。

在现实社会中，那些看起来健康且没有病状的人，也可能具有发病或致死亡的潜在风险。风险评估的假设认为通过评估能够找出可能导致风险的因素，通过控制这些危险因素就可以预防或降低致病或死亡的可能性，达到预防或延迟发病的效果。

三、健康风险评估的应用

健康风险评估的应用与健康风险评估的目的直接相关。

应用健康风险评估的原则：自愿参加、信息保密、在适当的人群中应用，并保证质量。

健康风险评估的一些主要应用形式有：

（一）识别主要健康问题及危险因素，确定健康管理方案

根据健康风险评估的结果进行人群分类，采取不同等级的干预手段。

1．中低风险的大众人群：一级预防，干预主要是生活方式和行为的矫正等，以减少危险因素的个数和降低危险因素的危害程度等的措施。

2．高危人群和患者：二级与三级预防，通过筛检和系统的行为干预，以及完整的疾病管理方案，防止疾病的发生，减缓疾病的进程及并发症的发生。

（二）评价健康管理效果

1．危险因素的控制情况：观察常见危险因素在健康干预前后的变化和差异，考察单个或群体服务对象中危险因素比例，指标变化的方向和程度以及预计的发展趋势如何等。

2．患病危险性的变化情况：针对特定疾病，考察一年或连续几年中，服务对象患病危险性的变化方向和幅度，总结干预的有效性。

3．成本效果评价：对健康效果与经济投入进行比较，评价干预措施和服务的成本效果，了解个体和人群在经济上的回报。

4．满意度评价：收集服务主体和客体的反馈意见或建议，了解包括健康风险评估在内的健康管理服务各个流程与细节，以及效果方面满意程度和期望改进的地方，以改善和促进今后工作的开展与提高。

（三）主要应用领域

1．医院、体检中心、社区卫生服务中心等医疗卫生服务机构：通过健康风险评估，可延伸已有的服务内容，开展个体化的健康教育与健康促进及有针对性的疾病管理等服务，有效地稳定和拓展服务人群。

2．企业等工作场所：通过健康风险评估，引入适合自身的健康管理项目，提高企业人群的职业安全系数，降低员工的健康风险，收获员工健康、企业医药经费节约、凝聚力提高、竞争力增强等综合回报。

3. 健康保险行业：通过健康风险评估，确定更合理的保险费率，量化投保人群的健康和医疗花费风险，帮助降低自身经营风险。健康保险公司可通过与相关机构合作，开展专业化健康管理服务，打造专业化服务内容与经营模式。

四、健康风险评估与健康管理策略的关系

健康管理是针对影响个体和人群健康的危险因素，通过开展促进健康的活动，提高人们对自我健康的认知，改变不良生活习惯，掌握健康改善技巧，以达到身、心、灵各方面的最佳状态。常见的健康管理内容包括定期健康检查、健康咨询、健康讲座、体重控制指导、戒烟等。

慢性病风险评估作为健康风险评估的一个主要类型，与健康管理措施有着密切的联系。通过慢性病风险评估可对人群进行分类，实施不同的健康管理策略。

在健康改善的过程中，最困难的部分就是行为的改变。行为的改变可分为几个阶段，每个人都具有不同阶段的特点。有些人毫无改变的动机；有些人开始有了些动机，却缺乏进一步的强化；有些人已开始行动，所需要的只是一个支持性的环境，以维持其改变的成果。健康风险评估和健康检查是利用数字，利用较科学、客观的资料，说服一个人重视健康并着手改变。

总之，详细的健康问卷、适当的健康检查和慢性病风险评估共同构成健康风险评估的三个主要部分。

五、健康风险评估与临床诊断的关系

临床诊断：确诊个体所患疾病的过程和采取的手段，即根据实际情况，调查了解影响个体健康的环境因素，对个体进行全面检查，采用先进的仪器设备开展各种实验室检查，找出发病原因、疾病的性质、个体的功能障碍情况等，以及判定患者的预后和确定防治的方法。

健康风险评估：是对个体的健康状况及未来患病或死亡危险性的量化评估。

两者区别与联系在于：

1. 出发点不同：临床诊断立足于个体身体异常症状，查找病因，以便确诊所患疾病；健康风险评估立足于个体或群体健康危险因素的收集，以便进行风险评估。

2. 手段不同：临床诊断主要通过临床医生的观察和相关仪器设备及实验

室检查；健康风险评估中资料的收集也需要实验室的检查，但更多的是通过问卷调查收集相关资料。

3．目的不同：临床诊断的最终目的是对症治疗；健康风险评估的最终目的是根据评估结果进行健康干预。

4．对象不同：临床诊断的对象往往是一种或几种疾病；健康风险评估针对的是引起疾病的全部危险因素。

临床诊断的体检资料及实验室检查数据可以作为健康风险评估的重要信息，健康风险评估的结果也可以为临床疾病的诊断提供参考依据。

六、健康风险评估报告的解读方法

健康风险评估报告旨在帮助受评估者预测未来患某种疾病的可能性、相对危险性，提示可努力改善的空间、相应的膳食和运动处方。

（一）个人健康信息汇总报告

个人健康信息汇总报告是受评估者的个人健康信息概况，能够清晰地看到受评估者的主要健康信息（个人疾病史、家族史、吸烟、运动情况、膳食情况）及体检指标的本次汇总及与上次评估所录入的健康信息的前后对比，可作为受评估者的健康现状及变化情况的参考，但与相关医疗诊断无关。

（二）疾病风险评估报告

包括单病种的风险评估，或因某病导致死亡的评估结果。病种主要包括缺血性心血管疾病、肺癌、糖尿病、高血压等慢性病。包括疾病风险评估结果、危险因素状况、可改善的危险因素。（1）风险评估结果。以风险等级和发病率两种方式来表达个人在未来发生某种疾病的风险大小。（2）风险等级。相对危险性：反映相对于同年龄同性别的一般人群危险性的增减量，报告将相对危险性分为五个等级：极低风险、低风险、中等风险、高风险、极高风险。当前风险：根据目前的危险因素状况所评估出的风险等级。理想风险：控制各项可改善的危险因素后可能达到的理想风险等级。（3）发病率（绝对危险性）。以发病率表示未来若干年内发生某病的可能性。当前风险和理想风险的差值，是受评者的健康改善空间。

（三）危险因素状况

以列表形式呈现各疾病相关的危险因素、受评估者前后两次评估中各个危险因素的变化情况以及与参考值的对比。

（四）可改善的危险因素提示

使受评估者了解可通过控制哪些可改善的危险因素，有效控制或降低疾病发病风险，也为后续个性化干预和健康指导服务提供依据和切入点。

（五）健康年龄评估

健康年龄：具有相同评估总分值的同性别人群的平均年龄。评价年龄：根据当前生活方式危险因素状况计算出的健康年龄。理想健康年龄：所有需要改善的生活方式危险因素控制到理想水平时的健康年龄。评价年龄与理想健康年龄的差值是寿命延长的空间。

（六）危险因子重点提示

列出受评估者目前存在的可改变的健康危险因素及对应的理想范围。有助于确定健康改善目标。

七、生命质量评估的基本概念

（一）基本概念

生命质量：又称生存质量、生活质量，以社会经济、文化背景和价值取向为基础，人们对自己的身体状态、心理功能、社会能力以及个人整体情形的一种感觉体验。

生命质量内涵包括：个人的生理健康、心理素质、自立能力、社会关系、个人信念等。对此概念的理解，随人们的文化和价值观念、生活目标、价值期望、行为准则及社会观念的不同而不同。

健康相关生命质量：指在病伤、医疗干预、老化和社会环境改变的影响下人们的健康状态，以及与其经济、文化背景和价值取向等相联系的主观体验。

（二）生命质量评估目的

对生命质量及健康相关生命质量的研究伴随着人们对健康、疾病及生命意义的不断深入认识而产生，其研究目的或用途主要在于：

1. 测量个别患者及人群的健康状况。

2. 定量比较患者及人群健康状况的变化。

3. 评价由于疾病带来的负担和对生活质量造成的影响。

4. 对治疗进行临床及经济学的评价，选取最佳方案。

5. 通过了解生命质量，为卫生政策制定和卫生资源的合理利用提供依据。

（三）评估的基本内容

1. 躯体健康：包括活动受限及程度；身体活动适应性；卧床时间；自感体力状况。

2. 心理健康：主要有情绪反应；心理感受；情感控制；意识能力。

3. 社会功能：包括社会交往及社会支持。

4. 疾病状况：包括主诉、体征、生理测定与病理检查。

5. 对健康的总体感受：个体对自身健康状况的评价和主观满意度及幸福感。

（四）特点和注意事项

生命质量评估有以下特点：

1. 评估内容具有综合性，包含生物、心理、行为以及社会适应力、总体感觉等的功能和质量。

2. 反映生命质量的指标常是主观指标，多采用功能或行为术语来说明个体所处的状态，而非临床诊断和实验室检查结果。

3. 在评价者方面，多采用自我评价，即由个人对自己的生命质量做出评价，或者由他人（医生）进行评价。

4. 评价结果具有时变性，常用作卫生保健、健康促进等效果指标，且比一些客观的健康指标更为敏感。

（五）测量评估

多采用各种量表进行测量。

1. 一般性生命质量调查问卷，是一种通用的生命质量调查表，可用于不同类型、不同严重程度的疾患的治疗，与疾病的特异程度无关。常见的有：国家标准生活质量测定量表、SF-12、SF-36、EuroQol，Nottingham Health Profile（NHP），Rosser Index，Sickness Impact Profile（SIP）。

2. 临床生命质量测定方法，如RKI（Rosser Kind Index）、QWB（Quality of Well-being Scale）、15-D、HUI2and3（Health Utilities Index，MarkIIandIII）、IHRQL（Index of Health Related Quality of Life）、QLHQ（Quality of Life & Health Questionnaire）、AQOL（Australian Quality of Life），EQ5-D（Euro Qol）。

3. 特殊病种生命质量调查表，如帕金森病生命质量调查表（PDQ-39）、慢性心力衰竭（CHF）调查表、严重心力衰竭生命质量调查表（QLQ-SHF）、糖尿病患者生命质量特异性量表、肝痛患者生存质量测定量表（QOL-LC）。

（六）生命的质量价值

有质量的生命是活色生香的，是极富意义的。生命的质量不仅取决于人们的生命倾向，也取决于对生命的态度，以及对生活付出的整个过程。人们常说不以恶小而为之，不以善小而不为。善，是生命之根基；净，是生命之纯度。生命的价值也决定了生命的质量，有价值的人生必然是有质量的人生。活着，我们一直在努力，其实也就是为了让自己的生命有质有量，无愧于天地人间。

八、缺血性心血管病发病危险的评估

以缺血性心血管病事件作为预测模型的因变量，以年龄、收缩压、体质指数、血清总胆固醇、是否患有糖尿病和是否吸烟6个主要危险因素为自变量。

将各连续变量危险因素转化为分组变量，拟合出适合我国人群的心血管病综合危险度简易评估工具（表4–1，表4–2），确定不同危险因素水平的分值，最后所有危险因素评分的总和即对应于缺血性心血管病事件的10年发病绝对危险。

表 4–19　缺血性心血管病 10 年发病危险度评估表（男）

年龄（岁）	得分
35 ~	0
40 ~	1
45 ~	2
50 ~	3
55 ~	4
每 5 岁累加 1 分	

收缩压 mmHg	得分
<120	−2
120 ~	0
130 ~	1
140 ~	2
160 ~	5
180 ~	8

吸烟	得分
否	0
是	2

糖尿病	得分
否	0
是	2

体质指数（kg/m^2）	得分
<24	0
24 ～	1
≥ 28	2

总胆固醇（mmol/L）	得分
<5.20	0
≥ 5.20	2

10 年 ICVD 绝对危险参考标准		
年龄	平均危险	最低危险
35 ～	1.0	0.3
40 ～	1.4	0.4
45 ～	1.9	0.5
50 ～	2.6	0.7
55 ～	3.6	1.0

总分	10 年 ICVD 危险度（%）
≤ -2	0.3
0	0.5
1	0.6
2	0.8
3	1.1
4	1.5
5	2.1
6	2.9
7	3.9
8	5.4
9	7.3
10	9.7
11	12.8
12	16.8
13	21.7
14	27.7

（续表）

总分	10 年 ICVD 危险度（%）
15	35.3
16	44.3
≥ 17	≥ 52.6

表 4-20　缺血性心血管病 10 年发病危险度评估表（女）

年龄（岁）	得分
35 ~	0
40 ~	1
45 ~	2
50 ~	3
55 ~	4
每 5 岁累加 1 分	

收缩压 mmHg	得分
<120	−2
120 ~	0
130 ~	1
140 ~	2
160 ~	3
180 ~	4

吸烟	得分
否	0
是	1

糖尿病	得分
否	0
是	2

体质指数（kg/m^2）	得分
<24	0
24 ~	1
≥ 28	2

总胆固醇（mmol/L）	得分
<5.20	0
≥ 5.20	1

10 年 ICVD 绝对危险参考标准		
年龄	平均危险	最低危险
35 ～	0.3	0.1
40 ～	0.4	0.1
45 ～	0.6	0.2
50 ～	0.9	0.3
55 ～	0.4	0.5

总分	10 年 ICVD 危险度（%）
−2	0.1
−1	0.2
0	0.2
1	0.3
2	0.5
3	0.8
4	1.2
5	1.8
6	2.8
7	4.4
8	6.8
9	10.3
10	15.6
11	23.0
12	32.7
13	≥ 43.1

九、应用流行病学方法进行健康信息分析

（一）人群健康信息收集的流行病学研究方法

1. 常用的流行病学调查方法：

（1）现况调查；

（2）病例对照研究；

（3）队列研究；

（4）实验流行病学。

2. 流行病设计的基本内容：

（1）查阅文献，提出研究目的；

（2）确定研究内容；

（3）选择研究方法；

（4）确定研究对象；

（5）设计调查表格；

（6）控制研究过程，保证研究质量；

（7）理顺分析思路，得出正确结论。

3. 人群健康信息的收集原则：准确性、及时性、全面性、科学性。

4. 确定调查对象应根据调查目的确定。一般不需要进行普查，而是抽取有代表性的样本进行调查。随机抽样和样本含量适当是保证样本代表性的两个基本原则。

（1）按一定比例从总体中随机抽取有代表性的样本进行调查，以样本统计量估计总体参数，称为抽样调查。

（2）将样本的随机误差控制在允许范围内时所需的最小样本含量称样本含量合适。

（二）人群健康信息收集的方法

1. 利用现有资料进行人群健康状况分析，现有资料的来源包括：

（1）统计报表：

来源于妇幼保健机构的婴儿死亡、儿童死亡、孕产妇死亡、儿童系统管理等；来源于疾病预防控制机构的死亡登记、传染病发病数等；来源于卫生行政部门的各种疾病的发病率、患病率、卫生资源、卫生服务提供等；来源于人口学资料。

（2）经常性工作记录：如：临床方面的个人健康记录资料、社区卫生服务中建立的人群健康档案等。

（3）以前做过的调查资料。

2. 专门调查中的现场调查方法

当现有资料不能满足时，只能通过专门调查来收集资料。常用的现场调查方法有：

（1）问卷自填法：通过邮寄给健康管理对象；把健康管理对象组织到同一地点；让健康管理对象自行在电脑或手机上完成填写。

（2）访谈法：可通过面对面或电话完成访谈。

十、体检数据的分析利用

（一）健康管理机构关心的科研问题主要有以下五个方面

1．描述疾病或健康状况的分布。

了解被管理群体的健康状况、疾病危害程度等，可以有的放矢地进行健康管理。根据健康管理机构已有的资料，按不同地区、不同时间、不同人群特征分组（疾病的三间分布），将疾病或健康状况的分布特点真实展示出来。这是人群健康管理的第一步骤。

2．探讨病因与危险因素。

只有透彻地了解群体中危险因素的状况，才能更好地进行健康管理，达到预防疾病的目的。将健康管理机构资料中的疾病、健康状况按不同特征分组，比较各组间疾病或健康的频率分布有无差别，则可提示某分组特征与疾病或健康状况有无关联。

3．筛检方法的灵敏度、特异性。

筛检：是运用快速简便的检验、检查或其他措施，自表面健康的人群中发现那些未被识别的可疑病人或有缺陷者。

治疗性筛检：是为了早期发现、早期诊断和早期治疗某种疾病的病人，如乳腺癌的筛检。

预防性筛检：是为了查出某种疾病的高危人群，进行健康教育等措施的干预和采取必要的治疗，以预防某种疾病，如筛检高血压预防脑卒中。

筛检应考虑安全、可靠，特异度和灵敏度要高，快速、简单、容易进行。

4．健康教育、干预、管理效果研究。

健康管理是对个体或群体进行全面监测、分析、评估、提供健康咨询与指导以及对健康危险因素进行干预的全过程。健康管理机构的重要工作之一是有效实施健康管理项目。

《国家基本公共卫生服务规范》要求对社区高血压患者、糖尿病患者、重症精神病患者、0～6岁儿童、孕产妇、65岁以上老年人等重点人群进行健康管理。社区卫生服务机构应制定相应的群体健康管理项目并进行实施和评价。个体健康管理是健康管理机构为每一个服务对象量身打造的计划，针对性很强，目的是尽可能符合每一个个体的特点和要求。无论是群体，还是个体健康管理，其效果如何，需要通过收集到的有效数据，对实施的管理项目进行评价。

5. 疾病负担与卫生经济学研究

慢性病由于病程长、较难治愈，很难用延长生存时间、降低患病率、提高治愈率等指标评价健康管理效果，因此健康管理项目对肿瘤等慢性病患者的效果，常常用生命质量、健康寿命年等疾病负担指标进行评价。对不同的干预项目进行卫生经济学评价，如成本—效益分析，是通过对干预所消耗资源与健康收益的分析比较，确定项目价值的一种比较分析方法，既可以用于项目初始阶段对项目可行性的评估和方案比较的选择，也可用于项目评价阶段对其实际效益的评估。

（二）健康管理机构数据与资料的特点

1. 健康管理（体检）人群的特点。

群体健康管理主要为企事业单位人群的健康管理，以及社区卫生服务中心的疾病管理。

企事业单位人群的健康管理从健康体检的角度可归为预防保健性体检，是健康体检中最主要的一类，该群体的主要特点如下：

（1）年龄以30～60岁为主；

（2）职业工作强度高、精神压力大、职业风险大；

（3）受检者经济条件普遍较优越，生活水平较高；

（4）生活方式：不健康的饮食、缺乏体力活动、作息不规律、心理压力大；

（5）身体状况：多数有危险因素的集聚情况，部分已出现疾病临床期的早期表现。

社区卫生疾病管理主要以慢性病为主，在建立健康档案的基础上，对慢性病患者进行随访管理。

2. 健康管理（体检）人群的数据类型。

主要为数值变量和分类变量。

3. 健康管理（体检）人群的资料特点

一般包括问卷资料、体检资料和实验室生理生化检测资料。

十一、健康管理科研中常见的流行病学方法

流行病学研究按设计类型可分为描述性研究、分析性研究、实验性研究和理论性研究四类。在健康管理科研中最常用的是前三类。

（一）现况研究

现况研究是研究特定时点或时期与特定范围内人群中的有关变量（因

素）与疾病或健康状况的关系，即是调查这个特定的群体中的个体是否患病和是否具有某些变量或特征的情况，从而探索具有不同特征的暴露与非暴露组的患病情况或是否患病组的暴露情况。由于所收集的资料一般不是过去的暴露史或疾病情况，也不是通过追踪观察将来的暴露与疾病情况，故又称为横断面研究。由于这种研究所得到的疾病率，一般为在特定时点或时期与范围内该群体的患病频率，故也称之为患病率研究。

（二）病例对照研究

病例对照研究是以确诊的患有某特定疾病的病人作为病例，以不患有该病但具有可比性的个体作为对照，通过询问、实验室检查或复查病史，搜集既往各种可能的危险因素的暴露史，测量并比较病例组与对照组中各因素的暴露比例，经统计学检验，若两组差别有意义，则可认为因素与疾病之间存在着统计学上的关联。病例对照研究亦称回顾性研究，是比较患某病者与未患某病的对照者暴露于某可能危险因素的百分比差异，分析这些因素是否与该病存在联系。是分析流行病学方法中最基本的、最重要的研究类型之一。

（三）队列研究

队列研究是将某一特定人群按是否暴露于某可疑因素或暴露程度分为不同的亚组，追踪观察两组或多组成员结局（如疾病）发生的情况，比较各组之间结局发生率的差异，从而判定这些因素与该结局之间有无因果关联及关联程度的一种观察性研究方法。

队列研究的基本原理是在一个特定人群中选择所需的研究对象，根据某个时期是否暴露于某个待研究的危险因素，或其不同的暴露水平而将研究对象分成不同的组，如暴露组和非暴露组、高剂量暴露组和低剂量暴露组等，随访观察一段时间，检查并登记各组人群待研究的预期结局的发生情况，比较各组结局的发生率，从而评价和检验危险因素与结局的关系。

根据研究对象进入队列时间及终止观察的时间不同，可分为3种模式：

1. 前瞻性队列研究：是队列研究的基本形式。研究对象的分组是根据研究对象现时的暴露状况而定的，此时研究的结局还没有出现，需前瞻观察一段时间才能得到。

2. 历史性队列研究：研究对象的分组是根据研究开始时研究者已掌握的有关研究对象在过去某个时点的暴露状况的历史资料作出的。

3. 双向性队列研究：也称混合性队列研究，即在历史性队列研究的基础上，继续前瞻性观察一段时间，它是将前瞻性队列研究与历史性队列研究结合起来的一种模式，因此，兼有前瞻性队列研究和历史性队列研究的优点，且相对地在一定程度上弥补了各自的不足。

（四）实验性研究

实验性研究是收集直接数据的一种方法。选择适当的群体，通过不同手段，控制有关因素，检验群体间反应差别。研究者运用科学实验的原理和方法，主要目的是建立变量之间的因果关系，一般做法是研究者预先提出一种因果关系尝试性假设，然后通过实验操作来检验，是一种受控制的研究方法，通过一个或多个变量的变化来评估它对一个或多个变量产生的效应。

第五章　健康指导

第一节　健康教育

一、健康素养的概念

健康素养：是指个人通过各种渠道获取的健康信息，以及对这些信息的正确理解，并运用这些信息维护和促进自身健康的能力与基本素质。

早期的健康素养主要是从临床视角出发的，指患者能阅读、理解健康相关的材料。

WHO定义的健康素养：人们获取、理解、实践健康信息和服务，并利用这些信息和服务做出正确的判断和决定，促进自身健康的能力。

居民健康素养评价指标已纳入国家卫生事业发展规划之中，作为综合反映国家卫生事业发展的评价指标。公民健康素养包括了三方面内容：基本知识和理念、健康生活方式与行为、基本技能。

健康素养与人们接受教育的程度密切相关，提高受教育水平，将有利于健康素养的提高。对健康素养水平的评判将人群分为两类：具备健康素养的和不具备健康素养的。监测结果显示，2021年全国城市居民健康素养水平为30.70%，农村居民为22.02%，较2020年分别增长2.62和2.00个百分点；东、中、西部地区居民健康素养水平分别为30.40%、23.83%和19.42%，较2020年分别增长1.34、2.82和2.70个百分点；城乡居民基本知识和理念素养水平为37.66%，健康生活方式与行为素养水平为28.05%，基本技能素养水平为24.28%，较2020年分别提升0.51、1.61、1.16个百分点；6类健康素养水平由高到低依次为：安全与急救素养56.41%、科学健康观素养50.01%、健康信息素养35.93%、传染病防治素养27.60%、慢性病防治素养26.67%和基本医疗素养26.05%，其中基本医疗素养、安全与急救素养和传染病防治素养均有提升，科学健康观素养、健康信息素养和慢性病防治素养与2020年基本持平。

据介绍，本次监测内容以《中国公民健康素养——基本知识与技能》为依据，覆盖全国31个省（自治区、直辖市）的336个县（区）1008个乡镇（街道），对象为15至69岁常住人口，共得到有效调查问卷66676份。

二、影响健康的因素

研究健康的影响因素，其目的在于为增进人类健康提供策略依据。

健康影响因素：

1. 遗传–生物因素。包括个体的遗传与生物特质，如性别、年龄、遗传基因，以及环境中的生物致病因素。

2. 环境因素。包括自然环境：人们生活的物质环境，如食物、水、空气等。社会环境：社会经济、政策、教育、社会阶层、民族、文化、社会性别准则、社会支持等，以及家庭成员、朋友、同事、社区成员等。

3. 卫生服务因素。指卫生机构和卫生专业人员为了防治疾病、增进健康，运用卫生资源和各种手段，有计划、有目的地向个人、群体和社会提供必要服务的活动过程。以人为本、以健康为中心的健全的医疗卫生机构，完备的服务网络，一定的卫生经济投入以及合理公平的卫生资源配置，均对人群健康有促进作用。相反，如果卫生服务和社会医疗保障体系存在缺陷，就不可能有效地防治居民的疾病，促进其健康。

4. 行为生活方式因素。指因自身行为和生活方式而产生的健康危险因素，称为自创性危险因素。行为和生活方式与常见的慢性病或社会病密切相关。不良的行为生活方式有吸烟、酗酒、熬夜、不合理饮食、缺乏锻炼等。

三、健康素养与健康教育的关系

健康教育指有计划、有组织、有系统的社会教育活动，使人们自觉地采纳有益于健康的行为和生活方式，消除或减轻影响健康的危险因素，预防疾病，促进健康，提高生活质量，并对教育效果作出评价。健康教育的核心是教育人们树立健康意识，促使人们改变不健康的行为生活方式，养成良好的行为生活方式，以减少或消除影响健康的危险因素。通过健康教育，能帮助人们了解哪些行为是影响健康的，并能自觉地选择有益于健康的行为生活方式。健康教育基于公共卫生学、心理行为学、社会学、传播学、教育学、管理学、社会市场学等多学科的理论与方法，从分析个体、群体的健康相关行为入手，提出行为干预的策略和方法，并通过行之有效的干预活动，改变个体、群体的健康行为，实现增进健康、提高生活质量的最终目的。

健康素养是健康教育最为直接的产出。尽管健康素养受到基础教育水平的影响，但健康教育仍然是提高健康素养最为重要的途径。通过健康教育的有效实施，提高了人群理解和利用健康信息的能力，增加了人们的健康意识、知识和能力，不仅能够帮助患者有效利用卫生服务，更能够从公共卫生的视角，帮助人们提高自身预防疾病的能力，促使对预防保健服务的合理利用，达到预防疾病、维护和增进健康的目的，也是减少和消除卫生服务不公平的有效方法。健康教育的信息表达需要符合人们的健康素养水平。对于健康教育者而言，如何将健康信息在保持其余的基础上，更为通俗易懂、便于利用，才能真正有效地发挥作用，促进民众自我采纳健康行为生活方式和对卫生服务的合理利用。医疗卫生服务中根据对象的健康素养水平，进行有效沟通，开展相关服务，这样才能提高卫生服务的效率。对于健康教育学科发展而言，健康素养可以作为单一指标反映健康教育效果，也丰富和发展了健康教育效果评价指标。

四、社区健康教育的概念

社区健康教育是指以社区为单位，以社区人群为教育对象，以促进社区居民健康为目标，有组织、有计划的健康教育活动。其目的是发动和引导社区人民树立健康意识，关心自身、家庭和社区的健康问题，积极参与社区健康教育与健康促进规划的制订和实施，养成良好的卫生行为和生活方式，以提高自我保健能力和群体健康水平。

社区作为最基层的政权单位，覆盖一定的区域，辖区内居住一定规模的人群，是开展健康教育的重要场所。

以社区为基础开展健康教育的意义：

1. 社区是开展健康教育的重要场所。社区是宏观社会的缩影，家庭是社区的基本单位。同一社区具有一致的环境、服务，相同的文化与风俗，居民面临的健康问题具有相近的特点。开展社区健康教育，能够覆盖社区内的居民，最有效地针对社区居民的健康问题开展健康教育。

2. 社区能够有效动员本地的健康教育资源。可以通过社区政府的领导，制定支持性政策，协调各相关部门，改善社区环境，完善社区卫生服务，促进健康教育的有效开展。

3. 社区卫生服务机构是开展健康教育的有生力量。依托社区卫生服务机构开展健康教育，具有以下优势：（1）信息优势；（2）可及性好；（3）有政策支持；（4）促进社区卫生服务的利用。

4. 社区的凝聚力能够有效地动员居民参与健康教育，承担健康责任。以社区为基础的健康教育，能最有效地激发社区领导、居民的主人翁意识，动员社区成员主动发现社区的健康问题、确定社区的健康目标，提出解决问题的办法，承担自身的健康责任。

五、社区健康教育的实施步骤

社区健康教育的组织实施，一般有以下步骤：（1）开展社区健康教育需求评估，确定社区主要健康问题、健康教育的主要内容和开发健康教育的资源；（2）基于社区的健康教育需求，制定社区健康教育计划，明确目标和开展的健康教育活动；（3）根据健康教育计划分配资源，组织开展各项健康教育活动，并对活动质量进行监控；（4）按照年度或项目周期评估健康教育活动的效果，确定健康教育活动对社区人群健康知识、健康素养、健康行为以及健康状况的影响。

社区健康教育人员应具备的能力：

1. 社区健康教育管理人员：（1）开展社区诊断，评估社区健康教育需求；（2）制定社区健康教育计划；（3）组织实施社区健康教育；（4）评价健康教育效果；（5）开展社会动员。

2. 社区健康教育实践人员：（1）坚实的专业技术基础和知识的不断更新能力；（2）进行个体和小群体健康教育评估能力；（3）将专业知识进行通俗化、操作化能力；（4）人际沟通能力。

六、健康教育评价的特点

（一）健康教育评价的特点

1. 关注产出、成效，是否实现目标，达到预期效果，关注活动实施的进度和质量。

2. 评价的基本原理是比较。

3. 确定价值标准是评价的前提。

4. 测量是评价的重要手段，准确的信息是评价成功的保障。

（二）健康教育评价的意义

1. 评价是健康教育计划取得成功的必要保障。

2. 评价可以科学地说明健康教育的价值。

3. 通过健康教育评价，使社区政府、各相关部门及社区民众了解健康教育工作及其产出，为广泛宣传、争取更多的支持和参与奠定基础。

4. 通过健康教育评价，使基层卫生人员、健康教育专兼职人员总结经验，发现不足，提高自身开展健康教育工作的能力。

七、社区健康教育的计划制定

一份完整的健康教育计划书通常包括以下几部分。

1. 背景：主要概括介绍健康教育需求评估的结果，阐述开展社区健康教育的必要性、可行性。

2. 目标：健康教育目标应具备具体、可行、可以测量等特点，即要明确具体地指出预期发生哪些改变，经过努力预期目标是可以实现的，且可以通过适宜的方法测量到社区人群的改变。

3. 干预策略：（1）教育策略：旨在实现教育目标，常采用的活动为人际交流、使用健康教育材料和大众媒体等方法；（2）环境策略：旨在针对影响健康行为的促成因素，实现环境目标；（3）政策策略：针对影响健康、健康相关行为的政策因素，为健康行为的实现和健康状况的改善提供支持。

4. 评价方案：阐述过程评价、效果评价的指标和评价方法。

5. 时间进度表：将健康教育各项活动按逻辑顺序和时间顺序排列，确保各项工作的开展能有据可依，时间安排得当。

6. 预算：预算反映的是完成（全年）健康教育工作需要的经费数额。

7. 人员组织分工：可以成为计划书的一部分，也可以在各项活动中注明，确保活动的有效落实。

八、社区健康教育的组织实施

社区健康教育的组织实施是将科学的计划落实的具体操作过程，是健康教育计划实现目的的关键。应关注以下方面：（1）建立健全组织与领导机制；（2）工作启动；（3）人员培训；（4）材料设备的准备；（5）健康教育的实施。

在健康教育实施中应遵循的伦理原则：（1）承认并尊重每个人或每种文化的价值与权利；（2）尽可能减少对目标人群正常生活和工作秩序的影响；（3）任何检测和干预活动应做到目标人群的知情同意，而不能强迫、利诱和隐瞒信息；（4）尊重目标人群的隐私，以及个人信息保密；（5）教育引导与规范约束并重；（6）关注目标人群的个性化需求。

九、健康教育计划评价的概念

健康教育计划评价的目的：（1）确定健康教育计划的先进性和合理性；（2）确定健康教育计划的执行情况；（3）确定健康教育预期目标的实现及持续性；（4）总结健康教育的成功与不足之处。

健康教育计划评价的种类与内容：

1. 形成评价。

内容：目标人群基本特征及其对各种干预措施的看法；资料发放系统；针对计划实施早期出现的问题，酌情适当调整。

方法：文献、档案、资料的回顾；专家咨询；专题小组讨论等。

2. 过程评价：贯穿于计划执行的全过程。

内容：评价项目活动的质量与效率；计划实施情况；人员工作情况；社区人群对干预活动的满意度。

指标：项目活动执行率；干预活动覆盖率；干预活动暴露率；有效指数；目标人群满意度；活动经费使用率等。

方法：查阅档案资料；目标人群调查；现场观察；会议、讨论等。

3. 效应（果）评价。

内容：目标人群相关健康行为及其影响因素的变化，如社区人群的健康知识、态度和价值观；社区人群的健康素养水平；社区人群的健康行为和生活方式；社区健康环境与政策；社区人群的健康状况。

指标：健康知晓率，健康知识得分，知识合格率；健康素养得分，健康素养水平；健康行为流行率、行为改变率；环境、服务、条件、公众舆论等方面改变的具体情况；血压控制率、体重合格率、疾病患病率等。

方法：随机对照法。

4. 结局评价：目标人群健康状况（生理、心理及行为）良好变化；目标人群生活质量的提高。

5. 总结评价：针对形成评价、过程评价、效应评价和结局评价做出的总结性概括，指出成功与不足之处，为今后计划和决策提供依据。

十、社区常用健康教育的方法

健康教育的主要手段是传播健康信息和对行为直接进行干预。社区开展健康教育，能够采用的方法很多，各方法之间没有优劣之分，重要的是选择对本社区或某一健康教育主题最为合适的健康教育方法。需要我们在了解常见健康教育方法如何实施及其适用条件的前提下，根据人群特点、健康教育的具体内容，以及社区环境与资源的情况，确定最终使用方法。

（一）人际交流

人与人直接进行的信息沟通活动。重要特点：传播者与受传者之间的角色互换和及时的反馈。

1. 讲座。主要通过语言、文字，向社区人群传达健康知识、信息、技能，启发目标人群的健康意识、动机的过程。优点：简单、成本低。对讲师的专业知识、实践经验、沟通与表达能力要求较高。

受听众认可的讲师通常具有以下特点：

（1）仪表与态度：仪表端庄，表情亲切和蔼，态度温和；保持目光与听众的接触，既能融洽感情，又能观察听众的反应；能站在与听众更接近的地方，并适当走动，但不要动作太多。

（2）表达：声音洪亮、口齿清楚，语言精练，无口头禅；内容通俗易懂，语言生动幽默，多用身边实例，更加贴近生活；适当变动语速和语调，抑扬顿挫，有节奏、有起伏更能吸引注意；在重要的地方加重语气、适当重复；与听众有交流。

（3）使用模具与教具：尽可能使用模型、教具帮助听众理解和练习操作。

（4）掌握时间节奏：应提前到场，做好准备，准时开始，按时结束，不拖拉；通常讲课时长一小时左右为宜；讲课结束前留出5 ~ 10分钟，了解听众是否有问题，并进行解答，以及进行讲课要点总结。

2. 一对一指导。主要对象：门诊患者、孕妇、儿童及看护人、新生儿访视、产后访视、老年人、重症监护病人、残疾人等重点人群。

3. 同伴教育。适用范围广，可用于慢病防控、控烟、营养与运动、科学育儿、更年期健康、职业安全与健康、学生健康教育等领域。

（二）健康教育材料

应符合的共同原则：科学性、时效性、艺术性、针对性、适宜性。

1. 黑板报 / 宣传栏：制作简便，成本低，不足之处是文字小，人们只有贴近才能看清具体内容。

2. 小册子：适合于初中及以上文化程度的居民系统学习某一方面的知识、技能。

3. 折页：通常彩色印刷，图文并茂、简单明了、通俗易懂、吸引力强，适合文化程度较低的居民，可以宣传知识、倡导理念，也可以具体指导某项操作技能，便于携带和保存。

4. 招贴画 / 海报：通常由少量文字和较为突出的主题画构成。

5. 健康教育处方：用医嘱形式提供的健康教育材料，主要内容包括饮食指导、运动指导、用药指导、康复指导等。

6. 音像材料：特点是直观、生动，以声音和影像的形式传播健康知识、技能，指导人们的行为。

十一、健康相关行为理论对健康干预的启示

1. “知信行”模式。健康知识和信息是建立积极、正确的信念与态度，进而改变健康相关行为的基础，而信念和态度则是行为改变的动力。

2. 健康信念模式。健康信念模式建立在需要和动机理论、认知理论和价值期望理论基础上，关注人对健康的态度和信念，重视影响信念的内外因素。认为个体感知、积极采取适宜行动、相信自己能采取推荐的行动是行为转变的重要因素。它被用于探索各种长期和短期健康行为问题。

3. 自我效能理论。是个人对自己完成某方面工作能力的主观评估。评估的结果如何，将直接影响到一个人的行为动机。

4. 行为改变的阶段理论。把行为改变分为5个阶段（对于成瘾行为，有第6个阶段）：

（1）没有打算阶段：理由较多，没有改变意识；（2）打算阶段：逐渐意识到问题严重性但在利益和代价间纠结；（3）准备阶段：30天内做出准备开始行动；（4）行动阶段：6个月内采取行动；（5）维持阶段：达到6个月以上，行为得到巩固；（6）终止阶段：（成瘾行为）对行为改变保持高度的信心不再复发。

上述理论为健康干预消除不健康生活行为习惯，建立健康生活行为习惯的行为改变提供了理论基础。

十二、健康教育计划的设计原则

（一）目标原则

应有明确的总体目标（或称远期目标）和切实可行的具体目标（或称近期目标。

（二）前瞻性原则

要体现一定的先进性。

（三）弹性原则

在制定计划时，要尽可能预计到实施过程中可能发生的变故，要留有余地并预先制订应对措施，确保计划顺利进行。

（四）从实际出发原则

一要借鉴历史的经验与教训，二要做周密细致的调查研究，因地制宜地提出计划要求。同时，要清晰掌握目标人群的健康问题、知识水平、思想观

念、经济状况、风俗民风等一系列客观资料，实行分类指导，提出真正符合具体实际、有可行性的活动计划。

（五）参与性原则

健康教育计划应该是健康管理师与服务对象共同制订的，在计划的制订过程中要求服务对象（包括个体和群体）的积极参与，而不是完全由健康管理师决定。

十三、需求评估的概念

需求评估是为健康教育计划设计提供信息的过程，包括在计划设计阶段进行的目标人群现况评估、政策评估、环境评估、资源评估等，其目的在于使计划符合目标人群的实际情况，使计划更科学、更完善。

1. 需求评估的内容：

（1）了解目标群体或个人的各种基本特征：如目标群体或个人的文化程度、卫生保健知识水平、态度、健康状况、对健康教育的可及性。

（2）了解干预策略、活动的可行性：如传播媒介可及性、传播材料发放系统、资源、活动的吸收力等。

（3）进行传播材料的预试验与完善。

（4）进行调查工具（如问卷）的预调查与完善。

2. 方法：在需求评估中，可采用多种技术为上述问题提供答案，以进行相应内容的评估。方法有文献、档案、资料的回顾，专家咨询，专题小组讨论，目标人群调查，现场观察等。

十四、健康教育计划的目标

任何健康教育计划应有明确的目标，缺乏明确的目标，整个计划将失去意义。

1. 计划的总体目标：是指计划执行后预期达到的最终目标。总体目标是宏观的、长远的，描述总体努力方向。

2. 计划的具体目标：是对总体目标更加具体的描述，用以解释和说明计划总体目标的具体内涵。包含具体的、量化的、可实现的指标，应能回答以下问题：

Who——对谁？可以是个体也可以是群体。

What——实现什么样的变化（知识、信念、行为、健康状况等）？

When——在多长时间内实现这种变化？

Where——在什么范围内实现这种变化？如果是针对个体的目标，此项忽略。

How much——变化程度多大？

十五、健康教育干预的策略

干预策略：是实现健康教育目标的措施、途径和方法，是每一项具体干预活动的指导思想。针对群体健康教育，干预策略主要从提高目标人群的认知和技能，改善物质环境如生活条件、资源、服务，改善社会环境如政策、文化等三大方面加以思考。针对个体健康教育，主要依靠教育策略，比如通过宣传品如小册子、小折页和光碟等媒介学习健康知识，通过个别咨询有针对性地解决个人的问题等手段，而其他的策略手段是通过群体的教育来影响其中的个体。

1. 教育策略：核心是教育人们形成有益健康的认知和技能。常用的健康教育活动如下：（1）通过电子媒体开展的大众传媒活动：电视广播节目、公益广告、网络信息手机应用等；（2）通过印刷媒介开展的活动：小册子、小折页、传单等；（3）人际传播活动：讲座、小组讨论、个别咨询、入户指导、同伴教育等；（4）因地制宜的社区活动：墙体标语、板报、展览、义诊、知识竞赛等；（5）民俗、文体活动：戏曲、民歌、庙会、赶集等。

2. 环境策略：作用对象是物质环境、条件，目的是提供条件使人们采纳健康行为的意愿得以实现。

3. 政策策略：从两方面作用于人群健康行为：其一，政策可以支持并促使这些行为得以实现，如校区内禁烟；其二，政策策略可通过影响资源配置、环境改善促进健康行为乃至健康。

十六、健康教育计划的实施

一般包含5个方面的工作：

1. 建立实施的组织机构。建立承担领导工作的领导机构和承担实施任务的执行机构，同时确立协作单位，建立协作关系。

2. 制订实施工作时间表。制订实施具体工作时间表的意义在于使各项活动在计划周期内得到合理安排，使人员能够遵循时间表协调一致地开展活动，保障计划的时间进度，为计划的顺利实施与完成奠定基础。实施计划时间表是一个以时间为线索排列出各项实施工作内容、具体负责人员、检测指标、经费预算、特殊需求等内容的一个综合计划表。

3. 配备和培训实施工作人员。工作人员应根据计划的具体内容来确定，应考虑人员的数量和专业能力。实施人员主要是从执行机构中选定，必要时应从相应业务部门聘请人员共同工作。实施人员应掌握与实施计划有关的知识技能，必须经过必要的培训。培训工作可以使实施工作人员熟悉项目的管理程序，使其掌握相关的知识和技能，并学习新的工作方法。

4. 配备所需设备物件与健康教育材料。实施工作所需要的某些仪器、设备、车辆、器械以及传播活动所需的传播材料等。

5. 实施的质量控制。通过对活动质量的监测，及时了解实施的进展及各项活动的质量数量，并最终确保活动在预定的时间内完成，达到质量要求。

十七、群体健康教育计划书的制订

计划书的内容通常包括摘要、前言、总体目标和具体目标、方法、评价、经费预算以及参考资料等内容。

1. 摘要。用简洁扼要的文字概括计划的整个内容，包括设计与执行本计划的必要性、可行性，要达到的目标，主要研究方法和干预方法、研究的目标人群，整个计划执行的时间、资料收集和分析的方法。

2. 前言。陈述计划目的和有关理论基础，概括所提出计划的有关科学知识、目前的状况。评估开展本计划的必要性，说明本计划有什么特点，较以往所进行的同类教育计划有什么特殊性。

3. 总体目标和具体目标。总体目标：执行健康教育计划后预期达到的理想影响和效果，通常是长远的、广义的和比较笼统的。具体目标：分为认知目标、行为目标、健康目标。针对群体的目标必须能回答“4个W”和“1个H”的问题。

4. 方法。包括研究方法学、研究设计以及工作的各个程序。整个计划和日常安排应按照计划目标符合逻辑地进行。

5. 评价。应贯穿于整个计划及其实施的全过程，计划内应该有明确的评价内容、评价指标、评价方法和评价时间。评价类型包括：过程评价、效应评价、结局评价。

6. 经费预算。根据完成计划所需各种资源的市场价格或预期价格信息，估算和确定各种活动的成本和整个项目的全部成本。

十八、健康教育工作时间表的制订

健康教育计划实施时间表，通常应明确以下内容：活动内容、活动指标

（活动应达到的要求和标准）、活动时间、负责人员、活动资源（活动经费、设施设备）。工作时间表参考表5-1制订。

表 5-1　××健康教育计划实施时间表

实施时间	工作内容	负责人	指标	预算（元）	设备物件与材料	说明
2023 年 5 月	项目启动会	××× ×××	文件	500		会议室
……	……	……	……	……	……	……

第二节　健康咨询

一、健康咨询的含义

咨询是指一个有需求的个体与一个能提供支持和鼓励的个体（咨询师、健康管理师等）接触，通过讨论，使有需求的个体获得自信并找到解决问题的办法。健康咨询是临床场所尤其是初级卫生保健场所帮助个体及家庭改变不良行为最常用的一种健康教育方式。健康咨询的成功与否很大程度上取决于咨询服务提供者的交流技巧。咨询是为咨询对象提供各种选择，而不是强迫对方接受你认为正确的建议。

健康咨询通常包含五个基本的步骤：①评估；②劝告；③达成共识；④协助；⑤安排随访。

二、健康咨询的基本原则

（一）自愿原则

健康咨询服务的请求、暂停、延期、恢复、终止等应出于服务对象的自愿，避免强制。

（二）保密原则

咨询服务提供者替服务对象保守秘密，是咨询服务提供者必须恪守的基本准则，也是与服务对象保持信任关系的基本条件。如因工作交流、科学研究、教学等确需引用咨询案例时，咨询服务提供者应进行技术处理，不得公开来访者的真实姓名、单位、住址等信息。咨询服务提供者应告知来访者保密原则及非保密范围，并在必要的情况下指导其签署知情同意书。

（三）建立平等友好信赖关系

咨询服务提供者应对寻求咨询的服务对象表示出关心和爱护，建立友好的关系，取得对方的信任，鼓励服务对象敞开心扉谈论自己的问题。咨询服务提供者与服务对象的地位是平等的，服务提供者不能居高临下、盛气凌人，更不能嘲笑、挖苦被指导者的无知和不健康行为，使对方产生抵触及反感情绪。只有尊重对方，平等相待，才能提高咨询效果。

（四）鉴定需求

咨询服务提供者通过仔细聆听了解到服务对象存在的问题，并让他（她）自己鉴定出自身存在的问题。咨询服务提供者要避免主动指出服务对象存在的问题。

（五）调动参与

好的咨询服务提供者帮助服务对象找出各种与其所存在问题相关的因素，并鼓励服务对象找出最适合他们自己的解决办法，而不要试图劝说服务对象接受你的建议。服务对象不应该处于消极被动的地位，咨询效果很大程度上依赖于对象的参与程度。因此，咨询服务提供者要着力调动对方的参与意识和主观能动性，促使对方主动思考，进行自我分析、自我批判，从而接受新的知识，树立新的态度。

（六）接触限制原则

咨询服务提供者不应与来访者有除工作外的任何接触、交往，不应与来访者建立、发展咨询服务关系之外的任何关系，不应在工作必须之外获取来访者隐私。

（七）伦理原则

健康咨询服务应以社会普遍认同的伦理规范与价值观为约束，遵循健康咨询服务的基本伦理。

三、高血压防控知识

（一）我国高血压患者的知晓率、治疗率和控制率

高血压患者知晓率、治疗率和控制率是反映高血压流行病学和防治状况的重要指标。我国人群高血压患者的知晓率、治疗率和控制率与发达国家相比仍非常低，特别是经济文化发展水平较低的农村或边远地区。脑卒中死亡率在农村地区已超过城市。目前我国约有1.3亿高血压患者不知道自己患有高血压，在已知自己患有高血压的人群中，也有约3千万没有治疗；在接受降压治疗的患者中，有75%的患者血压没有达到目标水平。

不同人口学特征比较知晓率、治疗率和控制率女性均高于男性，城市高血压治疗率显著高于农村，与我国北方地区相比，南方地区居民高血压患者的知晓率、治疗率和控制率较高；不同民族比较，少数民族居民的高血压治疗率和控制率低于汉族居民。

（二）我国人群高血压发病的重要危险因素

1. 高钠、低钾膳食

人群中，钠盐（氯化钠）摄入量与血压水平和高血压患病率呈正相关，而钾盐摄入量与血压水平呈负相关。膳食钠 / 钾比值与血压的相关性甚至更强。我国14组人群研究表明，膳食钠盐摄入量平均每天增加2克，收缩压和舒张压分别增高2.0mmHg和1.2mmHg。

高钠、低钾膳食是我国大多数高血压患者发病主要的危险因素之一。我国大部分地区，人均每天盐摄入量为12 ~ 15g以上。在盐与血压的国际协作研究中，反映膳食钠 / 钾量的24小时尿钠 / 钾比值，我国人群在6以上，而西方人群仅为2 ~ 3。

2. 超重和肥胖

身体脂肪含量与血压水平呈正相关。人群中体重指数（BMI）与血压水平呈正相关，BMI每增加3kg/m^2，4年内发生高血压的风险，男性增加50%，女性增加57%。我国24万成人随访资料的汇总分析显示，BMI≥24kg/m^2者发生高血压的风险是体重正常者的3 ~ 4倍。身体脂肪的分布与高血压发生也有关。腹部脂肪聚集越多，血压水平就越高。腰围男性≥90cm或女性≥85cm，发生高血压的风险是腰围正常者的4倍以上。

随着我国社会经济发展和生活水平提高，人群中超重和肥胖的比例与人数均明显增加。

在城市中年人群中，超重者的比例已达到25% ~ 30%。超重和肥胖将成为我国高血压患病率增长的又一重要危险因素。

3. 饮酒

过量饮酒也是高血压发病的危险因素，人群高血压患病率随饮酒量增加而升高。虽然少量饮酒后短时间内血压会有所下降，但长期少量饮酒可使血压轻度升高；过量饮酒则使血压明显升高。如果每天平均饮酒>3个标准杯（1个标准杯相当于12g酒精，约合360g啤酒，或100g葡萄酒，或30g白酒），收缩压与舒张压分别平均升高3.5mmHg与2.1mmHg，且血压上升幅度随着饮酒量增加而增大。

在我国饮酒的人数众多，部分男性高血压患者有长期饮酒嗜好和饮烈度酒的习惯，应重视长期过量饮酒对血压和高血压发生的影响。饮酒还会降低降压治疗的疗效，而过量饮酒可诱发急性脑出血或心肌梗死。

4. 精神紧张

长期精神过度紧张也是高血压发病的危险因素，长期从事高度精神紧张工作的人群高血压患病率增加。

5. 其他危险因素

高血压发病的其他危险因素包括年龄、高血压家族史、缺乏体力活动等。除了高血压外，心血管病危险因素还包括吸烟、血脂异常、糖尿病、肥胖等。

（三）高血压与心血管风险

1. 血压与心血管事件的关系

不论采用哪种测量方法，诊室血压、动态血压或家庭血压，血压水平与脑卒中、冠心病事件的风险均呈连续、独立、直接的正相关关系。与舒张压相比，收缩压与心血管风险的关系更为密切。

目前，冠心病事件迅速增加，但脑卒中仍是我国高血压人群最主要的并发症。

2. 我国人群高血压与心血管风险关系的特点

我国人群监测数据显示，心脑血管死亡占总死亡人数的40%以上，其中高血压是首位危险因素，每年300万心血管死亡案例中至少一半与高血压有关。

人群监测数据还显示，脑卒中的年发病率为250/10万，冠心病事件的年发病率为50 / 10万，脑卒中发病率是冠心病事件发病率的5倍。在临床治疗试验中，脑卒中 / 心肌梗死发病比值，在我国高血压人群中约为5 ~ 8 : 1，而在西方高血压人群中约为1 : 1。近年来，尽管冠心病事件有上升趋势，但脑卒中发病率与冠心病事件发病率的差异仍然非常明显。这提示脑卒中是我国高血压人群最主要的心血管风险，对于制订更有效的减少我国人群心血管风险的防治策略有重要意义。

（四）诊断性评估

诊断性评估的内容包括以下三方面：（1）确定血压水平及其他心血管危险因素；（2）判断高血压的原因，明确有无继发性高血压；（3）寻找靶器官损害以及相关临床情况。从而做出高血压病因的鉴别诊断和评估患者的心血管风险程度，以指导诊断与治疗。

1. 病史

应全面详细了解患者病史，包括以下内容：（1）家族史：询问患者有无高血压、糖尿病、血脂异常、冠心病、脑卒中或肾脏病的家族史；（2）病程：患高血压的时间，血压最高水平，是否接受过降压治疗及其疗效与副作用；（3）症状及既往史：目前及既往有无冠心病、心力衰竭、脑血管病、外周血管病、糖尿病、痛风、血脂异常、支气管哮喘、睡眠呼吸暂停综合症、性功能异常和肾脏疾病等症状及治疗情况；（4）有无提示继发性高血压的症状：肾炎史或贫血史，提示肾实质性高血压；肌无力、发作性软瘫等低血钾表现，提示原发性醛固酮增多症；阵发性头痛、心悸、多汗，提示嗜铬细胞瘤；（5）生活方式：膳食脂肪、盐、酒摄入量，吸烟支数，体力活动量以及体重变化等情况；（6）药物引起高血压：是否服用使血压升高的药物，例如口服避孕药、生胃酮、滴鼻药、可卡因、安非他明、类固醇、非甾体类抗炎药、促红细胞生长素、环孢菌素以及中药甘草等；（7）心理社会因素：包括家庭情况、工作环境、文化程度及有无精神创伤史。

2. 体格检查

仔细的体格检查有助于发现继发性高血压线索和靶器官损害情况，体格检查包括：正确测量血压和心率，必要时测量立、卧位血压和四肢血压；测量体重指数（BMI）、腰围及臀围；观察有无库欣面容、神经纤维瘤性皮肤斑、甲状腺功能亢进性突眼征或下肢水肿；听诊颈动脉、胸主动脉、腹部动脉和股动脉有无杂音；触诊甲状腺；全面的心肺检查；检查腹部有无肾脏增大（多囊肾）或肿块；检查四肢动脉搏动和神经系统体征。

3. 实验室检查

基本项目：血生化（钾、空腹血糖、血清总胆固醇、甘油三酯、高密度脂蛋白胆固醇、低密度脂蛋白胆固醇和尿酸、肌酐）；全血细胞计数、血红蛋白和血细胞比容；尿液分析，心电图等。

推荐项目：24小时动态血压监测、超声心动图、颈动脉超声、餐后血糖（当空腹血糖≥6.1mmol时测定）、同型半胱氨酸、尿白蛋白定量（糖尿病患者必查项目）、尿蛋白定量（用于尿常规检查蛋白阳性者）、眼底、胸片、脉搏波传导速度（PWV）以及踝臂血压指数（ABI）等。

选择项目：对怀疑继发性高血压患者，根据需要可以分别选择以下检查项目：血浆肾素活性、血和尿醛固酮、血和尿皮质醇、血游离甲氧基肾上腺素（MN）及甲氧基去甲肾上腺素（NMN）、血和尿儿茶酚胺、动脉造影、肾和肾上腺超声、CT或MRI、睡眠呼吸监测等，对有合并症的高血压患者，进行相应的脑功能、心功能和肾功能检查。

4. 血压测量

血压测量是评估血压水平、诊断高血压以及观察降压疗效的主要手段。目前，在临床和人群防治工作中，主要采用诊室血压、动态血压监测以及家庭血压监测三种方法。

诊室血压由医护人员在诊室按统一规范进行测量，目前仍是评估血压水平和临床诊断高血压并进行分级的常用方法。动态血压监测（ABPM）则通常由自动的血压测量仪器完成，测量次数较多，无测量者误差，可避免白大衣效应，并可测量夜间睡眠期间的血压，因此，既可更准确地测量血压，也可评估血压短时变异和昼夜节律。家庭血压监测（HBPM）通常由被测量者自我完成，这时又称自测血压或家庭自测血压，但也可由家庭成员等协助完成，因为测量在熟悉的家庭环境中进行，因而，也可以避免白大衣效应。家庭血压监测还可用于评估数日、数周甚至数月、数年血压的长期变异或降压治疗效应，而且有助于增强患者的参与意识，改善患者的治疗依从性。

诊室血压与动态血压相比更易实现，与家庭血压相比更易控制质量，因此，仍是目前评估血压水平的主要方法。但如果能够进行24小时动态血压监测，可以24小时动态血压为诊治依据。

四、高血压高危人群的概念

一般人群、高血压高危人群（表5-2）、高血压患者。

表 5-2　符合下列任意一项者即为高血压高危人群

1. 收缩压为 120 ~ 139mmHg 和（或）舒张压为 80 ~ 89mmHg 者
2. 有高血压家族史者（一、二级亲属：双亲、同胞、祖父母、外祖父母、叔伯姑、舅姨等患有高血压）
3. 超重和肥胖者 [体质指数（BMI）≥ 24kg/m^2 和（或）腰围男 ≥ 85cm，女≥ 80cm
4. 长期过量饮酒者（酒精量超过：男性 25g/d，女性 15g/d）
5. 长期高盐膳食者

五、高血压的生活方式指导原则

（一）限制钠盐摄入量

流行病学证明，钠盐摄入量和血压水平显著相关，钠盐摄入过多，主要通过提高血容量使血压升高。限制钠盐的摄入量具有明显的降压作用，流行病调查发现：居住在北极地区的因纽特人每天的盐摄入量极低，几乎没有高血压的发生。中国人群食盐摄入量北方高于南方，高血压的患病率也呈北高南低趋势。但是，钠盐的摄入量对血压的影响有明显的个体差异，对盐不敏感个体来说，减盐的降压效果不明显，这个问题在健康教育和健康干预中应该注意。

WHO和我国目前都建议每人每天钠盐的摄入量在5g以下，尽量少吃较咸的食品，如咸鱼、香肠、腌菜、咸蛋等；改变烹调方法，减少烹调用盐和少用含盐的调料；改变饮食习惯：吃面条时，面汤中含盐量很高（每大碗面汤含盐5～6g），如只吃面，将面汤剩下，可大幅度降低食盐的摄入量；此外，培养喝茶、喝粥的习惯，减少喝咸汤的次数。

（二）新鲜蔬菜、瓜果的摄入，补充钾、镁离子

美国的大规模随机对照试验（DASH试验）表明，富含蔬菜和水果的饮食有明显的降压作用（8周收缩压降低7mmHg）。新鲜蔬菜、瓜果富含钾、镁离子，在限制钠盐的同时，适量增加钾和镁的摄入量，能促进肾脏排钠，减少钠水在体内潴留，起到预防和降低血压的作用。钾离子的降压作用还与其交感神经抑制作用、血管扩张作用有关。此外，在增加蔬菜水果摄入的同时，还可以增加食物纤维与植物性蛋白的摄取，这也是有益健康的。

但是，对于高血压伴肾功能障碍者，大量摄入蔬菜水果可能引起高钾血症，应予以注意。此外，水果蔬菜的大量摄入，还可能引起摄入能量（糖分）的增加，糖尿病患者可以采用食物交换份法从主食的摄入中扣除增加的部分。

（三）限制饮酒及戒酒

饮酒量和血压的关系比较复杂，少量饮酒一般对高血压的发生无明显影响，适度的饮酒可降低高血压和心脑血管疾病的发生，但当饮酒量超过40ml/d（或30g/d）时，饮酒量和血压间呈正相关，大量饮酒者高血压的发病率大约是非饮酒者的5倍。而且，大量饮酒还可减弱降压药的降压效果。

为了预防高血压的发生及并发症出现，应做到：血压正常者最好不要饮酒或少饮酒，血压偏高者更应节制，已有饮酒习惯者应限制及减少饮酒量，每天不应超过20～30mL［大约相当于40度白酒1～2两，大瓶啤酒（630mL）1瓶］节假日或亲友聚会等无法回避饮酒的场合以饮葡萄酒、啤酒和低度酒为宜；心血管疾病患者一定要戒酒。习惯性大量饮酒者，在节制饮酒后，大约两周可看到明显的降压效果。

（四）减轻体重

肥胖通过增加全身血管床面积和心脏负担、引起胰岛素抵抗而引起血压升高，尤其是中心性肥胖，上述效应更加明显。对超重与肥胖的人，减少体重

1kg，可使收缩压降低1.6mmHg、舒张压降低1.3mmHg；此外，减少体重还可增强降压药的降压效果。

提倡家中购买体重计，养成经常测体重的习惯。只有这样，才能敏感意识到体重的增加。

关于减肥的速度，一般认为，急速减肥对身体造成过重的负担，降低减肥者的生活质量，不容易坚持下去，而且易反弹。合理的减肥应控制在每月1～2kg为宜。饮食过量和缺乏体育运动是造成肥胖的主要原因，因此，减轻体重的方法是减少能量的摄入和积极参加体育锻炼及适当的体力劳动等。解决摄取过量的问题，应该对本人的饮食习惯进行详细的调查，发现问题所在，如吃零食、夜宵、喜欢吃肥肉、甜点，吃饭快，吃饭过量过饱等，这些习惯均可能导致摄取过量。

日常生活中，所有的饮食都含有能量，包括饮料、水果、零食，但这些往往不易引起注意。摄入水果、零食或含糖饮料，就应相应减少正餐的量。

由于脂肪提供能量较多，当饮食中所含脂肪过量，机体不能充分消耗，多余的脂类就会在体内转化成脂肪蓄积起来，造成肥胖，引起血压升高；而且脂肪摄入过多，也会引起血脂紊乱，进而造成动脉粥样硬化，与高血压互为恶性循环。为了防止摄入过多热量，脂肪的摄入量应控制在总热量的25%以下，胆固醇限制在300mg/d以下。

这些事情说起来容易，但实际行动起来却很难，尤其是坚持下去取得稳定的效果更难。它既需要健康管理人员合理的指导，又需要减肥者本人的顽强的毅力和配合。

（五）适度的体力活动和体育运动

体力活动过少可引起中心性肥胖、胰岛素抵抗以及自主神经调节功能下降，从而导致高血压发生。不经常参加运动者发生高血压的危险性高于经常运动的人。运动，特别是适当的、有规律的体育锻炼可增加热量的消耗，减少体内脂肪蓄积，使体重降低，缓解精神紧张，减少高血压发生的概率，改善心血管系统的功能状态。此外，运动还可以增加高密度脂蛋白胆固醇（HDL-C）的浓度，改善胆固醇的代谢，预防动脉粥样硬化。

坚持适度而有规律的体育锻炼，如慢跑、骑自行车、游泳、球类运动、健美操等以及适度的体力劳动有助于减轻体重和提高机体免疫力。我国传统的运动和医疗保健方法，如气功和太极拳，能增进人体健康，对高血压的防治也能起到良好的作用。高血压，尤其是合并冠心病的患者进行体育锻炼应在专业人员的指导下进行，运动量要循序渐进，从轻度运动开始，逐渐加大运动量，但决不能勉强。这里要强调的是，体力活动或运动要不拘形式，任何引起体力消耗的活动均有健康效应，如散步、上楼梯、多站立等。其中有氧运动对改善机体代谢功能和降低血压的作用更好。

（六）戒烟

吸烟对血压虽然没有直接影响，但吸烟是心血管疾病的三大危险因素（高血压、高胆固醇血症、吸烟）之一，可促进动脉硬化而明显增加心脑血管疾病的患病率和死亡率。加之吸烟的致癌作用及对健康的多方面危害，因此，提倡全人群不吸烟、戒烟、减少被动吸烟，并重视从小学生开始进行吸烟对健康的危害的教育。

（七）保持良好的心理状态

人的心理状态和情绪与血压水平密切相关，紧张的生活和工作节奏，长期焦虑、烦恼等不良情绪，以及生活的无规律，容易引发高血压。因此，保持平和稳定的心理和情绪状态，适当地缓解紧张情绪，及时排除负性情绪的影响，对于预防高血压的发生和发展具有非常重要的意义。

高血压患者若情绪长期不稳定也会影响抗高血压药物的治疗效果，严重者可引发脑卒中或心肌梗死等并发症。因此，稳定情绪和保持平和的心态，避免不必要的精神紧张和情绪激动，尽量降低社会环境不良因素造成的恶性刺激，对于高血压的预防和遏制其发展具有非常重要的意义。有高血压倾向的人应修身养性，陶冶心情，保持良好的心理状态和情绪，养成良好的生活习惯，多参加一些富有情趣的体育和文化娱乐活动，丰富自己的业余生活。

六、高血压的治疗原则

原发性高血压目前尚无根治方法，但大规模临床试验证明，收缩压下降10～20mmHg或舒张压下降5～6mmHg，3～5年内脑卒中、心脑血管病死亡率与冠心病事件发生率分别减少38%、20%与16%，心力衰竭减少50%以上，这些结果奠定了降压治疗的临床地位。所以，降压治疗不是治本，也不仅仅是对症，降压治疗的最终目的是减少高血压患者心、脑血管病的发生率和死亡率。降压治疗在高危患者能获得更大益处，例如老年单纯收缩期性高血压、糖尿病和脑卒中史患者。高血压患者发生心、脑血管并发症往往与血压有高度密切关系，因此降压治疗应该确立血压控制目标值。另一方面，高血压常常与其他心脑血管病的危险因素合并存在，例如肥胖、高胆固醇血症、糖尿病等，各种危险因素与高血压协同加重心血管危险，为此，治疗措施必须是综合性的。

（一）高血压治疗的基本原则

高血压是一种以动脉血压持续升高为特征的进行性“心血管综合征”，常伴有其他危险因素、靶器官损害或临床疾患，需要进行综合干预。

抗高血压治疗包括非药物和药物两种方法，大多数患者需长期甚至终身坚持治疗。

定期测量血压；规范治疗，改善治疗依从性，尽可能实现降压达标；坚持长期平稳有效地控制血压。

按不同危险度采取不同的治疗方针，制订具体的全面治疗方案，监测患者的血压和各种危险因素，改善不良生活方式，采用药物降低血压，控制其他危险因素和临床情况。

（二）治疗目标

高血压的主要目标是控制血压、减少心血管疾病的发生、最大限度降低死亡率和病残率。《中国高血压防治指南（2018版）》针对不同人群提出降压目标，普通高血压患者、冠心病患者、脑血管病患者、一般心力衰竭患者血压降至140／90mmHg以下，一般糖尿病患者和慢性肾病伴有蛋白尿的患者降压至130／80mmHg以下，慢性肾病和糖尿病伴有冠心病的患者降压目标是140／90mmHg以下。65～79岁老年人收缩压降至150mmHg以下，如能耐受，还可进一步降低到140mmHg以下。在药物治疗的同时，采取非药物治疗手段干预患者检查出来的所有危险因素，并合理处理患者同时存在的各种临床情况。

七、糖尿病的防控知识

糖尿病的危险因素：2型糖尿病的发生既受遗传因素的影响，又与环境因素有关。因此，它是在多个易感基因的遗传背景下，由不健康的生活方式负荷而引起，其中生活方式起主要作用。

目前公认的2型糖尿病的主要生活方式危险因素有：（1）营养与膳食不合理，摄入能量过多，动物性脂肪摄入量过多；（2）肥胖；（3）体力活动和运动太少（亦称静态生活方式）；（4）长期精神紧张。

八、糖尿病的生活方式指导原则

糖尿病预防的生活方式管理应该遵循健康管理的一般程序，即在全面调查、收集健康信息、进行健康风险评估的基础上，开展生活方式管理。生活方式管理主要包括：合理的营养与膳食指导、减肥、增加体力活动及运动、身心休养与心理辅导，另外，指导高危人群定期筛查也非常重要。

（一）合理的营养与膳食指导

科学合理的营养与膳食指导是糖尿病预防及健康管理的基本手段。营养与膳食指导应遵循以下原则：

1. 合理控制总能量。控制总能量是糖尿病预防和膳食治疗的首要原则，能量的摄入以能够维持理想体重或略低于理想体重为宜。合理总能量摄入的参考标准是：总能量摄入=理想体重×生活强度对应的能量供给量。还应根据该个体现在的实际体重（肥胖、消瘦或正常体重）等因素计算每日热能供给量（表5–3）。体重的判断可用体质指数法或腰围（参见下述减肥部分内容）。每个人的基础代谢和胃肠的吸收率不同，因此，在评估摄入总能量时，除了参考营养计算的结果外，应重点观测体重的变化。

表 5–3　成人生活强度与每日能量供给量参考标准（kcal/kg）（1kcal=4.182kJ）

生活（劳动活动）强度	消瘦	正常体重	超重或肥胖
休息状态（如卧床）	25 ~ 30	20 ~ 25	15 ~ 20
轻体力活动（如司机及脑力劳动者）	30 ~ 35	25 ~ 30	20 ~ 25
中体力活动（如电工、木工）	35 ~ 40	30 ~ 35	25 ~ 30
重体力活动（如搬运工、建筑工）	45 ~ 50	35 ~ 40	30 ~ 35

如对于一个身高1.75m、体重70kg的脑力劳动者，其理想体重为67kg，实际体重在正常范围，能量供给为25 ~ 30kcal/kg，合理总能量摄入=67 × 25（30）=1675 ~ 2010kcal【1700 ~ 2000kcal（7109 ~ 8364kJ）】

为了日常生活中简单而有效地控制总能量摄入，提倡小碗盛饭盛菜并使之形成习惯，国外不少社区干预证明，此方法简单而有效。此外，中华民族有不剩饭的传统，但在当今食品丰富、营养过剩的时代，为预防肥胖和糖尿病，应提倡剩饭，更不鼓励勉强把饭吃光，养成每餐七八成饱的健康饮食习惯。

2. 合理分配碳水化合物、脂肪和蛋白质的比例，尽量做到平衡膳食。在合理控制总能量的基础上，合理分配碳水化合物、脂肪和蛋白质的比例。碳水化合物应占总能量的60%左右；要限制脂肪（包括植物油）的摄入量，使其占总热能的25%以下；蛋白质的摄入量应占总热能的约15%。具体地说，就是提倡：摄取多种多样的食物，以谷类为主，粗细搭配；多吃蔬菜水果和薯类；常吃大豆、豆制品和奶类；常吃适量的鱼、禽、瘦肉和蛋类，总量大约150g/d，改变偏爱吃猪肉的习惯；减少烹调油用量，吃清淡少盐膳食。

（二）控制体重

超重（BMI：24～27.9kg/m^2）、肥胖（MI≥28kg/m^2）及向心性肥胖（成年人腰围男性≥90cm，女性≥85cm）是糖尿病最重要的危险因素。因此，控制超重和肥胖、保持理想体重是糖尿病的预防及健康管理的关键。此外，肥胖也是引起高血压和血脂异常的重要危险因素。

饮食能量过量和缺乏运动是造成肥胖的主要原因，因此，减轻体重的方法是减少能量的摄入和积极参加体育锻炼及适当的体力劳动。首先，应该解决摄取过量的问题，改变相关的饮食习惯，如吃零食、吃夜宵、喜肥肉、吃甜点、吃饭快及吃饭过量等习惯，均可能导致摄取过量。其次，为加强体重管理，应提倡家中购买体重计，养成经常测量体重的习惯。只有这样，才能随时控制体重。再次，减肥速度不宜过快，急速减肥容易反弹。合理的减肥应控制在每个月1～2kg为宜，关键是要长期坚持。

（三）体力活动及运动

体力活动及运动可消耗血糖、减少体内脂肪蓄积，增加全身肌肉组织（尤其是骨骼肌）和肝脏对胰岛素敏感性，改善机体的总的代谢功能，不仅是预防糖尿病的有效措施，且对控制血糖、血脂、血压及体重均有诸多益处。

对于糖尿病的高危人群和患者，不提倡剧烈运动，因其可引起血糖的升高，运动风险的增加，如诱发冠心病或脑卒中等。但太缓慢的体力活动，如3km/h以下的散步，又达不到燃烧脂肪、改善机体代谢功能的目的，因此，科学的运动指导原则是以每日散步等运动为基础，加上每周3次以上的快走、慢跑等有氧运动。具体地说，推荐每周消耗2000kcal（8364kJ）左右能量，大约每天200～300kcal（8364～12546kJ）。对体重为60kg的中年人，以3.6km/h的速度走100分钟才能消耗300kcal（1254.6kJ）能量，而每天走100分钟对于上班的人来说是不太现实的。因此，现实的目标为：以每天30～40分钟的散步为基础（约消耗100kcal即418.2kJ能量），加上每周3～4次的快走或慢跑（有氧运动），每次用约30分钟走完3km左右（速度为6km/h），一般会感到呼吸加快或微微出汗，脉搏数大约在100～120次／分钟，消耗能量约150kcal（627kJ）。成年人进行体育锻炼，运动量要循序渐进，从轻度运动开始，逐渐加大运动量，但决不能勉强。

有条件的话，每周3～4次游泳或在水中行走效果也很好，每次约30分钟，运动的强度以脉搏数控制在100～120次／分为宜。

（四）身心休养与心理辅导

平时生活节奏紧张、工作压力大，可能引起身体内分泌的紊乱，成为糖尿病、高血压等病的危险因素。因此，在对生活节奏紧张人群开展健康教育时，要劝他们正确认识事业、功名与健康的利害关系，除特殊情况外，保证每晚12点以前睡觉（最好11点前），每周至少休息1天，每年至少休1周以上的长假1次，以便身心得到最起码的休养。

糖尿病合并症多，损害多个重要器官，目前无有效的病因疗法，必须长期对症治疗，且治疗依赖于患者对每天每餐饮食的控制，往往要求患者改变多年的生活习惯。因此，一旦患上糖尿病，患者都会产生不同程度的心理问题。常见的有过分焦虑和否认心理。焦虑情绪会加重患者的心理压力，引起血糖升高，血糖升高又会进一步增加焦虑情绪，形成恶性循环。此时，应向患者讲解糖尿病的科学知识（必要时使用抗焦虑药物），只有血糖长期得不到有效的控制，才会出现合并症，若血糖控制得好，可大大地延缓合并症的发生，十几年不损害重要器官的功能。

糖尿病患者常见的另一个心理问题是否认心理。原因是患者在开始时感受不到明显的症状，又不太了解其长远危害。否认心理虽然开始对血糖控制没有直接影响，但它可以导致患者对健康管理和治疗的不依从，使血糖不能得到及早、有效的控制。对有否认心理的人也应该用科学知识进行健康教育，并且推荐找专业临床心理医生，做认真心理治疗和辅导，使患者正确对待疾病，积极配合健康管理与临床治疗。

（五）限制饮酒

大量饮酒（酒精量男性超过25g/d，女性减半）是高血压、脑卒中等心血管疾病的危险因素，同时饮酒常常伴随总能量摄入的增加，导致超重或肥胖，因此，糖尿病的健康管理也应提倡限制饮酒。一般建议将饮酒量控制在25g/d以内，大约相当于大瓶啤酒1瓶、50度的白酒1两、葡萄酒3两。

（六）戒烟和避免被动吸烟

吸烟对糖尿病虽然没有直接影响，但吸烟和糖尿病都是心血管疾病的主要危险因素，能明显增加心脑血管疾病的患病率和死亡率，加之吸烟的致癌作用及多方面对健康的危害，因此，提倡全人群不吸烟、戒烟，减少被动吸烟。

（七）高危人群定期检查

对于高危人群，年龄>45岁，若空腹血糖（FPG）≥6.1mmol/L（110mg/dL）需进一步做糖耐量试验（OGTT）。若正常，每年复查一次血糖。凡属高危人群者，每一年做一次空腹血糖，必要时做OGTT。

九、糖尿病高危人群的概念

根据《中国2型糖尿病防治指南》（2020年版），成年糖尿病高危人群包括：（1）有糖尿病前期史；（2）年龄≥40岁；（3）体质指数（BMI）≥24kg/m^{2}和（或）中心型肥胖（男性腰围≥90cm，女性腰围≥85cm）；（4）一级亲属有糖尿病史；（5）缺乏体力活动者；（6）有巨大儿分娩史或有妊娠期糖尿病病史的女性；（7）有多囊卵巢综合征病史的女性；（8）有黑棘皮病者；（9）有高血压史，或正在接受降压治疗者；（10）高密度脂蛋白胆固醇<0.90mmol/L和（或）甘油三酯>2.22mmol/L，或正在接受调脂药治疗者；（11）有动脉粥样硬化性心血管疾病（ASCVD）史；（12）有类固醇类药物使用史；（13）长期接受抗精神病药物或抗抑郁症药物治疗；（14）中国糖尿病风险评分总分≥25分。

儿童和青少年高危人群包括：BMI≥相应年龄、性别的第85百分位数，且合并以下3项危险因素中至少1项，即母亲妊娠时有糖尿病（包括妊娠期糖尿病）；一级亲属或二级亲属有糖尿病史；存在与胰岛素抵抗相关的临床状态（如黑棘皮病、多囊卵巢综合征、高血压、血脂异常）。

筛查方法为两点法，即空腹血糖+75g口服葡萄糖耐量试验（OGTT）2h血糖。筛查结果正常者建议每3年筛查一次；筛查结果为糖尿病前期者，建议每年筛查一次。

十、糖尿病的药物治疗

国际糖尿病联盟（IDF）提出糖尿病现代治疗的5个要点，分别为：饮食控制、运动疗法、血糖监测、药物治疗和糖尿病教育。糖尿病的防治策略强调全面治疗心血管危险因素，所以除积极控制高血糖外，还应纠正脂代谢紊乱、严格控制血压、抗血小板治疗（例如阿司匹林）、处理肥胖、戒烟和处理胰岛素抵抗等。具体的治疗措施以饮食治疗和合适的体育锻炼为基础，根据病情选用药物治疗。治疗糖尿病的口服药主要有4类：

1．促进胰岛素分泌剂。分为磺脲类（salfonylureas，SUs）和非磺脲类。只适用于无急性并发症的2型糖尿病（T2DM），不适用于1型糖尿病（T1DM）、有严重并发症的T2DM、孕妇、哺乳期妇女、大手术围手术期、儿童糖尿病和全胰腺切除术后等。

2．双胍类（biguanides）。双胍类药物主要用于治疗T2DM，尤其是肥胖者的第一线用药。常用的为二甲双胍（metformin，二甲双胍）。

3．葡萄糖苷酶抑制剂（AGI）。AGI可延迟碳水化合物的吸收，降低餐后的高血糖，可作为T2DM的第一线药物，尤其适用空血糖正常（或不太高）而餐后血糖明显升高者。有两种制剂：阿卡波糖（acarbose）和伏格列波糖（voglibose）。

4. 胰岛素增敏剂。本类药为噻唑烷二酮（thiazolidinedione，TZD）类，又称格列酮类。可用于治疗T2DM患者，尤其是胰岛素抵抗明显者。现有两种制剂：罗格列酮（rosiglitazone）和吡格列酮（pioglitazone）。

胰岛素治疗的适应证主要有：①T1DM；②T2DM患者经饮食及口服降血糖药治疗未获得良好控制；③糖尿病酮症酸中毒、高渗性昏迷和乳酸性酸中毒伴高血糖时；④合并重症感染、消耗性疾病、视网膜病变、肾病、神经病变、急性心肌梗死、脑卒中；⑤因存在伴发病需外科治疗的围手术期；⑥妊娠和分娩；⑦全胰腺切除引起的继发性糖尿病。

十一、健康咨询的5A模式：

以行为评价为基础的5A模式（评估，assess；劝告，advise；达成共识，agree；协助，assist；安排随访，arrange）被广泛用于健康行为指导。5A模式是帮助/协助个体改变行为的一系列步骤，是指导“如何做”的一套程序，医务人员可采用许多特定的工具（事先印刷好的表格、计算机、电话、互联网平台等）来完成患者健康咨询和促进行为改变等过程。

（一）评估（*assess*）

了解服务对象的行为现状、相关知识、技能、自信心等情况。

在服务对象第一次前来咨询时，咨询服务提供者应通过交流与观察，明确服务对象的主要健康问题与服务需求。主要通过问卷、观察、与来访者交流、查看健康档案、体检资料等方式进行评估。主要了解服务对象的基本健康状况、生活方式、健康知识、性格、气质、文化素养等。健康咨询服务提供者应根据评估情况制订咨询服务方案，包括但不限于预期目标、解决顺序、所采用技术与方法、时间、周期等。

（二）劝告（*advise*）

为服务对象提供危害健康的因素，行为改变的益处等信息。

通过评估，健康咨询服务提供者要指出服务对象目前存在的问题，劝导其改变不健康的行为和生活方式。咨询服务提供者应努力缩短与指导对象的心理距离，从一开始就要注意同对方建立良好的关系，设身处地地为对方着想。咨询中的“理”必须与“情”结合，才能打动对方，才能充分显示“理”的力量。情不通则理不达，只有通情达理、情理交融，对方才会愿意接受新的观点，咨询才能顺利进行。

（三）达成共识（*agree*）

根据服务对象的兴趣、能力共同设定一个改善健康 / 行为的目标。

咨询不是依靠强迫服务对象接受某种建议而达到目的，而是要使服务对象真正从内心深处接受新的观点，形成新的态度，并在行动上自觉地表现出来，而不仅仅是表面上转变自己的看法。因此，在咨询中服务提供者要调动起对方的参与意识和主观能动性，促使对方主动思考，进行自我分析、自我批判，从而接受新的观点，树立新的行为。

咨询服务提供者和服务对象要共同制订一个行动计划，作为在咨询之后一段时间内督促服务对象建立健康生活方式或遵医行为的依据，也是指导服务对象朝着既定目标努力的指南，同时也是之后用来评估此次咨询效果的标准。

（四）协助（*assist*）

让服务对象找出行动可能遇到的障碍，帮助确定正确的策略、解决问题的技巧及获得社会支持的方法。

在整个服务实施过程中，健康咨询服务提供者都应根据服务对象的实际情况变化及时调整服务方案，并随着服务的逐渐深入不断补充完善服务方案。应该根据指导对象的具体情况、认知基础、心理承受能力，先从小处着手，向他提出在他看来容易达到的目标，当他达到后再提出更高的目标，直至既定目标。

（五）安排随访（*arrange*）

明确下次随访的时间和方式（上门、电话、电子邮件等）。在下一次咨询前，健康咨询服务提供者应及时与服务对象沟通，进行服务回访，对服务对象进行阶段性评估，听取来访者对咨询服务的反馈，以评估服务效果，提升服务质量，改进服务活动，并将其作为调整咨询服务方案和开展下一步服务的依据。

十二、健康咨询的记录

健康咨询记录表可以帮助咨询者对服务对象的情况进行记录，是方便实用的健康咨询工具。

表 5-4　健康咨询记录表

姓名		日期	
地点		时间	
咨询员		第　　次	
目前存在的问题			
上次的目标是否实现			
咨询过程记录			
今后的计划			
预约			

第六章　健康危险因素干预

第一节　制定干预计划

一、健康危险因素干预的概念

健康危险因素干预是指应用临床医学、预防医学、行为医学、心理学、营养学和其他健康相关学科的理论和方法对个体和群体的健康危险因素进行控制和干预，以预防疾病、促进健康、延长寿命。是在了解对象的健康状况，进行健康及疾病风险评估的基础上，以多种形式来帮助和指导对象纠正不良的生活方式和习惯，控制健康危险因素，实现健康目标。

二、膳食干预的健康教育知识要点

健康饮食的好处包括：减少疲劳，增加能量，控制或保持体重，维持体力和体内的化学平衡，控制血糖、血脂、血压水平，预防服用药物带来的副作用等。

六大营养素：碳水化合物、脂肪、蛋白质、维生素、无机盐和膳食纤维。

能量来源于食物中的碳水化合物、脂肪和蛋白质。

蛋白质：是人体唯一氮源，基本组成单位是氨基酸，氨基酸约有20种，其中有9种必需氨基酸。蛋白质的食物来源主要包括畜禽类、鱼虾、干豆类、蛋奶和谷类等。

脂肪：包括脂肪和类脂。脂肪酸分为饱和脂肪酸、单不饱和脂肪酸和多不饱和脂肪酸。亚油酸和α-亚麻酸为必需脂肪酸。饱和脂肪酸可导致血中胆固醇升高。单不饱和脂肪酸有降低血胆固醇、甘油三酯和低密度脂蛋白胆固醇的作用，多不饱和脂肪酸易引起体内脂质过氧化作用增强。

碳水化合物：是人体能量的主要营养素。能量约60%左右应由碳水化合物提供。碳水化合物的食物来源主要有谷物和薯类、豆类和某些坚果。

人体能量消耗：成年人能量消耗主要用于维持基础代谢、身体活动和食物热效应，儿童青少年还应包括生长发育的能量需要。

基础代谢：是指人体在维持呼吸、心跳等最基本生命活动的能量代谢。

身体活动：身体活动是影响人体能量消耗的主要因素。

食物热效应：指由于进食而引起的额外能量消耗。进食碳水化合物约增加5%～6%，脂肪约增加4%～5%，蛋白质约增加30%～40%。混合进食约增加10%。

控制体重绝对是健康管理的首要原则。肥胖是高血压、2型糖尿病、血脂异常、胰岛素抵抗、胆结石或胆囊炎、冠心病、脑卒中、脂肪肝、骨关节疾病、高尿酸血症或痛风、睡眠中阻塞性呼吸暂停及某些癌症（如乳腺癌、结肠癌和前列腺癌等）的危险因素。

体重（脂肪）实际上反映了能量（食物）摄入和能量消耗（活动和基础代谢）之间的平衡。对大部分人来讲，基础代谢约占总能量消耗的2/3。

三、膳食干预的原则

（一）因人而异，量入为出

应根据对象的年龄、性别、职业，体力劳动强度、日常身体活动量和体育运动量、患有不同慢性病情况和病情发展程度等，估计其热能需要。

（二）平衡膳食，结构合理

膳食应包括谷薯类、蔬菜和水果类、肉蛋奶类和油脂类四大类，不可偏废。合理膳食要点：

（1）每日一袋奶：每日摄入钙800mg；

（2）每餐主食约二两；

（3）每日三份优质蛋白食品：每份优质蛋白相当于0.5两黄豆、1两瘦肉、1个大鸡蛋、2两豆腐、2两鱼虾或鸡鸭肉，选择顺序是鱼虾蛋、鸡鸭（去皮）、猪牛羊的瘦肉；

（4）有粗有细、不咸不淡、三四五顿、七八分饱；

（5）每日500g的蔬菜和水果；

（6）每日5g盐；

（7）每天7～8杯水。

四、合理膳食的干预措施

膳食干预的步骤和方法如下。

1．准备工作。告知管理对象自身存在的危险因素、干预计划的内容和干预持续的时间、干预中要注意克服的困难。让管理对象了解什么是健康的膳食习惯；发给管理对象膳食记录表格，指导其进行记录，初次记录要求隔日或连续记录5～7天，应包括周末的一天，告诉其将所有吃入的食物全部记录，包括零食；指导管理对象佩戴、使用能量监测仪，将每日的运动消耗量和总能量消耗记录填入表内。

2．膳食干预的第一阶段。逐渐指导管理对象掌握记录膳食日记的方法。具体方法是：在初次膳食日记中，健康管理师将发现的需要纠正的不良膳食习惯记录在健康处方中，从中选择几条（不多于4条）建议对象改正，待这些问题基本解决后，再提出下一步的纠正目标。要耐心反复指导。

健康管理师的工作任务：发现管理对象不良膳食习惯和饮食偏好；记录天数达到规定要求；询问记录表空白处是否有遗漏部分；协助填写缺项；对在家庭就餐者，嘱咐家中使用盐勺、油勺等量具，便于掌握油盐食用量；推荐使用米勺、面勺，有条件的话可购买配餐秤；与家人一起就餐者，可通过记录每餐原材料的用量来推算管理对象的饮食量，要力求将油、肉、坚果类等高能量的食物记录准确，必要时请家中负责烹饪的人一起参加辅导；对常在外就餐者，让其尽量减少在外就餐次数，必须在外就餐时，让其选择蒸、煮、拌等方式做出的低能量食品，记录估计量，每天在外就餐最好不超过一次。

充分利用日常生活中可计量的容器帮助定量，在咨询处设立食物交换份模型或图片，以方便被指导者随时观摩学习。

3．膳食干预的第二阶段。此阶段的重点是在患者能记录详细真实资料后进行全面评估膳食，逐步消除危险因素。

健康管理师的工作重点：不断发现患者的膳食问题，分期分批地进行纠正，找到妨碍纠正不良膳食习惯的原因并加以解决。特别要注意的是：（1）油盐的计算，用油勺和盐勺来监测油盐的使用量，需要让管理对象及其家庭成员了解家庭油盐食用超标情况，以及超量对身体将造成的危害，主动限制油盐的进食量；（2）高能量的食物采用分份配餐；（3）家庭成员配合膳食日记的记录；（4）就餐人口多的家庭对管理对象采取份餐。

干预过程中不要急于求成，防止管理对象产生逆反心理。在干预时应注意，纠正不良膳食习惯不等于不能吃饱或饥饿；不要使膳食管理教条化，在把握总原则的情况下，应根据个人口味配餐，根据病情随时调整干预方案。

4．膳食干预的第三阶段。这一阶段的工作重点：（1）与管理对象商量坚持持久干预的方法，以保证长久且良好的干预效果，使之终身受益；

（2）定期监督：膳食日记的分析，1个月1次或3个月2次，一次记录不少于3天；指导膳食的详细食谱，1个月1次；（3）综合考虑其他危险因素的干预，确定复查的时间；（4）总结并进行阶段性评估，确定危险因素干预的效果，跟踪观察对象的就诊情况。

膳食干预应该与其他危险因素干预同步进行，综合干预的效果较好，利于长期保持。膳食管理的最终目的是：使对象能轻松地保持每日膳食的能量平衡和每日膳食的合理构成。

五、膳食营养干预常用表格

食物交换份：能产生90kcal（376kJ）热量的食物重量称为一个食物交换份。

表6-1～表6-7为等值各类食物交换表，均选自慢性病社区综合防治系列丛书《糖尿病社区综合防治方案》。

表 6-1　等值谷薯类交换表

食物	重量（g）	食物	重量(g)
大米、小米、糯米、薏米、高粱米、玉米渣、面粉、米粉、玉米面、混合面、燕麦面、莜麦面、荞麦面、苦荞面、各种挂面、龙须面、绿豆、红豆、芸豆、干豌豆、通心粉、干粉条、干莲子、油条、油饼、苏打饼干	25	烧饼、烙饼、馒头、咸面包、窝窝头、生面条、魔芋生面条	35
		马铃薯（土豆）	100
		湿粉皮	150
		鲜玉米（中等大玉米棒1个）	200

注：每份谷薯类提供蛋白质 2g，碳水化合物 20g，热量 376kJ。

表 6-2　等值蔬菜交换表

食物	重量（g）	食物	重量（g）
大白菜、圆白菜、菠菜、油菜、韭菜、茴香、茼蒿、芹菜、芥蓝、莴苣、油菜苔、西葫芦、西红柿、冬瓜、苦瓜、黄瓜、茄子、丝瓜、芥蓝菜、瓢儿菜、塌棵菜、苋菜、龙须菜、绿豆芽、鲜蘑菇、水发海带	500	白萝卜、青椒、茭白、冬笋	400
		倭瓜、南瓜、菜花	350
		鲜豇豆、扁豆、洋葱、蒜苗	250
		胡萝卜	200
		山药、荸荠、藕、凉薯	150
		慈姑、芋头	100
		毛豆、鲜豌豆	70

注：每份蔬菜提供蛋白质 5g，碳水化合物 7g，热量 376kJ。

表 6-3　等值肉蛋类食品交换表

食物	重量（g）	食物	重量（g）
熟火腿、香肠	20	鸭蛋、松花蛋（1 个，带壳）	60
肥瘦猪肉	25	鹌鹑蛋（6 个，带壳）	60
熟叉烧肉（无糖）、午餐肉	35	鸡蛋清	150
熟酱牛肉、熟酱鸭、大肉肠	35	带鱼、草鱼、鲤鱼、甲鱼、比目鱼、大黄鱼、鳝鱼、黑鲢、鲫鱼、对虾、青虾、鲜贝	80
瘦猪肉、牛肉、羊肉、带骨排骨、鸭肉、鸡肉、鹅肉	50		
兔肉	100	蟹肉、水浸鱿鱼	100
鸡蛋（1 个，带壳）	60	水浸海参	350

注：每份肉蛋类食品提供蛋白质 9g，脂肪 6g，热量 376kJ，熟肉制品的重量为生肉的一半。

表 6-4　等值大豆类食品交换表

食物	重量（g）	食物	重量（g）
腐竹	20	北豆腐	100
大豆、大豆粉	25	南豆腐	150
豆腐丝、豆腐干	50	豆浆（黄豆：水 =1∶8 磨浆）	400

注：每份大豆类食品提供蛋白质 9g，脂肪 4g，碳水化合物 4g，热量 376kJ。

表 6-5　等值奶类食品交换表

食物	重量（g）	食物	重量（g）
奶粉	20	无糖酸奶	130
脱脂奶粉、乳酪	25	牛奶、羊奶	160

注：每份奶类食品提供蛋白质 5g，脂肪 5g，碳水化合物 6g，热量 376kJ。

表 6-6　等值水果类交换表

食物	重量（g）	食物	重量（g）
柿子、香蕉、鲜荔枝	150	草莓	300
桃、梨、苹果、橘子、橙子、柚子、猕猴桃、李子、杏、葡萄	200	西瓜	500

注：每份水果类提供蛋白质 1g，碳水化合物 21g，热量 376kJ。

表 6-7　等值油脂坚果类食品交换表

食物	重量(g)	食物	重量(g)
花生油、香油、玉米油、菜籽油、豆油、红花油、黄油	10	葵花籽（带壳）	25
核桃、杏仁、花生米	15	西瓜子（带壳）	40

注：每份油脂提供脂肪 10g，热量 376kJ；每份坚果类提供蛋白质 4g，脂肪 7g，碳水化合物 2g，热量 376kJ。

表 6-8　食物中膳食纤维的含量（100g 可食部分）

食物	膳食纤维（g）	食物	膳食纤维（g）
魔芋粉	74.4	椰菜花	3.3
麦胚	41.9	甘蓝菜	1.8
燕麦	6.6	西红柿	1.1
全麦面包	5.8	土豆	1
白面包	1.6	粗米饭（熟）	2.7
干豌豆（熟）	5	榛子	2.8

六、身体活动干预的知识要点

1. 身体活动的定义

指由肌肉（骨骼肌）收缩产生的、需要消耗能量的任何身体动作。

2. 身体活动的分类

（1）按生理功能分：

有氧（耐力）运动：需要氧气参与能量供给才能完成的运动，可以增进心肺功能，如快走、步行、慢跑、蹬自行车、跳绳和游泳等。

无氧运动：无氧气参与能量供给可以完成的运动，如举重、短跑。

抗阻力（肌肉力量）运动：对抗阻力的重复运动，如哑铃操、上楼。身体对抗阻力用力时主要依赖无氧供能，其中的间歇也含有氧供能的成分。

灵活性和柔韧性（关节、动作）锻炼：通过躯体或肢体的伸展、屈曲和旋转活动，锻炼关节的柔韧性和灵活性。

（2）按生活方式分：

工作相关身体活动：工作中的各种身体活动。

出行相关身体活动：前往工作、购物、游玩地点等来往途中的身体活动，如步行、骑自行车、乘公共汽车或自驾车等。

日常居家身体活动：各种家务劳动，如洗衣服、擦地板、做饭、清洁等。

休闲娱乐、运动等身体活动。

（3）按肌肉收缩和运动形式分：

等长收缩：肌肉试图收缩，但不能克服外界阻力变短的张力增加过程。

等动收缩：关节屈曲或伸展过程中以一个恒定的角速度运动时的肌肉收缩过程。

向心运动：肌肉收缩变短完成动作的过程。

离心运动：肌肉伸长的同时维持一定张力完成动作的过程。

3. 身体活动对健康的影响：缺乏身体活动被认为是全球第四位主要危险因素，占全球死亡归因的6%。21%～25%的乳腺癌和结肠癌、27%的糖尿病和30%的缺血性心脏病可以归因于缺乏身体活动。成人合理运动的益处：减少高血压、冠心病、脑卒中、糖尿病、乳腺癌、结肠癌、抑郁症以及跌倒的风险；改善骨骼和功能性健康；维持健康体重。

4. 身体活动强度：体力负荷的大小，可以用物理量表示，如单位时间消耗的能量、做功量，也可以用生理量表示，如主观身体活动强度（RPE）、最大吸氧量%（VO_2mm%）、最大心率%（HRmm%）或代谢当量（MET）。

5. 身体活动持续时间：为维持一定强度持续或以一定节奏重复运动的时间。

6. 身体活动频度：在一段时间内（如一周、一个月），重复某类运动的次数。

七、身体活动干预的原则

1. 循序渐进。运动量要由小到大，动作要由简到繁。如果一开始负荷过大，易引起运动损伤。

2. 贵在坚持。不能一曝十寒，要养成习惯，结合自己的兴趣，使运动成为日常生活中的一部分。

3. 系统全面。全面的锻炼使得身体各个部位都得到全面发展，对中青年要考虑力量、速度、耐力、灵敏度，全面增强体质。

4. 每个人的实际情况不同，运动应从个人的实际出发，才能获得健康效益，防止运动性疾病和创伤发生。

5. 运动应符合安全、效果好、有趣的原则，这样的运动才能吸引人坚持下去。

八、促进身体活动的干预措施

提倡将身体活动融入日常生活方式，如徒步行走或骑自行车。

1．运动训练前常规体格检查：病史、血压、脉搏、关节等一般检查，必要时做心电图、胸透和化验检查等。目的是降低不适当运动造成运动性疾病、甚至发生意外伤害的危险。

2．有关信息收集：

（1）运动史：参考过去和现在的运动情况，如爱好运动和经常参加运动者可选择的运动项目较多；既往不爱好运动者宜选择简单易掌握的运动项目。

（2）体质：身体素质好者可以选择负荷较大的项目，而身体素质较差者则应注意选择负荷适度的项目。

（3）兴趣：选择个人喜爱的运动项目，有助于养成运动的习惯和长期坚持。

（4）运动禁忌证：某些疾病患者参加一些运动时容易发生意外，如有中等以上程度骨质疏松的患者禁忌跳绳运动，因其易在突然冲击或意外中发生骨折；心血管疾病患者不宜进行过度用力以及憋气的运动项目。

（5）运动环境：根据就近的环境条件选择运动项目，如步行、慢跑和太极拳等；有运动场所和运动设施的情况下，还可选择游泳、球类或健身器械等。

（6）运动指导需求：无运动史者，开始时应有指导者帮助其学会控制运动强度；选择要求一定技能的运动项目时应有体育教练的指导；年老体弱者有人陪伴运动可以减少发生意外的危险。

3．运动量的选择：有氧耐力运动一般强调中等强度，从锻炼心肺功能的角度考虑，应达到相对强度中等以上，推荐每周累计150～180分钟；从维持体重的角度考虑，建议总的能量消耗达到每周3760～8364kJ；肌肉力量和耐力锻炼的强度应能维持对肌肉的一定刺激，推荐每周2～3天，每次15～20分钟。

4．运动内容选择：身体活动所选择的内容一般包括耐力、肌肉力量和灵活和柔韧性活动。

（1）有氧耐力运动：如步行、慢跑、游泳、自行车、舞蹈、游戏等。

（2）肌力训练：如杠铃、哑铃、专用器械的重复操作，也可以徒手进行。

（3）柔韧性练习：伸展、屈曲、扭转肢体和躯干。

（4）日常生活中的身体活动：包括工作、交通往来、家务和闲暇时间的身体活动。

5. 个体身体活动干预：身体活动的干预可以根据实施干预计划的形式分为自主实施和专业指导实施两类。前一种形式本质上属于建议，实施的主体实际上是干预对象，需要其对计划内容有更深入的了解，包括人群指导所述有关身体活动量的内容；后一种形式更接近“处方”，干预对象被纳入了一个特定的实施框架，在专业人员监督下，相对被动地执行计划中的每一项内容，干预计划完成得更好，但同时也增加了专业指导者的责任，特别是如果出现安全性意外，专业指导者将面临更多的法律问题。实际干预中，也常常存在两种实施形式同时存在的情况，如通过上下班和在家完成耐力运动的自主实施内容，同时在健身俱乐部完成肌肉力量训练的专业指导实施内容。

（1）干预计划：运动计划应为被指导者能够理解和接受的形式，与其共同制订，并在执行中给以督促和指导。工作中可以和被指导者一起讨论计划的安排。

（2）各类活动内容的安排：

有氧耐力运动：强调相对运动强度达到中等程度以上。有氧耐力训练强度一般应在40%～85%HRmax。心肺功能水平低者适度减低。有氧耐力运动，一般人每次20～60分钟，可以10分钟分段累计，频度每周3～7天。应用心率控制运动量时，应注意用药情况，如普萘洛尔等，心率不能完全反映运动强度，应结合别的指标控制运动量。

肌力训练：包括杠铃、哑铃、专用器械的重复操作，也可以徒手进行。宜采用自觉运动强度（RPE）判断运动强度。

柔韧性练习：伸展练习通过拉长肌肉韧带，使关节活动到一定范围；也可以通过维持肌肉韧带在拉长状态，从而使关节的灵活性和柔韧性增加。推荐大关节每天进行静力形式伸展练习。

日常生活中的身体活动：应结合个人工作、外出往来、家务和闲暇时间的身体活动情况综合考虑。

（3）运动进度：缺乏身体活动的个体参加规律的运动锻炼，运动强度、时间和频度应循序渐进。运动进度取决于个体的体能、健康情况、年龄和运动训练目标。耐力运动可分为3个阶段：开始阶段、适应阶段和维持阶段。

（4）计划的执行和调整：由于种种原因，干预对象常常不能坚持预定的干预目标，甚至中途退出。因此运动计划在实施过程中应定期进行调整。

6. 群体身体活动指导的基本原则：

（1）日常身体活动水平评价：可使用通行的量表和其他评价方法。

（2）基于健康和疾病状况的评价和运动意外伤害危险分层进行身体活动

指导。

（3）身体活动推荐水平和内容：以自愿、循序渐进、量力而行和避免意外伤害为原则。

九、身体活动干预效果评价的指标

评价指标包括身体活动增加水平、业余体育锻炼参与率、体重变化及正常/非正常体重变化率、运动促进健康知识改变率、干预人群慢性病发病和死亡的变化长期趋势。

十、运动意外的概念

运动对机体是一种应激原，可以产生好的效果，也可以产生坏的效果。运动不当或过量，可导致运动损伤甚至心脑血管意外。

（一）运动前的健康筛查和发生意外的风险评估

1. 病史和症状的收集：重点筛查心血管健康有关信息及运动功能有关信息。必要时进行深入症状体征询问，或提出进一步就诊建议。

2. 风险评估和危险度分层：依据收集到的信息和其他临床数据，对干预对象冠心病危险因素进行评分和初步危险度分层。

3. 运动试验和运动能力评估：中危险度者从事剧烈运动前，应通过运动试验对其运动能力进行评价，同时通过运动中的医学监测，对运动中可能暴露的心脏病理损害进行探查和诊断。评估可能发生运动诱发心血管意外的风险，并进一步明确危险度分层。40岁以上低危险度者也推荐这样做。高危险度者参加运动训练前必须进行医学监督下的运动试验，根据试验结果和临床所见，在医生参与下，制订运动处方。

有高血压症状者：

（1）必要时应进行更全面的临床检查；

（2）排除其他疾病可能后，1期高血压患者如仅从事中等强度以下的运动，可以不进行进一步运动试验；

（3）1期高血压患者从事中等强度以上的运动和2期高血压患者从事中等强度运动，均需进行运动试验，其运动计划应获得医生的批准。

（二）应遵循相关运动注意事项以降低运动伤害和意外的风险

1. 运动准备：包括运动前充分的热身运动和运动后充分的放松运动。

2. 正常情况的判断：说话不气短，无呼吸困难、无胸痛，无其他部位疼痛和过度疲劳感，感觉可以继续活动。

3．监测运动强度：

（1）谈话测试法（自我评估）：

低强度运动：运动时能够唱歌。

中等强度运动：运动时能够舒适自如地交谈。

高强度运动：运动时因喘气、呼吸急促而无法交谈。

（2）心律法：

一般情况下，中年人可以先用50%～60%HRmax，逐步达到理想状态；

大于50岁人群，目标心律大约为50%～60%HRmax。

（3）自觉运动强度（RPE）分级法：以主观感觉用力程度来反映运动强度。

运动适量：运动后微出汗，感觉轻松愉快，食欲、睡眠良好，虽稍感疲乏、肌肉酸痛，但休息后可消失，次日体力充沛，有运动愿望。

运动过量：运动后大汗、头晕、眼花、胸闷、气短、非常疲倦、脉搏在运动后5分钟尚不能恢复；次日周身乏力，无运动愿望。

运动不足：运动后身体无发热感，无汗，脉搏无变化或在2分钟内恢复。

十一、WHO《关于身体活动有益健康的全球建议》的要点

1．针对5～17岁年龄组身体活动建议：

（1）应每天累计进行至少60分钟中等到高强度身体活动。

（2）大于60分钟的身体活动可以提供更多的健康效益。

（3）大多数日常身体活动应该是有氧活动，同时，每周至少应进行3次高强度身体活动，包括强壮肌肉和骨骼的活动等。

2．针对18～64岁年龄组身体活动建议：

（1）每周进行累计至少150分钟中等强度有氧身体活动，或每周进行累计至少75分钟高强度有氧身体活动，或中等和高强度两种活动相当量的组合。

（2）有氧活动应该每次至少持续10分钟。

（3）为获得更多的健康效益，成人应增加有氧身体活动，达到每周300分钟中等强度或每周150分钟高强度有氧身体活动，或中等和高强度两种活动相当量的组合。

（4）每周至少应有2天进行大肌群参与的强壮肌肉活动。

3．针对65岁及以上年龄组身体活动建议：

（1）老年人每周应累计进行至少150分钟中等强度有氧身体活动，或每周累计进行至少75分钟高强度有氧身体活动，或中等和高强度两种活动相当量

的组合。

（2）有氧活动应该每次至少持续10分钟。

（3）为获得更多的健康效益，该年龄段的成人应增加有氧活动量，达到每周300分钟中等强度，或每周150分钟高强度有氧活动，或中等和高强度两种活动相当量的组合。

（4）活动能力较差的老年人每周至少应有3天进行增强平衡能力和预防跌倒的活动。

（5）每周至少应有2天进行大肌群参与的增强肌肉力量的活动。

（6）由于健康原因不能完成所建议身体活动量的老人，应在能力和条件允许范围内尽量多活动。

十二、心理干预的知识要点

1．心理对健康的影响：心理活动变化也能影响人体的生理、生化的变化。人的情绪愉快时，胃黏膜分泌与血管充盈均增加，胃壁运动也明显增强；而情绪悲伤、自责和沮丧时，则胃黏膜苍白，胃蠕动减慢，分泌明显减少。一般来说，积极、良好的心理因素能够有效地促进人的心身健康；反之，消极、不良的心理因素则损害人的心身健康。

心理健康概念是指：个体的心理活动处于正常状态下，即认知正常，情感协调，意志健全，个性完整和适应良好，能够充分发挥自身的最大潜能，以适应生活、学习、工作和社会环境的发展与变化的需要。

2．影响心理健康的因素：

（1）生物因素：遗传因素、病毒感染与躯体疾病、脑外伤及其他因素。

（2）社会因素：生活环境因素、重大生活事件与突变因素以及文化教育因素。

十三、心理干预的原则

1．保密性原则。心理咨询师要尊重和保护来访者的隐私。心理干预时需要明确说明和解释，使之确信咨询师是会替他保守秘密的。这既是建立和维持心理咨询信任关系的前提，也是咨询活动顺利开展的基础。

保密原则并不是无限度、无条件的，这需要咨询师有敏锐的觉察力和智慧的判断力。

对于有明显自杀意图者和存在伤害性人格障碍或精神病患者应与有关人士联系，做好一些预防工作。

2. 助人自助性原则。心理干预的根本目标是促进来访者成长，使之能够自己面对和处理个人生活中的各种问题。心理干预过程中要善于及时发现来访者自身积极的心理因素，应更多地启发、调动来访者自身的积极性、创造性，激发来访者主动投入心理自助的过程。

3. 价值观干预原则。要尊重来访者的价值观，不以自己的价值准则对来访者的行为进行判断，不迫使来访者接受自己的观点和态度。当遇到来访者的价值观与自己或社会的价值观相冲突的时候，咨询师应以一种非评判性的理解、接纳和尊重的态度对待来访者的行为表现、情绪反应、生活态度。在此基础上，进行分析、比较，引导来访者自己判断是与非，最终做出自己的选择。

4. 综合性原则。对来访者的分析、评估、干预也都应该从生理、心理和社会这3个角度出发。心理干预时要透过现象看本质，透过表面原因看到深层原因。在干预过程中，综合地运用各种方法通常比单一的方法更有效。

5. 灵活性原则。在不违反其他咨询原则的前提下，根据来访者的年龄、性别、个性、文化背景及不同的问题、不同的阶段、不同的对象，灵活地运用各种咨询理论、方法，采用灵活的步骤，以便取得最佳的咨询效果。

十四、心理因素的干预措施

常见心理因素干预措施有人本主义心理治疗、心理分析治疗、支持性心理治疗、认知治疗和行为治疗。

1. 人本主义疗法。由美国著名心理学家罗杰斯（Carl Rogers）所建立的患者中心治疗（client-centered psychotherapy）。进行心理治疗时，治疗者只表示对来访者了解、同情、关怀、尊重，接受和愿意听他的倾诉等，对来访者的行为不做任何解释、干涉或控制。这种治疗也称非指导性疗法。在这种环境中，患者内部的潜在资源能得到很好发挥，他能说出内心症结所在，也能获得对自己的清楚的了解，达到治疗的效果。

作为咨询技巧，咨询师只能通过真诚的、发自内心的接纳以及真诚的接受、共情与陪伴，让求助者对自己的感受清晰化，从而发现自己失去的体验，并逐渐把这种体验融入自我概念中，变成一个更加完整和一致的人。

2. 心理分析疗法。又称精神分析治疗，由著名奥地利精神病学家西格蒙德·弗洛伊德所创建。弗洛伊德认为许多神经症（癔症、强迫症、恐惧症、焦虑症等）的发病原因，主要根源于压抑在潜意识内的某些本能欲望、意念、情感、矛盾情绪与精神创伤等因素的作祟。

心理分析治疗干预的主要技术有自由联想、释梦、阻抗、移情和解释。

（1）自由联想：让来访者说出一切在头脑中的事物，必须毫无选择地、不予修饰地呈现出来。目的是把患者无意识的思想情感召回到意识中，并以词语表达出来。操作过程是，让患者很舒适地躺着或坐好，把自己想到的一切都讲出来，不论其如何微不足道、荒诞不经、有伤大雅，都要如实报告出来。然后，心理分析师对他们报告的内容加以分析和解释，直到从中找出患者无意识之中的矛盾冲突。

（2）释梦：通过一系列的方法，把凌乱的“显梦”内容加工整合从而复原并解读“隐梦”过程。

（3）阻抗：指患者有意识或无意识地回避某些敏感话题，有意识或无意识使治疗重心偏移。需经过长期的努力，通过对阻抗产生的原因的分析，帮助患者真正认清和承认阻抗，治疗便向前迈进了一大步。

（4）移情：指在心理咨询或治疗过程中，来访者对心理咨询师或治疗师产生的一种强烈的情感，是来访者将自己过去对生活中某些重要人物的情感太多投射到咨询师或治疗师身上的过程。形成移情的基础，是来访者幼儿期在与双亲或其他人际关系中的关键人物之间存在未能处理妥当的问题。转移分为正转移和负转移。正转移，如表白爱情及希望从咨询师或治疗师身上获得爱恋情感的欲望。负转移，如对咨询师或治疗师产生厌恶感、憎恨、敌意及想加以控诉的欲望等。咨询师或治疗师通过移情可以了解患者对其亲人或他人的情绪反应，引导他讲出痛苦的经历，揭示移情的意义，使移情成为治疗的推动力。

（5）解释：是向患者解释他所说的话中的无意识含义，从患者陈述的思想、情感和经历中，推测出患者无意识里的矛盾冲突。目的是让患者正视他所回避的东西或尚未意识到的东西，使无意识之中的内容变成有意识的。解释要在患者有接受的思想准备时进行，较有效的方法是在一段时间内渐渐地接近问题，从对问题的澄清逐步过渡到解释。

3．支持疗法。1950年由Thorne始创，指医生用治疗性语言，如劝导、启发、鼓励、支持、解释、积极暗示、提供保证、改变环境等方法，帮助患者表述自己的情感和认识问题、消除疑虑、改善心境、矫正不良行为、增加战胜疾病的信心，从而促进心身康复的过程。主要过程和技术有倾听、指导、解释、安慰和鼓励、保证和促进人际环境的改善等。

（1）倾听：指治疗师满怀热情投入地、认真地听，并用当事人的眼光理解患者。基本技巧主要有：①多用开放式问题，少用封闭式问题提问；②及时用简单肯定的词语及躯体的语言回应谈话；③重复对方说话的内容，表示关注对方的谈话；④简单说明对方谈话内容，确认对方传达的信息；⑤肯定、感受、接纳和表达对方的情绪（共情）；⑥对谈话进行小结。

（2）指导：指治疗师指导和鼓励患者表达自己的心理问题和情感，从而缓解他们的情绪。通过交谈首先建立良好的医患关系，同时治疗者要表现出对患者的关心和理解，使他们愿意表达深层的情感体验。对不善于表达的患者应有意识地指导或示范表达；对患者的情感表达要表现出宽容、理解，并及时给予肯定、强化。

（3）解释：指治疗师针对患者的心理矛盾和困扰进行积极和有效地说明和归因，帮助他们解除顾虑、树立信心、缓解相关问题的心理压力。对患者的解释不能都一样，要根据患者的人格特点、疾病的性质和规律，注意解释的方法和技巧，且不同的情况要区别对待。

（4）安慰和鼓励：指治疗师帮助安抚那些陷入人生困境的患者或来访者的心理伤痛，并对他们的生活尽可能给予更多的关怀和帮助；同时帮助发现自身的优势、价值和资源，让他们振作精神，重新看到生活和生命的希望。

（5）保证：指治疗师对患者的某些期望和目标的追求、疾病的变化及恢复、未来的工作和生活，做出他们能接受的积极的、诚恳的和合理的保证，以坚定其对生活和战胜疾病的信心。

（6）促进人际环境的改善：指治疗师在条件允许的情况下，帮助改善与患者或来访者有关的人际关系，从而减轻他们因人际关系紧张而带来的心理压力。

4. 认知疗法。通过认知行为技术来改变患者不良认知的一类心理治疗方法的总称。所谓认知，一般是指认识活动或认识过程，包括信念和信念体系、思维和想象等。

认知心理治疗的方法以理性情绪疗法最为常用。

理性情绪疗法（rational emotive therapy，RET）由艾利斯（Albert Ellis）在20世纪50年代创立，以强烈矫正患者的不合理信念，激励适宜的、合理的信念产生为目标，结合行为矫正技术来改变患者的行为和认知。

艾利斯将不合理信念归结为3大类：人们对自己、他人以及周围环境和事物的不合理信念。这些不合理信念具有3个特征：（1）要求绝对化：如“我的病必须要治愈，否则，我的生活毫无价值”；（2）过分概括化：如在治疗过程某一治疗方法效果不理想，患者就认为病情治疗没有希望了；（3）糟糕透顶：当一个人做了一件没达到自己满意标准的事时，就认为会导致可怕的或灾难性的后果。

理性情绪疗法从认知和行为两个方面来帮助来访者处理焦虑、抑郁、恐惧情绪，以及人际关系方面的问题。

5. 行为疗法。又称行为治疗或条件反射治疗，是消除或纠正人们的异常或不良行为的一种心理治疗方法。它的主要理论基础是巴甫洛夫的经典条件反射原理和斯金纳（Skinner）操作条件反射理论（强调个体从操作活动中自己获得奖罚）。

行为疗法的主要种类有6种：

（1）脱敏疗法：可用于治疗康复患者焦虑和恐惧等情绪障碍。首先要深入了解患者的异常行为表现（焦虑和恐惧）是由什么样的刺激情境引起的，把所有焦虑反应由弱到强按次序排列（0～10分，0表示完全平静，10表示极度焦虑）。然后教会患者一种与焦虑、恐惧相抗衡的反应方式，即放松训练，使患者感到轻松而解除焦虑；进而把放松训练技术逐步、有系统地和那些由弱到强的焦虑反应同时配对出现，形成交互抑制情境。这样循序渐进地、有系统地把那些由于不良条件反射而形成的、强弱不同的焦虑反应，由弱到强一个一个地予以消除。

（2）厌恶疗法：是帮助患者将异常行为同某种使人厌恶的或惩罚性的刺激结合起来，通过厌恶性条件作用，从而达到戒除或减少这些异常行为出现的目的。

（3）行为塑造法：通过正强化而造成某种期望的良好行为的一项行为治疗技术。对于矫正患者的被动行为、提高注意力和行为的依从性等方面比较有效。对患者取得的进步及时反馈并进行正强化如表扬、鼓励、奖励等。

（4）代币治疗法：通过某种奖励系统，在患者做出预期的良好行为表现时，马上就能获得奖励，即可得到强化，从而使患者所表现的良好的行为得以形成和巩固，同时使其不良行为得以消退。

（5）暴露疗法：可用于治疗患者的恐惧心理的行为治疗技术。其治疗原则是让患者较长时间地想象恐怖的观念或置身于严重恐怖环境，从而达到消退恐惧的目的。

（6）放松疗法：通过自我调整训练，由身体放松进而导致整个身心放松，以对抗由于心理应激而引起交感神经兴奋的紧张反应，从而达到消除心理紧张和调节心理平衡的目的。主要用于治疗康复患者的焦虑、抑郁情绪和睡眠障碍等。

十五、健康生活方式相关的知识要点

（一）生活方式对健康的影响

生活方式指人们长期受到一定社会文化、经济、风俗、家庭影响而形成的一系列生活习惯、生活制度和生活意识，包括饮食结构、工作、睡眠习惯、运动、文化娱乐、社会交往等各个方面。不健康的生活方式有膳食不合理、不良饮食习惯、缺乏运动或运动不足、吸烟、过量饮酒或酗酒、心理失衡、生活无规律、睡眠不足、有病不求医、乱用补药和滥用保健品。

（二）行为矫正的相关知识

1. 行为改变技术：建立在心理学理论基础上，旨在减少、消除个体不良行为，塑造增进个体良好行为的各种有效改变人类的行为的科学方法称之为行为改变技术。

2. 行为改变技术特性：是应用实验心理学行为原理，客观、系统、有步骤地处理行为的科学；能解决个人与社会问题，增进人类适应功能；源自行为学派，强调可观察（看得见）、可测量的具体行为。

3. 正强化：在一定情境或刺激的作用下某一行为发生后立即有目的地给予强化物，以后在相同行为、相似的情况或刺激下该行为的发生频率将会提高。这种有目的的利用正强化物来提高行为出现率的行为改变原理叫正强化原理，简称正强化。能够满足人们需要的，或为人们所喜欢的，能产生愉快结果的刺激，就称之为正强化物。

（1）社会性强化物：是概括性增强物，如口语上的赞美、肢体或表情上的鼓励。

（2）物质性强化物：食物、礼物等。

（3）活动性强化物：担任干部、拥有自由时间、做喜欢做的事。

（4）代币性强化物：笑脸、贴纸、荣誉卡。

4. 负强化：当个体正在承受厌恶刺激时，一旦表现出期望的良好行为，立即撤出其正在承受的厌恶刺激，那么以后在同样的情境下该行为的出现次数就会增加。

5. 惩罚：某种情境或刺激下产生某一行为后，及时给予行为者以厌恶刺激或撤除其正享用的正强化物，以降低该行为在相同或相似情境或刺激下的出现率。

6. 逐步养成策略的运用：

（1）延长做某事的时间：当行为维持1小段时间以后即给予增强，并慢慢提高标准。

（2）缩短诱导因素出现后行为启动的时间：指导管理对象更有能力去辨识各种信息，并尽快采取应对措施。

（3）增加行为频率：如增加身体活动干预实践中要求管理对象增加每周散步的次数。

（4）改变原来的反应形式：将一开始不太类似终点目标的行为，一步步朝期望的目标迈进。

（三）健康相关行为改变的理论模式——知信行模式

知信行理论认为：信息→知→信→行→增进健康。

知：知识和学习，是基础；信：信念和态度，是动力；行：产生促进健康行为、消除危害健康行为等行为改变的过程，是目标。

（四）健康相关行为改变的理论模式——健康信念模式

人们要采取某种促进健康行为或戒除某种危害健康行为，必须具备以下3方面的认识：

1. 认识到某种疾病或危险因素的威胁及严重性：

（1）对疾病严重性的认识：指个体对罹患某种疾病严重性的看法，包括人们对疾病引起的临床后果的判断，如死亡、伤残、疼痛等；对疾病引起的社会后果的判断，如工作烦恼、失业、家庭矛盾等。

（2）对疾病易感性的认识：指个体对罹患某种疾病可能性的认识，包括对医师判断的接受程度和自身对疾病发生、复发可能性的判断等。

2. 认识到采取某种行为或戒除某种行为的困难及益处：

（1）对行为有效性的认识：指人们对采取或放弃某种行为后，能否有效降低患病危险性或减轻疾病后果的判断，包括减缓病痛、减少疾病产生的社会影响等。只有当人们认识到自己行为的有效时，人们才能自觉采取行为。

（2）对采取或放弃某种行为障碍的认识：指人们对采取或放弃某种行为所遇困难的认识，如费用的高低、痛苦的程度、方便与否等。只有当人们对这些困难具有足够认识，才能使行为维持和巩固。

3. 对自身采取或放弃某种行为能力的自信：也称效能期待或自我效能。即一个人对自己的行为能力有正确的评价和判断，相信自己一定能通过努力，克服障碍，完成这种行动，到达预期结果。

综上所述，健康信念模式在采取促进健康行为、放弃危害健康行为的实践中遵循以下步骤：首先，充分让人们对其危害健康行为感到害怕；然后，使他们坚信：一旦放弃这种危害健康行为、采取相应的促进健康行为会得到有价值的后果，同时也清醒地认识到行为改变过程中可能出现的困难；最后，使他们充满改变行为的信心。

（五）健康相关行为理论——行为学

指个体或团体与健康和疾病相关的行为。一般分为两大类，即促进健康行为和危害健康行为。

1. 促进健康行为：促进健康行为是个体或团体表现出的、客观上有利于自身和他人健康的一组行为。因此，促进健康行为又可具体分为以下6种行为：

（1）基本健康行为：指日常生活中一切有益于健康的行为，如合理营养、平衡膳食、适量睡眠、积极锻炼等。

（2）保健行为：指正确、合理地利用卫生保健资源，以维护自身健康的行为，如定期体检、预防接种等。

（3）避免有害环境行为：指主动地以回避、调适或应对方式处理自然环境及社会环境对人体健康带来各种危害的行为。

（4）戒除不良嗜好：指自觉地抵制或戒除日常生活中对健康有危害的个人偏好的行为，如戒烟、不酗酒及不滥用药物等。

（5）预警行为：指预防事故发生及正确处理已发生事故的行为，如驾驶时系好安全带、发生车祸后能进行自救或他救等。

（6）遵医行为：指患病后积极配合医护人员、服从治疗、接受护理的行为。

2. 危害健康行为：危害健康行为是个体或群体在偏离个人、他人、社会的健康期望方向上表现的一组行为。因此，危害健康行为可具体分为以下3种：

（1）不良生活方式及习惯：指一组习惯性的、危害健康的甚至能导致各种成年期慢性退行性病变的生活方式和生活习惯，如高盐饮食、吸烟、酗酒等。

（2）致病性行为模式：指导致特异性疾病发生的行为模式。目前，国内外研究较多的有A型行为模式和C型行为模式。

（3）不良疾病行为：指个体从感知自身患病到疾病康复全过程中所表现出来的一系列不良行为，如瞒病行为、恐惧行为、自暴自弃行为等。

十六、健康行为的干预原则

（一）以个体为中心

强调个体的健康责任和作用，由于不同的文化背景，人们在情趣、爱好、价值取向方面有所不同，生活方式由我们自己来掌握，选择什么样的生活方式属于个人意愿，可以告诉人们哪些是有利于健康的生活方式，可以通过多种方式和途径帮助人们做出决策，比如访谈、讲座、俱乐部、病友会，创造条件让大家进行健康生活方式的体验，指导人们掌握改善生活方式的技巧等。但不能代替他人做出选择何种生活方式的决策。

（二）以健康为中心

在健康管理过程中，要始终贯彻以人的健康为中心，树立科学的生活方式，构筑健康的“四大基石”理念，即合理膳食、适量运动、戒烟限酒、心理平衡。预防是生活方式管理的核心，其含义不仅仅是预防疾病的发生，还包括逆转或延缓疾病的发展进程。

（三）形式多元

生活方式管理可以有多种不同的形式，也可以融入健康管理的其他策略中，例如生活方式管理可以纳入疾病管理项目中，用于减少疾病的发病率，或者降低疾病的损害，可以在需求管理项目中出现，帮助人们更好地选择食物，提醒人们进行预防性医学检查等。不管用什么样的方法和技术，生活方式管理的目的都是相同的，即通过选择健康的生活方式，减少会增加疾病发生机会的危险因素，预防疾病和伤害的发生。

十七、促进健康行为的干预策略

生活方式管理是健康管理的基础。其中生活方式的干预技术在生活方式管理中非常重要，有四种主要技术，即教育、激励、训练和营销，常用于促进人们改变生活方式。（1）教育传递知识，有助于人们确立态度，改变行为；（2）激励是通过正面强化、反面强化、反馈促进、惩罚等措施进行行为矫正；（3）训练是通过一系列的参与式训练和体验，培训个体掌握行为矫正的技术；（4）营销是利用社会营销的技术推广健康行为，营造健康的大环境，促进个体改变不健康的行为。单独应用或联合应用这些技术，可以帮助人们朝着有利于健康的方向改变生活方式。

生活方式管理的策略和步骤行为改变不仅有赖于个人的知识，还依赖于观念、动机、技能和其他社会环境因素。知识的增长是行为改变的基础，但仅此是不够的。个体行为改变还需要动机、技巧和支持性环境。

行为改变取决于个人对健康危害的认识和对被推荐的能起到预防和控制健康问题的行为进行改变的接受程度。

1. 收集资料，了解生活方式：在进行生活方式管理之前，首先要了解管理对象的生活方式，包括饮食、起居、运动、嗜好等，同时还要了解管理对象的价值取向和对健康行为的态度等。饮食方面内容包括饮食结构、进食频率和数量、口味等；运动方面内容包括运动项目、运动频率和运动量；起居指的是作息时间；嗜好指是否吸烟（每日吸烟量、吸烟年限、开始吸烟年龄）和是否饮酒（酒的种类、每日饮酒量、饮酒年限和开始饮酒年龄）。

2. 评估行为危险因素：根据管理对象的生活方式，分析判断存在的健康危险因素，如高热量饮食、高脂高糖饮食、钠盐摄入过多、蔬菜水果摄入不足、不参加运动、吸烟、酗酒、作息不规律等。

3. 判断行为改变所处的阶段：在使用行为改变阶段模型时，要通过评估确定管理对象所处的行为改变阶段，应该做些简单调查（例如简短的询问或交谈，或者问卷调查）来了解对象处于行为改变的哪个阶段。然后针对每个对象的具体情况，确定针对性的改变行为的方法。

行为改变阶段模型将行为改变阶段分为以下5个阶段。没有准备阶段：未意识到健康问题，不考虑改变。犹豫不决阶段：意识到健康问题，准备改变；决定阶段：制订改变计划；行动阶段：执行计划或正在实施计划；维持阶段：继续目标行动。

以上阶段计划可因人而异，但最重要的是需要健康管理师与管理对象进行充分的沟通。

4. 制订和实施行为改变计划：制订分阶段计划，并与管理对象进行沟通。在管理对象接受行为改变的建议并尝试进行行为改变后，为管理对象制订该行为改变的阶段计划，有利于提高行为的进一步改善。在计划实施过程中，将行为的改善与管理对象本人的自我感觉和相关指标改善相联系，有利于增强管理对象执行计划的信心，也有利于提高计划的执行率。

5. 加强针对个人的行为干预：健康管理人员可通过门诊、健康咨询、随访时对管理对象进行相关内容的健康教育，增强人们改变行为的意识，提高认识和知识水平；增强行为改变的动机；讲授建立和保持健康行为所需技能；充分做好行为改变的准备；另一方面，创建健康生活方式的支持性环境，尤其是在组织机构和政策方面，以弥补个人层面策略的不足。

十八、社区干预计划的制定

（一）工作准备

收集资料，确定问题及其影响因素、目标人群。

（二）工作程序

第一步：了解社区基本情况。

第二步：确定项目目标。

第三步：确定干预方法。

干预方法包括膳食干预方法，身体活动干预方法，心理干预方法，进而促进健康生活方式。

第四步：制订活动进度表。

为了使项目活动有步骤地落实进行，在计划执行之前，应该制订项目各项工作的时间表。明确规定工作内容、要求、实施时间、地点、负责人、经费预算等内容。如在执行计划中有特殊要求，也应该在时间表内列出或补充说明。

第五步：确定资金来源和经费支出。

具体落实社区干预计划材料、师资、培训班所需经费。新购物品要考虑经费支出问题。

第六步：确定项目组织机构和人员的分工。

实施组织通常包括项目领导小组与项目技术小组。项目领导小组由与项目执行直接有关的部门决策层和项目计划的业务主持负责人组成。领导小组成员应该了解或熟悉计划的目的、意义、主要项目内容以及工作日程，负责审批计划设计方案，组织项目计划的实施，审批项目计划经费预算，提供政策支持，协作解决计划中的重大疑难问题。项目技术小组是具体执行和实施计划活动的组织。可以由一个专业机构或由业务相关单位抽调人员组成课题组或项目办公室。协调、组织各类人员落实、实施计划，定期检查和监测，确保计划的顺利执行。建立项目执行组织，应充分利用社会动员和行政干预的功能，协调社区内各有关部门的关系，采取多部门合作方式，这是确保计划顺利实施的重要组织措施。

第七步：制订项目经费预算表，同时说明经费的来源。

制订项目经费预算表，按照计划的各项活动要求选择订购或自制教材，宣传材料等。主要包括办公设备如电话、计算机、打印机、其他办公用品等，音像设备如照相机、录像机、录音机、电视机、DVD/VCD机等，教学设备如幻灯机、投影仪、小黑板、展板、易拉宝等，医疗仪器如身高体重计、软尺、血压计、血糖仪、计步器，以及交通工具等。

第二节　实施与评估

一、健康危险因素管理

（一）健康危险因素干预实施的要素

健康危险因素干预实施是按照计划设计所规定的方法和步骤来组织具体活动，就是将干预计划中的各项措施变为实践，并在实施过程中不断修正和完善。在制订完善的干预计划后，应从组织、人员和制度上确保健康干预计划的落实。应重点做好五项工作：制订实施时间表，建立实施组织，实施质量控制，培训工作人员，配备材料设备。

干预小组中应包括专家咨询组和一线的健康维护组。人员的分工也要调配完善，要制订明确的岗位责任及相关的工作制度，具体可分为项目领导小组和项目技术小组，项目领导小组包括项目负责人（资金人员组织保障）、咨询专家（技术保障）。

（二）健康危险因素干预的实施方法

1. 个体干预计划的实施方法

（1）个体干预原则：用简单明了的语言告知管理对象整个干预计划；用层次清晰的条款让管理对象记住干预清单；教方法、找问题、使用小工具；勤记录、常随访、抓住小改变；最终达到根本目的，促进健康。

（2）个体干预的主要评价指标包括：

①个体健康教育计划是否落实；

②家庭健康助理培训计划是否落实；

③是否按规定时限对干预对象进行随访；

④健康监测方案是否落实；

⑤不良生活方式和行为是否得到有效的矫正；

⑥危险因素或疾病状态（体重、腰围、血压、血糖、血脂、烟草使用和酒精饮料等）的控制程度；

⑦易患疾病的发病危险性的下降幅度；

⑧干预对象的满意度评价。

2. 群体干预计划的实施方法

（1）群体干预原则：分类指导、求同存异、分级管理、循序渐进、教授知识、提高技能、追踪态度。

（2）群体健康干预的主要评价指标：

①健康教育计划是否落实；

②健康监测方案是否落实；

③不良生活方式和行为是否得到有效的矫正；

④危险因素或疾病状态的控制程度；

⑤整体健康水平是否提高；

⑥慢性非传染病的患病率是否下降；

⑦医疗总费用的下降幅度；

⑧干预对象的满意度评价。

3. 全面健康干预管理

根据健康干预计划，阶段性实施计划和督导。根据管理对象情况，定期随访，询问健康方案的执行情况，实行个人健康维护与健康日记管理，对存在的健康问题予以指导和修正，调整方案并进行全面的干预管理。

（1）生活方式危险因素管理：对工作环境、工作负荷、饮食结构、营养搭配、生活起居、睡眠等影响健康的多种生活方式方面的危险因素进行管理。

（2）疾病管理：对管理对象已患有的某种或某些疾病进行有针对性的健康管理，如指导就医并进行系统的、积极的治疗和康复管理。

（3）亚临床状况管理：对多种因素导致的亚临床状态给予早期干预和管理，逆转亚临床发展进程，防止疾病和严重并发症的发生，使机体恢复到健康水平。

（4）心理管理：对来自多方面的心理压力、心神疲惫的状态，施以心理减压，调整心态，增强自信心，增强生活乐趣，放松身心，保持充沛的体力，全身心地投入工作和家庭生活中。

（5）应激和突发事件管理：对突发的社会和（或）家庭应激事件，能够调动机体的应激能力抵抗意外事件的突袭，使自我应激能力提高，避免身心受到重创，保持机体的正常状态。

（三）健康危险因素干预的实施流程

1. 实施流程及内容

（1）通过对管理对象的健康体检和筛查，明确干预重点。

（2）为干预对象量身定做个体的健康干预方案。

（3）按照健康干预方案制定具体实施计划。

（4）按规定时限对干预对象进行电话随访，及时了解干预对象的健康状态。

量控制小组成员可以对实施活动现场进行考察，或亲自参与实施的具体活动，在考察和参与中了解实施工作的情况，掌握第一手资料，以便发现问题、解决问题。

3. 审计方法。审计方法主要用于对经费的使用情况进行监测。对于一些大型项目的经费开支情况，必须做好分阶段审计或分项目审计和总体审计。通过审计，监测经费的管理和使用是否合理，审计结果可以用来指导经费的管理和分配，调整预算，保证经费使用效果和计划的如期完成。

4. 调查方法。通过调查，可以获得计划活动过程中的有关数据和资料。调查是对实施过程进行监督，对实施质量进行控制的常用方法。调查可分为定量调查、半定量调查和定性调查。定量调查主要用于基线（本底）调查和效果评价，而实施过程中的监测，更多的是使用半定量调查和定性调查。

（六）干预活动评估的目的

干预评估就是根据一定预设标准，将干预的客观实际与干预目标进行比较，掌握整个干预运行状态，修改干预计划或得出干预效果价值判断的过程。

干预评估的目的是从所采取的干预活动中吸取知识和经验，以便改进今后的干预行动；对正在计划中的干预行动，评估的目的是使干预计划的行动更加完善，使干预计划成功的机会最大。干预评估贯穿于干预计划的始终，它是一切健康管理项目不可缺少的组成部分。

（七）干预评估的种类和方法

根据评价内容（或对象）、评价指标（或标准）和评价研究方法的特点可将评价分为几种类型：①形成评价；②过程评价；③效应评价；④结局评价。

1. 干预过程评价

评估干预计划的策略和活动实施的质量和数量，以便及时发现问题，改进干预计划，保证干预目标的实现。过程评价起始于干预计划实施开始的时候，贯穿于干预计划执行的全过程。

2. 干预效应评价

干预效应评价又称近期和中期效果评价。评价内容为影响健康相关行为3类因素（倾向、促成、强化因素）的变化和目标人群健康相关行为的变化。如有益于健康的行为是否增加；有害于健康的行为是否得到控制和减少；暴露于危险环境的机会是否有了降低；领导及关键人物的思想观念有无转变，是否制订了有利于健康的政策和法规；社会文化环境是否改善；相关行为资源提供和可得性是否发生有利变化；相关行为技能是否提高等。健康教育的直接作用和效果主要表现于上述3类因素的变化，以及目标健康相关行为的改善，因此效应评价是健康教育项目评价的重点。

为使评价结果具科学性和说服力，要求评价严密可靠，常需采用有对照的实验或准实验评价设计类型和随机选择研究对象的方法，一般评价调查的指标和方法与该项目诊断阶段相同。

3. 干预结局评价

结局评价也称远期效果评价，即评价健康教育计划的目的是否实现。结局评价分两方面。

（1）效果：即项目对目标人群健康状况的影响，包括疾病与死亡指标，精神心理指标的变化等。

（2）效益：效益指计划在改变人群健康状况中所带来的远期社会效益和经济效益，表现为生活质量的提高和卫生保健成本降低，经济效益的指标包括费用效果与费用效益比。

（八）干预评估的设计类型

有以下几种评价设计类型可用于干预效应评价和干预结局评价。

1. 不设对照组的前后测试。这是一种最简单的评价方案。通过对比目标人群自身在干预项目实施前后的情况，来评价干预计划产生的效应和健康结局。该评价方案的优点在于设计和操作比较简单，可节省人力、物力。然而，评价结果的真实性可受到其他因素的影响，如测量者与观察者的熟练程度、测量工具等，特别是干预计划时间较长时，时间因素影响也较大。因此，这一方案比较适合对周期短的干预计划进行总结评价，同时需注意对干扰因素进行控制和调整，以减少其对结果的影响。

2. 简单时间系列设计。这也是一种非实验研究，它与单组前后比较类似，但观察时间长，要求观察的时间点多，这样才能观察干预对某行为变化的影响趋势。此研究需要能多次进行高质量的观察（调查），需保证测量结果的稳定性。

3. 非等同比较组设计。方法上类似实验研究，但实验组和对照组不是随机确定的，而是用配对方法使两者在主要因素方面相似的情况下选择对照组和干预组。此种研究较之实验研究易于实行，在进行大规模评价研究时，较实验研究省钱、省时，但兼有实验研究的优点。此种设计尤其适合于社区健康教育和健康促进计划的评价。由于此种设计未遵循随机化原则，对干预作用的解释，其说服力不如实验研究。

4. 复合时间系列设计。属准实验设计，需设立对照组，在多个时间点测量，分别观察干预后不同研究组中出现的变化。此种设计可减少历史性因素的影响，并有利于观察变化趋势。当对参与者组织定期观察时，此法尤为适用。其困难是需对研究对象干预前后进行多次观察，工作量和费用消耗较大。

5. 实验研究。此种研究是将对象按随机原则分为实验组和对照组，并严格控制干扰因素，然后观察比较他们在干预前后的情况，若干预后实验组的人群知识、态度、信念、行为比对照组发生了明显变化，说明干预有效。但此种研究一般难以实行，尤其是随机原则难以落实。

二、检后健康风险管理

（一）检后健康风险的评估依据

检后健康风险评估是估计具有一定健康特征的个人会不会在一定时间内发生某种疾病或健康的结果。这种分析过程的目的在于估计事件发生的可能性，而不是做出明确诊断，其重要特征为评估结果的量化和可对比性。

检后健康风险评估依据包括：

1. 理论依据：看起来没有病状的人也可能具有发病或导致死亡的潜在风险；通过评估，找出可能导致风险的因素进行干预，最终达到预防或延迟发病的效果。

2. 实践依据：国家公共卫生相关规定，健康管理行业标准、指南和专家共识，循证医学证据。

（二）检后健康风险评估的方法

检后健康风险评估方法分为单因素加权法和多因素模型法两种。单因素加权法是建立在单一危险因素与发病率基础上的，即将这些单一因素与发病率的关系以相对危险性表示其强度，得出的各相关因素的加权分数，即为患病的危险性。多因素模型法是建立在多因素数理分析基础上的，即采用统计学概率理论的方法得出患病危险性与危险因素之间的关系模型。

（三）检后健康管理处方

健康管理处方是根据健康风险评估结果，提出在未来一定时期内要达到的目标及实现这一目标的方法、途径等所有活动的过程。健康管理处方是个性化的，即根据个体或群体的健康危险因素，设定特定的目标，并动态追踪效果。

1. 个体健康管理处方

（1）制定原则：以健康为导向的原则、个体化原则、整体性和系统性原则、实时动态性原则、个体积极参与原则。

（2）内容：包括系统保健方案、健康教育处方、运动处方、饮食处方、功能性营养素处方、体检方案。

（3）制定实施和评价方法：一份完整的个体健康处方应包括摘要、前言、总体目标、具体目标、方法、评价和经费预算及参考资料等内容。

2. 群体健康处方

（1）原则：目标原则、整体性和系统性原则、前瞻性原则、弹性原则、参与性原则、从实际出发原则。

（2）内容：群体健康解决方案主要从提高目标人群的认知和技能、改善物质环境（如生活条件、资源）、改善社会环境（如政策、文化）等三大方面加以思考。

（3）制定实施和评价方法：同个人健康处方。

（四）检后健康随访

检后健康随访是健康体检后，根据体检结果和健康风险评估的情况，制定个性化的随访方案或计划，通过短信、电话、邮件、面对面咨询、门诊、会诊等多种方式进行健康管理和进一步的健康干预过程。

检后随访的主要内容包括：（1）健康体检结果解读；（2）跟踪提醒及健康咨询；（3）健康教育；（4）提供健康管理方案；（5）慢性病随访；（6）就医绿色通道。

检后健康随访的主要方式有电话、短信、电子邮件、面对面咨询以及随着网络发展兴起的网络咨询、微博、微信、云健康平台等。

（5）按规定时限上门随访，进行面对面的健康指导。

（6）按时完成阶段性工作总结和年度健康管理工作总结。

（7）发现干预对象健康状况恶化要及时报告，以便专家组及时发出健康预警并采取相应措施。

2．实施要点与质量控制

（1）制订实施时间表。

（2）建立实施组织。

（3）实施质量控制。

（4）培训工作人员。

（5）配备材料设备。

（四）干预活动质量控制的内容

实施健康教育计划的质量控制主要包括对工作进程、活动的内容与开展状况、对人群"知—信—行"及有关危险因素、经费的开支等进行监测。

1．对工作进程的监测：主要监测计划规定的各项活动是否按照时间表的要求按时完成，若出现延误，应找出延误的原因，并提出补救的措施。

2．对活动内容的监测：主要监测实际开展的活动在内容上、数量上是否符合计划设计的要求。

3．对活动开展状况的监测：主要监测计划实施人员是否按计划设计要求和时间表的安排进行工作；任务完成情况（数量、质量）如何；目标人群参与情况；相关部门参与支持情况；计划执行中存在的问题及解决的办法等。

4．对人群知信行及有关危险监测：主要监测目标人群在计划执行前后知识、态度、信念以及行为危险因素的变化情况。

5．对经费开支的监测：主要监测经费使用是否合理、得当，有无超支，分析超支原因，提出弥补的措施，保证计划顺利实施。

（五）干预活动质量控制的方法

实施健康教育计划的质量控制方法主要有记录与报告、现场考察和参与、审计、调查等方法。

1．记录与报告方法。从计划开始实施起就要求各分项目和各部分工作的负责人做好事先设计好的活动记录或工作日志（实施记录），及时记录各项具体活动的重要信息和资料、数据，包括活动的地点、时间、参加活动的人员、现场情况等。在记录的基础上建立工作报告制度，定期或按阶段口头或书面报告健康教育活动开展的有关情况。

2．现场考察和参与方法。为了监测实施过程和控制质量，主管人员或质

第七章　指导、培训与研究

第一节　操作指导

一、现场教学法的概念

现场教学法是指教员和学员同时深入现场，通过对现场事实的调查分析与研究，提出解决问题的方法，或总结出可供借鉴的经验，从事实材料中提炼出新观点，从而提高学员运用理论认识问题、研究问题和解决问题能力的教学方式和方法。

据查，20世纪初开始有现场教学的概念。现场教学最早始于医学院学生的生理解剖和临床教学，后来是地质矿冶学院在教学实践中开展现场教学。在教育界，有些专家把在实地举行的军队官兵训练、体育运动教学训练、商贸业务员的现场推销训练等也视为现场教学。

现场教学法通过现场查看、现场介绍、现场答疑、现场讨论和现场点评等教学环节实现教学目的。简而言之，教师利用现场教学，学员利用现场学习，核心是利用现场教学资源，实现教学目的。

二、现场教学法的理论依据

现场教学是一种教育实践活动，中国古代教育家们所倡导的身教、言教、礼教等教化思想，强调通过观察研究生活和生产的实际过程，给学生以教益。到了近代，苏霍姆林斯基提出的“自然教育”思想和陶行知提出的“生活教育”思想等，体现了现场教学思想的本质，同时为现场教学这样一种有效的教育形式提供了充分的理论依据。

（一）认识论依据

马克思主义哲学指出：实践是认识的基础，是检验真理的唯一标准，一切真知都从直接经验发源。要想获得最新的认识和知识，就必须走到实践的最前沿去参与、去观察、去感受、去体会；认识论认为“实践、认识、再实践、再认识”是人的认识深化的必然历程，人类认识的深化必须经过反复实践，只有实践才能充分揭露和展示事物的本质和规律，总结实践是人类深化认识的根本途径。

（二）心理学依据

情景认知学习理论认为，参与社会情境的文化实践是个人知识形成的源泉，而人的学习活动是非常复杂的，它与社会心理和认知等诸多因素相关。学习绝不仅仅是从中获得知识，而是要求学习者在物理环境或社会环境的交叉作用下，积极地参与和思考，通过观察、推理问题的产生和解决，获取真正有用的知识和生活本领，这样才是真正意义上的学习。

（三）教育学依据

现场教学法在教育学上的理论依据更是源远流长，丰富多样，考察起来主要有三种。一是启发教育学原理。“启发”一词源于孔子的“不愤不启，不悱不发”，就是经过开导使人有所领悟的意思，他要求教师在教学中能启发学员思考问题，积极主动地去获取知识。二是“从做中学”原理。美国教育学家杜威提出的“从做中学”的教育教学理论，在中国得到了广泛的认可和推广。三是“教学相互作用”理论。瑞士心理学家皮亚杰在“发生知识论”的基础上，提出了“教学相互作用”理论，他认为认识发生、发展的动力和基础是主客体的相互作用，一切经验发源于行动。这个理论的要点是在教育过程中，学员始终是主体，而教师、学习环境和教学手段均是客体，教学目标能否达到，最终取决于主体内的作用。因此，必须把工作重点放在学员身上。

培训健康管理师的现场教学，需要把学员带到现场，让学员自己看、自己听、自己问、自己想，最后得出结论，是完全符合以上三种教育学理论的。开展现场教学的基本思路是：把已有一定理论基础的学员带到社会实践的真实现场，通过对现场事实的调查分析研究抑或操作实施和现场验证，帮助学员自己归纳概括实际知识，增强分析问题和解决问题的能力。

三、现场教学的分类

（一）观摩学习型

其内容属于新事物、新现象、新经验，是一些成功的做法和案例，教学的主要目的是学习成功经验。

（二）教训总结型

其内容是属于新生事物，或是成功的做法，或属于失误性事例，教学目的是总结经验和吸取教训，探索正确的方法。

（三）问题诊断型

主要研究现场的问题，分析危害及其原因，并提出应对之策。

（四）决策审定型

对建设性的方案或计划进行分析、论证和研究，在要素模糊的条件下和纷繁复杂的环境中做出决策。

（五）综合型

综合以上4种特点的现场教学。

四、现场教学法的要素

（一）现场教学的要素

现场教学应具备以下5个要素：

现场，就是事实存在或事件发生地；

事实，就是客观存在的事物或事件；

实践者，就是事情的经历者或事件的知情者；

学员，就是教学活动的培训对象；

教员，就是教学活动的组织者。

（二）现场教学的特征

1. 现场即为课堂。现场教学深入现场，让教师和学员走出校门，以事实现场作为教学的场所，投身其中，亲临其境，接触现场的人、观看现场的物、考察现场的事、研究现场的礼仪，能起到“百闻不如一见”的效果。让学员走进现场，走入社会，改变以往课堂教学远离实际的状况，可以显著提高教学的直观性。

2. 事实即为教材。现场教学的学习材料取自现场，观看现场事实、听取现场介绍、进行现场交流，运用的都是现场事实材料。这些存在于第一线的最鲜活的材料，都是当今社会最值得关注的重点、热点以及难点问题。研究这些问题对学员的工作具有高度的启发和指导意义。

3. 实践者即为教师。现场教学把学员带回到实践之中，让事件和事实的当事者现身说法，介绍事实真相，叙述事件经过，陈述实际结果，传达工作思路、经验和体会。实践者的亲自讲解，比教师的课堂上传播要真切得多、具体得多、可信得多，从而大大提高了教学的有效性。

4. 学员即为主体。现场教学克服了灌输式教学的缺陷，把学员带到现场，让学员自己看、自己听、自己问、自己想、自己得出结论，依靠学员自己的亲身感受和体悟来获取知识、掌握真理。这样的教学过程，充分发挥了学员的自主性、能动性和创造性。

5. 教员即为主导。现场教学中教员充当的是组织者和指导者的角色，着重把握教学的主旨和细节，使教学效果有基本的保证。在教师的组织下，学员实现了听与看、想与学、教与研、动与静的结合。学员考察他人的实践，既有深切感，又有超然感，能自由思考，能有效培养、锻炼和增强学员发现问题、分析问题和解决问题的能力，同时也提高了教学的生动性和趣味性。

五、现场教学法的教学功能

（一）现场教学法的教学功能

1. 亲临实践现场，直接认识事实。现场是对于事实或事件的本质和规律的保留和展示。走进现场了解是人们考察认识事实和事件最直接、最有效和最可靠的方式和手段。因此，现场教学相对于其他教学方式来说，对社会现实和客观对象的认识是比较全面、真实和深刻的。

2. 面对事实讨论，深入掌握规律。现场教学中，学员在看、听、问的基础上开展讨论，既有事实的对照，又有教员的指导；既有同学的交流，又有当事者的答疑，更能激活思维、深化认识，比其他的教学方法更能透彻掌握事物的本质和规律。

3. 启发拓展思路，提高实际能力。现场教学研究的是现实问题，学习的是当前的经验，对于处在一线岗位上的健康管理师具有直接的借鉴意义。同类问题可以进行类比，参照解决；异类问题能够启发思考，创新处理，有效地提高研究和解决实际问题的能力。

（二）现场教学法与相关教学方式的区别

现场教学与理论教学、案例教学、情景模拟教学等既有联系，又有区别。现场教学是理论联系实际教学方针的最鲜明体现。在理论教学、案例教学、情景模拟和现场教学4种方式中，现场教学是最贴近实际的。因为理论教学的内容是实际内容的抽象和概括；案例教学比理论教学生动，但案例毕竟只是事实的描述，与事实有一定距离；情景模拟虽然仿真性较强，但毕竟是一种扮演；而现场教学是一种以学习为目的的准实践活动。

健康管理师培训的现场教学更是走进实践前沿，克服了课堂教学离开现实的状况，其所获所得可直接指导工作，能够有效提高学员的实际能力，达到健康管理的目的。现场教学汇集了考察参观的直觉性、经验分享的启发性、课题研究的自主性、案例教学的仿真性、情景模拟的体验性、讨论交流的互动性，具有显著的教学效果。

六、现场教学的实施

（一）准备阶段

1. 认真比较，选好现场。现场选择要具有典型性、时代性、指导性和自愿性。典型性就是正面经验要有示范性，反面教训要有警示性；时代性就是现场教学材料必须是反映时代特征的新事物、新现象、新问题的案例；指导性就是要选择对学员有指导意义的现场进行教学。事实材料反映着一些深刻的道理，具有广阔的分析空间，值得总结；自愿性，就是教学现场必须乐意配合，愿付出时间、精力、人力、物力，否则就会影响教学效果。另外，事实材料要允许存留一定时间，以便考察和研究。迅速变化的事件和必须立即处理的特急事件，不宜作为现场教学。

2. 确定主题，准备材料。开展现场教学一定要选择学员感兴趣的主题，同时主题的确定还要与整个教学计划相衔接、相协调，例如健康管理就是本书的主题。现场教学材料要符合5项要求：第一，必须是现场事实的描述，能帮学员了解实际情况；第二，必须紧贴教学主题，能帮学员理解原理；第三，必须具有一定容量，存在广阔的分析空间；第四，材料必须反映教学现场最本质、最重要的特征，以便学员尽快掌握情况；第五，材料必须列出思考题，以便学员提前进行思考和准备。

3. 设计方案，周密计划。教师在充分了解现场、熟悉详细情况的基础上，根据教学主题设计现场教学实施方案。教师必须认真准备教案，一方面要对事实材料的理论意义进行挖掘和概括，另一方面要对教学实施过程做出合理安排。各个方面、各个环节的准备工作都要细致、准确和严密。

4. 做好动员，明确要求。现场教学实施前对学员进行动员，以便统一认识，端正态度，明确要求。在动员中，教师必须把现场教学的概念、特点、要求讲清楚，尤其是要把现场教学与参观考察和案例教学等区分开来，明确学员的任务，并声明教学纪律，要求学员要有心理准备。

（二）实施阶段

1. “看”——走进现场察看。教育教学活动之所以要进入现场，是因为现场展示着不可替代的事实材料，认真察看现场是现场教学的首要环节。学员进入现场一定要用心看、仔细看，要以虚心的态度和高度负责的精神，察看现场，看清重要细节和相关因素。

2. “听”——听取现场介绍。有关人员介绍现场教学基地的基本情况。介绍者必须具备“三有”：一是有职：介绍者必须是教学基地上担任领导职务的干部，在其位谋其政，只有直接实践者才有切身感受；二是有备：介绍者必须认真准备，只有认真准备材料才能内容充实，条理清晰，适应学员需要；三是有心：只有全心支持健康管理教育事业的人，才能不厌其烦地耐心回答学员提问，与学员进行深入探讨。

3.“问”——进行现场答疑。让基地领导干部和教师回答学员提问，进一步讲解学员尚不清楚的事情，让学员客观、真实全面地掌握事实材料。让学员深入了解，就要问得深入、听得明白，真正掌握事实材料的核心和全貌，掌握材料更要客观、真实、全面。

4.“议”——开展现场讨论。组织学员充分讨论，让学员自己去总结经验，提炼规律。在组织讨论时，教师要注意调动学员热情，激活学员思维，使其打开思路，畅所欲言。同时，也要做好引导工作，使讨论既热烈开放，又围绕主题。

5.“评”——主持教师点评。教师点评是现场教学画龙点睛的关键性环节，教师要高度重视并认真准备。要坚持实事求是，有一定深度和层次，要善于从事实材料中归纳、提炼以及总结出理论观点，或是再次验证理论，使现场教学得到升华。

（三）总结阶段

1. 学员总结。学员自己要对现场教学全过程进行回顾反思，整理思路，总结收获，并形成书面材料。一要总结自己对事件或事实的真实看法，包括现状、成因和结果；二要总结从中学到哪些有用的经验或深刻教训；三要总结自己的心理感受，概括出自己所受的启发；四要设想倘若自己也遇到类似情况，如何处理；五要把感性经验上升到理性认识，得出规律性的结论，使之具有普遍性的指导意义。

2. 教师总结。教师对现场教学全过程进行全面总结，既要总结其成功经验，又要总结过程中的失误或不足，以便使下一次现场教学组织得更好。其中主要的是：一要总结教学基地选择的经验，弄清到底怎样的现场才具有现实指导意义，才能适应健康管理师培训学员的需要；二要总结指导现场工作实践者介绍和交流的经验，使实践者更好地担当教员的辅导职责；三要总结组织和激发学员讨论的经验，挖掘讨论引向深入的方法；四要总结本次现场教学的收获和不足，经验要继承，教训要总结。

七、现场教学的注意事项

首先，合理设定计划，做好细致准备。现场教学涉及场地、设备、人员组织等诸多问题，课程是否要实施以及实施次数都要提前做好论证工作，并做好场地、器材等准备工作。其次，精心组织引导，化解安全隐患。现场教学的地方可能选择在户外、工厂、医院等学生陌生的场所，这些地方不同于的学校的实训室，可能存在安全隐患。带队教师应该事先做好安全与组织纪律的教育工作，确保学生人身安全。最后，明确实施目标，避免角色错位。在现场练习的过程中，学生始终是唯一的主体，教师是主导，要避免将现场教学的主要环节设计成教师讲解与示范，学生现场单纯听而没有机会参与操作训练，达不到现场教学提高学生实际运用能力的目标。

（一）现场教学过程中教师的作用

1. 制定计划。计划是现场教学的起点，计划的好坏直接关系到现场教学的成效，周密科学的计划是现场教学成功的重要基础。

2. 组织实施。实施现场教学，如果教师讲的内容少了，组织的工作量就大了，因此必须认真地做好准备工作。

3. 引导激励。学员成了现场教学的主体，但主体作用发挥得如何，主要取决于教师的引导与激励。

4. 总结点评。点评是对现场讨论、交流所取得认识的提炼和概括，是一个总结性的环节，直接决定学员对整次课的印象和收获，影响现场教学的成效。

（二）现场教学要求教员具备的 4 项能力

1. 要有准确选题的判断能力。教员要深入社会生活，既了解社会现实，又了解学员需求，尤其是对现场事实材料要有深入的了解，只有这样才能选取学员普遍关注的主题。

2. 要有扎实的理论功力。能站在理论高度上剖析和透视现实问题，这不仅关系到主题和现场的选择、教案编写的质量，而且还关系到最后点评的效果。

3. 要有良好的组织能力。现场教学比课堂教学花费的时间长，活动空间大，联系人员多，调用资源广。只有组织能力强，才能协调好各方掌控整个过程。

4. 要有深厚的教学实力。教学现场的教学效果是教师教学实力的综合体现，只有教学经验丰富、教学素质全面的教员，才能真正组织好现场教学。

八、现场教学控场的技巧

1. 上场时大方得体，充满信心。掌握全场应该从上场那一刻起就开始，教员如果对自己的培训胸有成竹，所散发出的那份自信会对学员产生一定的感染作用。科学家法拉第分享自己的培训诀窍："假设学员一无所知，所以我对自己的培训充满自信。"

2．培训进程中要做到动静结合，目光和肢体动作做到相间相合。培训是一种五位一体的工作，教员要把自己的主张和见解传递给学员，就得把内部语言转化成外部语言，需要通过语言、表情、眼神、动作、肢体行为等方式来协同传递外部语言。

3．培训中应适当变换节奏。教员应用不同语调和不同语速进行培训，可使学员分散的注意力又转移到教员的身上，重点之处不断重复，也是变换节奏的方法。

4．设置悬念。精心选择既能扣住培训主题，又不为学员所共知的东西设置悬念，可以有效地激发学员的兴趣，调动学员的情绪，同时又要在学员兴致正浓时戛然而止，使悬念最大限度地发挥作用。

5．有目的地提问。提问不仅可以增进教员与学员之间的互动，还能促使学员产生积极的思考，教员也可以在没人准确回答时，用自己对问题的精准见解再次征服学员。

在培训过程中，教员控场的最高境界在于，营造一个让学员和自己完全融为一体的氛围，并确保将掌控氛围的总开关置于自己手中。

九、现场教学的非语言沟通

仪表应该不是判断讲课好坏的决定性因素，但它的确影响学员对教员的印象。如果想让学员相信教员在说什么，那么应该给他们留下干脆利落的第一印象。这意味着衣着要整洁洒脱，纽扣要扣好，领带和衣领要笔挺，头发要整齐，化妆要得体，鞋子必须擦干净等。

1．站姿。站姿对于做好一次培训很重要。无精打采、低着头会让人觉得没有自信，而且也不利于学员听清楚，要挺胸抬头，抱紧双拳或者双手紧紧抓住讲台等动作会限制自由走动。至于乱动话筒、边培训边在口袋里玩钥匙等行为，更是不应该的，这会分散学员的注意力。

2．手势。手势和面部表情是两个重要的辅助形式，面无表情、手势单一，或者目光呆板，对于教员和学员的交流很不利。

大体上说，学员数量多了，面部表情的效果就不明显，手势语就要用得多些。如果学员数量少的话，加上面部表情效果就会更好。说笑话时，自己要是一脸严肃，喜剧效果反而会更好。同时，因为做培训的教员很多，手势尽量不要和别人的重复，也不要毫无意义地乱用手势或手势太做作。如果教员是比较拘束的人，培训前最好考虑一下哪些地方需要手势，在镜子前反复练习。上台后手不要总是动来动去。手势语言要丰富，但不要总是重复同一种形式，也不要总用同一只手做手势，打手势的时间也要把握好。一个要点说完了，与其相应的手势也应该马上结束。

记住手势语言不单是靠手完成的，眼睛、脸、头，事实上全身器官都是可以用来做培训的，培训时也没有必要站在一个地方一动不动，不过在动的时候需要注意话筒的位置，不然，离话筒太远学员就听不到声音了。此外在培训前要仔细调试音响设备。

3. 目光交流。让每一位学员都觉得你在和他谈话，不时利用目光扫视一下场地的各个角落。如果太偏重某一部分的学员，其他学员会觉得不舒服，也没有兴趣听培训。

十、二级健康管理师承担教学的主要内容

健康监测是健康管理的第一步，如何开展有意义的健康监测、早期识别健康风险、健康预警是健康管理师的基本技能，二级健康管理师应该掌握这些技能，并能够指导培训三级健康管理师。其内容有：能够操作健康监测设备，使用健康管理的工作平台，清理、甄别现有健康监测指标，筛除无效检查，了解筛查方法的灵敏度、特异性，明确监测指标的优缺点，发现新的、早期敏感的健康监测指标，对健康监测指标的综合判断等。此外，还包括如何借助互联网平台、信息技术、移动健康、智能健康开展可操作的健康管理。

第二节　理论培训

一、现代教育技术的定义

（一）现代教育技术的基本概念

现代教育技术是教育技术的组成部分，属于教育技术的下位概念。它与教育技术的区别体现在“现代”一词上。现代教育技术的“现代”主要体现在它的数字化、网络化、多媒体化、智能化和虚拟化上。我国著名学者李克东认为，现代教育技术是指运用现代教育理论和现代信息技术，通过对教与学的过程和资源的设计、开发、利用、管理和评价来实现教学优化的理论和实践。其内涵具体体现在以下几个方面：

1. 现代教育技术以现代教育理论为指导

现代教育理论包括现代教学理论和现代学习理论，现代教育技术的应用必须以先进的教育思想和教学理论为指导，以现代教育技术推进素质教育，培养学生的创新精神和实践能力，重视应用现代教育理论指导教与学的过程和资源的设计、开发与应用。

2. 现代教育技术以信息技术为主要手段

信息技术是指获取、加工、存储、传输、表示和应用信息的技术。学校要充分利用和发挥多媒体与网络技术的优势，形成以其为基础的信息化环境和数字化教学资源。

3. 现代教育技术的研究对象是教与学的过程和资源

现代教育技术以优化教与学的过程和资源为目标。现代教育技术要同时重视优化“教”与“学”。既要重视“资源”，也要重视“过程”的研究和开发。通过优化资源，建设信息化的教学环境，开发教学软件，探索并建构信息化环境下的新型教学模式。

4. 系统方法是现代教育技术的核心思想

现代教育技术开展全部的教育实践，以系统方法为核心思想。即对教与学的过程和资源进行设计、开发、利用、管理和评价。现代教育技术要求教学的各要素有序进行，并随时进行评价和修正。

（二）现代教育技术的理论基础

1.学习理论

在现代教育技术的理论体系中，学习理论始终处于核心地位，是构成现代教育技术的重要理论支撑之一。学习理论就是探讨人类怎样学习的理论，旨在阐明学习如何发生、存在哪些规律、其过程如何、怎样才能有效学习等问题。从学习理论的发展来看，行为主义学习理论、认知主义学习理论、建构主义学习理论以及人本主义学习理论为现代教育技术的形成和发展提供了坚实的基础。

（1）行为主义学习理论

20世纪前半个世纪占主导地位的学习理论是行为主义学习理论，其理论先驱是美国心理学家桑代克，他早期通过动物的行为来研究其心理，尤其是研究动物的“学习”行为。通过研究，桑代克认为动物的学习是经过多次的试错，由刺激情境与正确反应之间形成的联结所构成的。美国心理学家华生提出心理学的研究应关注行为，而不是人的意识，他建立了行为主义心理学的基本公式，即“人和动物的全部行为都可以分析为刺激和反应”。在行为主义发展的后期，对学习理论影响最大的是斯金纳，通过实验，他将学习概括为“刺激—反应—强化”。

总体来看，行为主义学派内部对宏观上学习的解释是一致的。行为主义学习理论认为：

学习的条件：强化是学习得以进行的重要条件，即外部刺激引起学习者的反应，通过反馈对学习行为进行调节和强化，直到学习者形成正确的学习行为。

学习的过程：学习的过程是渐进试错的过程，随着错误反应不断减少，正确反应不断增加，形成固定的“刺激—反应”之间的联结，直到最后成功。

学习的结果：学习的结果就是形成刺激与反应的联结，由于得到强化而提高了行为在某种情境下发生的概率，形成了反应与情境的联系，从而获得了这种反应应对该情境以寻求强化的行为经验。

（2）认知主义学习理论

由于行为主义学习理论并未考虑人的思维、意识等内心世界，这一理论缺陷导致了认知主义理论的发展。认知主义理论的核心观点认为：学习并不是机械的、被动的“刺激—反应”的联结，学习是通过有机体积极主动的内部信息加工活动，形成新的完形或认知结构。认知主义理论的代表人物有苛勒、皮亚杰、布鲁纳、奥苏贝尔和加涅等。认知主义学习理论对于学习的条件、过程和结果也存在一些共性。

学习的条件：注重学习的内部条件，例如个体的主动性、内在动机、过去的经验和智力等。

学习的过程：积极主动地进行复杂的信息加工活动。

学习的结果：学习是形成反映整体联系与关系的认知结构。

（3）建构主义学习理论

建构主义学习理论是在认知主义学习理论基础上进一步发展而来的，其最早提出者是瑞士著名心理学家皮亚杰。该理论认为：学习是认知结构的改变，是个体主动建构自己知识的过程。影响学习的因素主要包括先前的知识经验、真实情境，以及协作与对话的作用。建构主义对学习的条件、过程和结果解释如下：

学习的条件：学习者内部的知识经验、真实情境等因素是影响学习的重要条件。

学习的过程：学习是学习者主动建构内部心理表征的过程，是学习者从不同的背景角度出发，在教师和他人协助下，通过独特的信息加工活动，建构起对现实世界意义的过程。

学习的结果：学习者形成自己独特的认知结构，这里的认知结构是围绕关键概念建构起来的网络结构知识，既包括结构性知识，也包括非结构性知识。

（4）人本主义学习理论

人本主义学习理论是以人本主义心理学的基本理论为基础的。人本主义学习理论认为学习是个人潜能的充分发展，是人格的发展，是自我的发展，是人的自我实现的过程，它强调无条件积极关注在个体成长过程中的重要作用。人本主义学习理论反对传统的无意义学习，倡导有意义的学习。

学习的条件：教师要为学生提供学习方法和条件，促进个体自由的成长。

学习的过程：学生在一定条件下自我挖掘其潜能，进行自我实现的过程。

学习的结果：学习的目的和结果是使学生整体人格得到发展，成为一个完善的人，一个充分起作用的人。

2.教学理论

教学理论是研究教学客观规律的科学，其研究范围主要包括教学过程、教师与学生、课程与教材、教学方法与策略、教学环境以及教学评价和管理等。现代教育技术从各种教学理论中吸取精华，综合运用，寻求科学依据。

（1）赞可夫的发展教学理论

赞可夫认为，要把教学目标确定在学生的最近发展区之内，教学要有一定的难度，要把促进学生的一般发展作为教学的出发点和归宿。他提出了教学原则：①以高难度进行教学；②以高速度进行教学；③理论知识起主导作用；④使学生理解学习过程；⑤使全班学生包括后进生都得到发展。

（2）布鲁纳的结构—发现教学理论

布鲁纳在20世纪50年代末提出的结构—发现教学理论认为：①学习一门学科最重要的是掌握其基本结构；②任何学科都能够运用正确的方式，有效地教给任何发展阶段的任何儿童；③要学得好，必须采取发现法。

（3）巴班斯基的教学最优化理论

巴班斯基提出了教学最优化理论，所谓教学过程最优化，是指根据培养目标和具体教学，任务联系实际，教师制定或选择一个最佳的方案，使教师和学生在花费最少的必要时间和精力的情况下取得最好的效果。他提出了十条基本教学原则：①方向性；②科学性和实践性；③系统性和连贯性；④可接受性；⑤激发动机；⑥自觉性、积极性和独立性；⑦各种方法有机结合；⑧各种教学形式最优结合；⑨为教学创造最佳条件；⑩巩固性和效用性。

（4）混合式教学理论

混合式教学理论是指在适当的时间，应用适当的媒体技术，提供与适当的学习环境相契合的资源和活动，让适当的学生形成适当的能力，从而取得最优化教学效果的学习方式。其主要特征包括：①将在线教学和传统教学的优势结合起来，把学习者的学习由浅到深地引向深度学习；②线上教学并非教学活动的辅助，而是教学的必备活动；③线下教学并非传统课堂教学活动的照搬，而是基于线上前期学习成果开展的更加深入的教学活动；④没有统一的模式，但有统一的目标，即改变过度使用讲授而导致的学生学习主动性不高，认知参与度不足，学生学习结果差异过大等问题；⑤混合式教学改革一定会重构传统课堂教学。

3.媒体传播理论

（1）戴尔的“经验之塔”理论

20世纪40年代，从事视听教育的专家艾德加·戴尔对视听教学进行了大量研究，总结了视听教育的经验，提出了著名的“经验之塔”理论。戴尔把人们学习的各种渠道统称为获得经验，将各种经验按照抽象程度由低到高进行划分，将经验划分为三大类十个层次。经验之塔底部的第一类别是做的经验，包括直接的有目的的经验、设计的经验和参与活动的经验三个层次；经验之塔中部的第二类别是观察的经验，包括观摩示范，见习旅行，参观展览，电视、电影，录音、无线电、静态图画五个层次；经验之塔顶部的第三类别是抽象的经验，包括视觉符号和语言符号两个层次。

（2）传播理论

传播理论产生于20世纪40年代的美国，最早对其研究的学者是施拉姆。他将先驱者的研究成果进行集中，把传播规律作为一门学问进行独立研究，形成了传播学。比较著名的教育传播系统模式包括香农—韦弗模式、拉斯维尔的“5W”模式和SMCR传播模式。

香农—韦弗模式可用于表明教育传播的过程，教师（信源）把教学内容（信息）编码成各种信息符号，通过相应的传播媒体转换成可传递的信号，经过各种通道（眼睛、耳朵）等传递给学习者。学习者接收信号后，通过大脑工作将信号译码，教育信息被解释、理解和储存。同时，学习者通过回答、提问、动作、表情等对所传递的信息内容做出反应，反馈给教师，教师分析反馈信息以检验传播效果，进而采取措施以提高教学效果。

拉斯维尔传播模式中的每个“W”都代表教学过程的一个要素，其中“谁（Who）”是传播者，也就是教师。“说什么（Say What）”即分析传播内容，也就是分析教学内容。“什么通道（in Which Channel）”也就是分析和研究媒体，选择最优教学媒体进行教学。“对谁（to Whom）”就是信息的接收者，即分析学生的兴趣爱好、接受行为等。“什么效果（with What Effect）”即信息传递效果，教学后教师收集学生的意见、态度及行为变化信息，作为评价效果的依据。

SMCR传播模式由贝罗提出，该模式较为全面地表明了影响传播效果的各种因素。该模式指出，传播的最终效果不是由传播过程中的某一部分所决定，而是由组成传播过程的信息源（Source）、信息（Message）、通道（Channel）、受播者（Receiver）四部分以及他们之间的关系共同决定的。

4.系统科学理论

（1）信息论。信息论的创始人是美国的数学家香农，信息论是研究系统中信息的计算、传输、交换、储存以及控制问题的科学。教育信息论主要关注现代信息技术条件下教育信息的获取、储存、传输、呈现和反馈等问题。

（2）系统论。系统论创立者是奥地利生物学家贝特朗菲。该理论认为，系统是相互依存、相互作用的，并与环境进行能量和信息交换的各个组成部分组成的具有一定功能的有机整体。教育系统论运用系统分析的方法处理教育系统各要素间、各要素与整体之间以及整体与环境之间的相互依存、相互制约的关系，以求得对问题最优化的处理。

（3）控制论。该理论创始人是美国的数学家维纳，控制的核心是反馈。教育控制论通过教育反馈信息控制和调节教师、学生和媒体的行为，以保证教学目标的实现。

（三）现代教育技术的作用

1.有效地促进学生信息素养的提高。

2.有效地促进学生科学思维能力的培育。

3.有效地促进教师专业的发展。

4.有效地促进基础教育的改革。

（四）现代教育技术的发展与趋势

1.国外现代教育技术的发展

（1）媒体教学技术的发展

19世纪末20世纪初，科学技术的迅速发展，促使照相、幻灯、无声电影等新技术日渐成熟，这些新技术逐渐在教育领域内得到应用，视觉教育逐步深入。到了20世纪20年代，无线电广播技术开始在教育中推广应用，视听教育开始发展。20世纪三四十年代，无线电广播技术进一步完善，广播教学的规模迅速扩大。20世纪70年代以后，卫星电视成为各国普及国民教育最有效的手段，计算机辅助教学也被迅速推广应用。

（2）程序教学运动与个别化教学的发展

20世纪50年代末到60年代初，是程序教学运动迅速发展的时期，一方面各种教学机器纷纷问世，另一方面程序设计广泛开展，程序教学在广泛的领域内取得了成功。进入20世纪70年代以后，随着计算机技术的迅速发展，人们将程序教学思想广泛地运用到计算机辅助教学中，计算机成了实现程序教学思想的高级程序教学机。

（3）系统科学的引入与教学系统方法的发展

20世纪60年代以后，系统科学的思想逐步渗入现代教育技术领域的各个方面，促进了现代教育技术各个分支的融合。20世纪70年代，由于系统方法在教学媒体设计、个别化学习过程设计和教学系统设计中的广泛应用，促进了媒体教学技术、个别化教学和教学系统方法这三个领域的相互交叉。

2.我国现代教育技术的发展

（1）电化教育的出现和初步发展

20世纪20年代，幻灯、电影、无线电等先进媒体传入中国，标志着我国电化教育的萌芽。20世纪30年代，随着上述媒体在教育教学活动中的应用，社会上出现了群众性学术团体——中国教育电影协会。20世纪20年代到40年代，电化教育在我国教育中发挥了一定作用，但由于当时国家经济落后、科技不发达等因素，电化教育始终未能大面积推广。新中国成立后，我国电化教育进入了有组织、有领导的发展阶段。20世纪60年代起，多地相继开办电视大学，电化教育被广泛地运用于教学中。

（2）电化教育与现代教育技术的迅速发展

20世纪70年代后期，进入改革开放，我国电化教育迅速发展。20世纪90年代以来，随着计算机的普及，计算机辅助教育成为我国现代教育技术重要的实践领域，制作计算机软件的机构相继诞生，适合学习的软件大量出现。

3.现代教育技术的发展趋势

（1）现代教育技术呈现多媒体化的发展趋势。

（2）现代教育技术呈现网络化的发展趋势。

（3）现代教育技术呈现智能化的发展趋势。

（4）现代教育技术作为交叉学科的特点将日益突出。

（5）现代教育技术将日益重视实践性和知识性研究。

（6）现代教育技术呈现应用模式多样化的发展趋势。

二、多媒体课件的设计

（一）多媒体技术的概念

多媒体（multimedia）技术产生于20世纪80年代，它的出现推动了信息技术教育应用的不断深入，多媒体辅助教学这一术语逐步取代计算机辅助教学。

对于多媒体的理解，可分为广义和狭义两种。广义的理解是指将两种或两种以上的媒体结合起来传递信息。在教学中传递教学信息的多种媒体称为多媒体组合，目前通常指多媒体教室或学习资源中心的各种设备及其软件的集合。狭义的理解专指计算机多媒体技术，即指用计算机综合处理多种媒体信息（如声音、文字、图形/图像、动画和视频等），使多种信息建立逻辑链接，集成一个系统并具有交互性。因此，多媒体技术是指把声音、文字、图形、图像等信息表现形式和计算机集成在一起，并可进行人机交互的技术。

（二）多媒体技术的特点

多媒体技术主要具有如下六个特点：

1．多样性。多样性即信息媒体的多样化，多媒体技术中媒体的组合形式多种多样。

2．集成性。集成性即能够对信息进行多通道统一获取、存储、组织与合成。多媒体技术不仅能把文字、图形、图像等不同的媒体信息组合成一个完整有机的多媒体信息，而且能够把不同的输入显示媒体（如扫描仪、数码相机等）、输出显示媒体（如显示器、投影仪、打印机等）、存储媒体（如硬盘、软盘、光盘、优盘等）和传输媒体（如电缆、光等）集成在一起，形成一个整体。

3．交互性。交互性是多媒体有别于传统信息传播媒体的主要特点之一，它可以根据需要，人为地改变信息的表现结构，实现人对信息的主动选择和控制并得到及时反馈。

4．动态性。动态性主要是指用户可以根据信息设计的需要和知识结构的特征来任意组合、修改、删除、增加需要的媒体信息。

5．友好的用户界面。多媒体技术运用声音、文字、图形、图像、动画等信息集成协调统一的界面，令用户感到非常友好。

6．易开发、可维护性。多媒体技术不仅能够轻松地处理声音、文字、图形、图像等多媒体信息，还能够利用面向对象的程序设计语言，开发出多样化的、可轻松进行维护的多媒体产品，使多媒体的操作变得更容易。

（三）多媒体课件的概念及特点

多媒体课件是以计算机为中心的，利用数字处理技术和视听技术，按照教师的教学设计，将文字、语音、图像等多种媒体信息集成在一起，以实现对教学材料的存储、加工、传递、转换和检索的计算机应用软件或者系统。多媒体课件具有以下四个特点。

1. 丰富的表现力。多媒体课件具有呈现客观事物的时间顺序、空间结构和运动特征的能力。它将一些抽象的概念、复杂的变化过程和运动形式，以内容生动、图像逼真、声音动听的教学信息展现在学生面前。

2. 交互性强。多媒体课件可以根据学生输入的信息，理解学生的意图，并运用适当的教学策略，指导学生有针对性地学习。利用及时反馈信息、调整教学的深度和广度，保证学生获得具有可靠性与完整性的知识；给学生以自主权，学生通过反馈信息进行自我调整。

3. 共享性好。随着高速信息网的不断延伸，课件所包含的教学内容可以通过连接网络的计算机进行相互传递，网络上的信息资源可以实现共享。以网络、光盘为载体的多媒体课件，使知识的传播不再受时间、地点的限制，单位、家庭及社会都可以成为“学校”，学习的时间可以根据个人情况加以选择。

4. 有利于知识的同化。采用多媒体进行教学，可以强化信息传播的强度，各种媒体相互补充，使知识信息的表达更加充分、更容易被理解。

三、多媒体课件的制作原则

（一）教育性原则

任何教学都必须围绕着一定的教学目的进行，应对学习者掌握某门课程的基础知识和基本技能、开发学习者的智力以及提高教学质量起到良好的作用。教育性是指教材应遵循认知规律，要有明确的教学目的，有助于教学对象加深对知识的理解和掌握，并通过各种媒体的合理运用和巧妙组合来增强教学内容的新奇性和趣味性，以激发学习者的求知欲。教学内容的展示要符合心理学规律，应充分分析和研究教学对象的心理状态，利用巧妙的构思和不同的形式来推动学习思维活动，帮助学习者进行分析、对比、判断，把教学中深奥抽象的概念转化为有条理的具体形象，做到由表及里、由此及彼、从感性到理性，从而达到良好的教学效果。

（二）科学性原则

要正确地反映科学知识和现代化科学技术，就必须要求制作的课件具有高度的科学性。传授科学知识的课件，必须保证表达的内容正确无误、逻辑严谨。进行模拟仿真时，动画特技要合情合理，所表现的图像及色彩要反映客观的真实性，不能使学习者对教学内容产生误解或不准确的理解。只有选题准确，传递知识、信息正确，才能保证课件的教育性，才可确保其具有真正的教育价值。

（三）集成性原则

所谓集成性，一方面是指多种媒体信息设备的集成，如视频设备、音频设备、存储设备和计算机的集成；另一方面则是指多种媒体信息载体的集成，如文字、图形、动画和声音的集成。在保证教育性和科学性实现的前提下，多媒体课件的制作主要体现在多种媒体信息载体的集成上，即如何对文字、图形、图像、动画、声音等进行艺术加工和处理，使其具有较强的表现力和感染力。

一部好的课件必须要有好的媒体设计，这就要求制作者不但要掌握多种媒体信息载体的集成方法，还要了解各种媒体本身的特性与功能，恰当地选择并且科学地使用媒体。教学媒体是根据不同的教学活动的要求选择的，众多媒体各有特性、各有优势，没有全能的单一的媒体可以适用于任何对象与内容的教学。在实际制作中应合理地选择与集成媒体，而不能偏爱哪一种就用哪一种，熟悉哪一种就多用哪一种。如有的课件一味地采用动画或者到处插入视频，没有认真分析教学内容的性质，不重视媒体设计，所用的媒体便不能充分、有效、最优地表现教学内容，从而影响教学效果。因此，在对不同媒体形式使用的总体设计中，应充分考虑到其各自的表现特性，做到科学选择、优化组合，使其发挥各自的表现能力，使教学内容得到充分展示。

（四）交互性原则

交互性是多媒体课件区别于其他教学形式的最重要的特征之一。目前，常用的电视教材虽然是由多种媒体形式组成的，但并不是多媒体教材，其原因在于电视教材的教学信息在展示时间和空间上是线性的、不可逆的，不便于学习者任意选择与组合，更无法为学习者的自学和自测提供良好的交互功能。交互性是指教学对象在学习时能够方便、灵活地操作和控制媒体，学习者可根据学习的程度与需要随时搜索、寻求帮助与评定，人与机器之间形成一问一答、相互交流信息的特征。在制作多媒体课件时怎样实现交互呢？通常课件的制作者是向学习者提供一个容易接受、掌握和使用性能优良的交互界面，它是人与计算机系统进行信息交流的通道。学习者可以通过交互界面输入一定的信息，而计算机则通过交互界面向学习者呈现一定的信息。交互界面的主要表现形式有窗口、菜单、按钮、图标等。

要使课件具有足够的交互性，制作者一定要摆脱传统的线性思维模式以及单向的时空观念，要充分考虑使用者的处境及需要。首先在教学内容的设计中就应考虑采用交互式表达方式。交互性是教学内容与学习者之间沟通的桥梁，是多媒体教材与传统教材的主要区别。

（五）实用性原则

实用性是指课件的选择与设计要考虑到教材与学习者的实际情况，并非所有的课堂教学都需要用计算机多媒体进行教学。对于几句话能讲清楚的教学内容都要用计算机进行教学，或者为了“装饰”课堂，用与教学内容没有十分密切联系的软件都是不恰当的。

在选择或设计多媒体课件时，需要考虑到实用性。如果课堂的内容用传统的教学模式或媒体就能取得良好的效果，就可以用传统的教学方式或媒体。如果一堂课用传统的教学模式不能有效地突破教学难点，不能引起学习者的兴趣、收到较为理想的教学效果，则可考虑设计或选用相应的多媒体课件。

（六）个别化原则

人在认知方面存在着个别差异，这种个别差异可分为3种类型：视觉型、听觉型和触觉型。因此，对于不同认知类型的学习者应采用不同的学习和使用方式，尽量使学习者获得他们自己所需要的使用方式。个别化是多媒体课件较为重要的特征之一。多媒体课件要突出体现个别化特点，应能适应学习者的个人特性。对于视觉型的学习者，应多提供视觉方面的图文；对于听觉型的学习者，要提供更多的音响或语言；对于触觉型的学习者，除了视听外，还要提供操纵一类的使用方式；对于认知能力不同的学习者，要提供不同程度的学习内容和学习路径等。另外，多媒体课件还应使学习者根据个人需要和兴趣，方便地选择学习时间、学习内容及调节学习进度。

（七）经济性原则

多媒体课件的制作，需要花费大量的人力和物力，所以以最少的投入制作出高质量、高性价比的多媒体课件，应是我们追求的目标。

在实际教学应用过程中，一部较好的多媒体课件的主要特征应体现在具有丰富的教学内涵和强烈的技艺感受两大方面。教学信息量、科学性、教学性、交互性、使用性是衡量一部多媒体课件内在质量的标准。而媒体是否多样，形式是否新颖，表现是否生动，图形、图像与运动是否多样、清晰、流畅是衡量其外在技艺的关键。体现多媒体课件经济性的原则是在同一教学内容的情况下，使用的媒体越简单、越方便、越经济越好。

四、多媒体课件制作的主要步骤

制作多媒体课件的流程为：选题→准备脚本→收集素材→选用制作软件→合成制作→放映预演六个步骤。

（一）选题

虽然多媒体课件是现代教育的一种新手段，但不是每一节课都需要使用课件。用户决定使用课件时，需要选好课题。课题选得好，可以提高教学质量，否则只会起反作用。

例如化学、生物、物理教材中，有的实验或知识点存在很多微观结构，很难用语言表达出来。像这样的课题完全可以利用多媒体课件来展示，让抽象的内容具体化、形象化，帮助学生理解和消化。

（二）准备脚本

脚本包括文字脚本和制作脚本。其中文字脚本包括教案和文字稿本，例如明确教学目标、教学重点、教学进程及教学结构等。制作脚本则是将教学过程具体化，例如在某个界面添加音频、视频元素，或添加动画元素等。

（三）收集素材

脚本准备完成后，就可以根据脚本内容收集素材文件，例如相应的图片图形、音频、视频，或者自己动手制作简单的流程图等。用户在空余时间可以多下载这方面的素材，同时要注意素材的版权问题。

课件素材主要包含文字、图片、音频、视频等。其中文字是课件最基本的元素，通过文字可以了解课件的内容；图片能够直观地展现出一些难以用文字描述清楚的内容；音频能够活跃课堂气氛，合理地应用音频，可以增强课件的感染力；视频能够增加课件的趣味性，吸引学生的注意力，下面介绍这些元素的获取方法。

1．文字素材：

一般情况下课件中的文字使用系统默认的字体就可以。如果想做出不一样的文字效果，用户可以在网上的一些字库网中下载需要的字体，然后安装即可。这里需要说明一点，专业的字体网的字体都是有版权的。

2．图片素材：

对于图片素材，用户可使用手机、扫描仪等电子工具将课本中的图片转换为电子版，保存在计算机里，使用时直接插入即可。除此之外，网络上也有许多专业的图库供用户下载，例如摄图网等，在该网站中，用户可通过输入关键字来获取图片素材，该网站为付费网。

3. 音频素材：

音频的获取方法分为两种，一种是通过网络下载相关配乐或音效，另一种则是录制声音。

在网络上下载配乐，尽量选择一些专业的音乐网或音乐盒来下载，因为这些网站所分享的音乐文件质量都比较高，使用起来能够为课件添彩。需要注意的是，这些音乐网站大多是付费网站。

如果想利用录音软件自己录制，可以利用手机的录音设备，或者计算机自带的录音功能进行录制。

4. 视频素材：

视频素材的获取方法也分网上获取和自行录制两种。一些视频网站上会提供大量的视频素材，用户可以根据需要下载使用。如果没有收集到合适的视频素材，就建议用户自行录制，以保证教学效果。

视频录制的方法有很多，用户可以利用手机录制，也可以利用专业的摄像机录制。除此之外，还可以通过一些录屏软件录制，例如会声会影、嗨格式录屏大师、Camtasia Studio等。

（四）选用制作软件

目前比较常用的制作软件是PowerPoint软件，或金山WPS软件。这两款软件都属于易学易用的软件，操作方法简单，新人容易上手。二者都是以一张张的幻灯片为单位，组合起来构成一份完整的课件，可以在短时间内制作出各种类型的课件。

如果用户对于其他制作软件比较熟悉，也可以选用其他软件，例如几何画板、Authorware、Flash等。

（五）合成制作

脚本设计完成，素材收集齐全，软件选好，就可以进入课件制作环节。用户只需要按照教学目标、教学结构及脚本思路，将课件按模块进行制作并添加相关的交互链接操作，整合成一份多媒体课件即可。

（六）放映预演

课件整合完成后，需要将课件进行放映预演。预演时，用户需要把控课件放映的时间及讲课的节奏，同时也要检查一遍课件是否有误，这样才能万无一失。有些教师在组合好课件后，没有最后的预演环节，从而导致课堂中出现各种问题，既耽误时间，又降低课堂教学效率，所以这一步很重要。

五、多媒体授课的教学设计

（一）多媒体授课的教学设计原则

在进行多媒体授课的教学设计时，应该遵循尽量减少外在认知加工，善用必要认知加工和促进生成认知加工的原则。具体来说，就是要在多媒体教学中落实好聚焦要义、提示结构、控制冗余、空间邻近、时间邻近、切块呈现、预先准备、双重通道、多种媒体、个性展现、原音呈现和形象在屏等具体原则，以此做到依托媒体技术实现有意义的学习，具体规则如下表所示。

表 7-1　多媒体授课的基本原则及具体内容

序号	基本原则	具体内容	
1	减少外在认知加工	聚焦要义	删除那些无关的文字、声音和画面等
		提示结构	为学生提供学习提示，突出主要学习材料的组织
		控制冗余	以画面、解说两种形式呈现信息所产生的学习效果，要比以画面、解说、文本三种形式呈现信息所产生的学习效果好
		空间邻近	在书本页面或计算机屏幕上，将画面与描述画面的文字紧邻呈现比分开呈现更能促进学生的学习
		时间邻近	将画面与对画面的解说同时呈现，比前后呈现更能促进学生的学习
2	善用必要认知加工	切块呈现	将学习材料分块呈现，让学生按照自己的学习步调学习
		预先准备	学生预先了解主要概念的名称、特征
		双重通道	学生根据画面和关于画面的解说学习，比根据画面和关于画面的文字说明学习能取得更好的学习效果
3	促进深层认知加工	多种媒体	学生同时从语词和画面中学习的学习效果，比仅从语词中学习的学习效果要好
		个性显现 原音呈现 形象在屏	采用对话风格来呈现言语信息，会使学生的学习效果更好

（二）多媒体课件的教学设计

教学设计是多媒体课件开发过程中最能体现教师教学经验和个人特点的部分，也是教师教学思想最直接和最具体的表现。教学设计主要包括教学内容分析、教学单元划分、教学模式选择等内容。

1. 教学内容分析

教学内容分析指的是根据前一阶段确定的教学目标，对教学内容进行划分，并揭示教学内容各组成部分之间的联系。

2. 教学单元划分

首先，为教学内容分配教学时间，即课时分配。其次，把每个课时的教学内容按照更加具体的教学目标划分成若干个相对独立的小块，一个小块就是一个教学单元。教学单元划分的依据是教学大纲，课件制作者应该仔细分析教学大纲，将教学内容逐步细分为一系列教学单元。同时，根据教学内容的难易程度和知识体系的具体情况，选择教学单元控制策略，即确定多媒体课件的结构。

一个教学单元，就是一段相对独立的教学活动。一般说来，一个教学单元的教学活动，主要围绕一个概念或一个知识点展开。多媒体课件在一个教学单元结束后要向学生提问，并从学生那里获得回答信息，然后对学生的回答做出反馈。因此，在设计教学单元时，除了要确定准备讲授的教学内容外，还要规定教学内容的呈现形式、向学生提出的问题，以及针对学生各种可能回答的答案的相应反馈信息。

3. 教学模式选择

一般说来，个别指导模式主要用于教学内容的呈现和讲授；操练与练习模式主要用于学生练习和评价；教学模拟模式主要用于学生的操作训练；教学游戏模式主要用于学生练习；问题解决模式则可用于教学内容的呈现、讲授以及学生练习。事实上，人们经常在一个教学单元中将多种教学模式结合起来，以适应不同的教学需求。

六、多媒体课件设计的注意事项

（一）明确课件设计思路

以学生的“学”为中心的课件设计，是目前占主导地位的设计思路。因此，制作课件，必须首先对所选教学内容进行深入细致的分析，了解课程目标、要求，分析重点、难点；其次，规划课件的板块组成，根据教学内容确定各板块所涉及的内容。然后，对课件表现形式分析，明确在教学过程中使用传统教学方法难以解决的地方在哪儿，采用什么形式能攻克这个难点，以是否能激发学生的学习兴趣，达到优化课堂教学为目的，确定整个教学课件各部分中的表现形式。

（二）提高学生的参与性

课堂教学的主体是学生，制作的课件如果全部由老师操作，不给学生动手的机会，那么就又回到了满堂灌的教学模式，所以课件制作的关键是要尽量提高学生的参与性。因此，可以设计一些学生参与的部分，让学生自己演示、操作，这样既锻炼了学生的计算机操作能力，又使学生的活动能够及时反馈给老师，教师可以根据学生的特点组织教学。

（三）应用多媒体的交互性

课件设计应注意充分利用多媒体的交互性。设计灵活的对话形式，友好的交互环境，可以调动学生积极参与。如学生对问题的回答，课件能对回答作出判断和评价，提供反馈信息，人机之间可以实时地相互交换信息，能够激发学习兴趣，促使学生有效地学习。

（四）合理使用素材

为了使课件更加生动，更富表现力，必须恰当地选择多媒体课件的素材。例如：用视频、动画描述生活中平常观察不到的现象，引起学生的学习兴趣；图片能表现某一瞬间的生动，或者展示结构；通过语音介绍能帮助学生更好地理解有关内容。

多媒体课件可以利用多种素材表现学习内容，有效地吸引学生的注意力。但是，盲目使用各种媒体，使课件中的信息过多过滥，则会造成无效信息的泛滥，会分散学生的注意力，不仅不能辅助教学，反倒会影响教学目标的实现。

因此，在制作课件的过程中，要把自身置于学生中，考虑学生能不能接受。课件除必要的包装外，应该做得朴实些，毕竟，课件是为课堂教学服务。

七、使用多媒体课件时可能出现的问题

（一）教师教育技术能力不足

多媒体辅助教学的效果在很大程度上取决于教师，而教师缺乏多媒体技术教学应用能力，会影响多媒体辅助教学效果的发挥。因此，提高教师多媒体技术教学应用能力，是提高教师媒介素养的有效途径。具体而言，提高教师多媒体技术教学应用能力有两条途径：一是学习相关教学理论并不断将所学的理论应用于教学实践；二是接受相关的培训。

（二）多媒体课件设计和使用不当

首先，多媒体课件的教学设计不足。例如，多媒体课件只是单纯地复制和粘贴教材中的文字内容，并且以文字形式的演示为主，图片、动画等形式的演示较少。其次，对课程的适切性考虑不足。例如，数学教学注重推导、演算和证明，提倡学生在推导、演算和证明的过程中学习、理解和掌握相关知识，而这些过程是不能简化和省略的，因此不宜过多地使用多媒体课件，而要多使用板书。由此可见，要充分考虑学科性质，恰当使用多媒体课件。最后，多媒

体课件制作不够精细。要尽量避免模板单调、格式缺乏规范性和统一性、颜色搭配不合理等问题。

（三）教学设计水平有待提升

利用多媒体技术可以生动、形象地呈现教学内容，加深学生对知识的理解，但目前在一些教学过程中，多媒体技术的优势并没有得到充分发挥，为此可以通过创设情境激活学生已有的知识经验，为学生提供有意义的学习环境。此外，在向学生呈现文字、图片、视频等资料时，要给学生留有思考的时间。

八、撰写科学论文的要素

科学论文不同于日记、博客或随笔，科学论文的写作更有针对性和目标导向，每一篇科学论文都有一个预期目的。科学论文的写作是一种技术性的写作，需要将逻辑融入其中，旨在澄清相关主题，并提出分析、讨论和强调论文的结果。撰写科学论文涉及以下要素。

（一）引言

所谓引言就是阐述选择研究主题的理由，它解释了为什么要进行相关的研究，以下问题的回答可以组成引言：

1. 研究问题是什么？为什么它很重要？
2. 为什么要进行研究？
3. 这个问题应该如何解决？

通过广泛思考将问题集中起来，然后形成论文的目的和目标。

（二）研究目标

一篇科学论文有一个总的目标，并且有一组达成总目标的具体目标。研究目标主要表述了作者开展研究的具体意图，通过指出目标的定义和研究方向，能够为论文的写作提供明确的路径。通常情况下，一篇科学论文要实现2～3个目标，并且必须在讨论和结论的部分回应和讨论这些目标。

（三）文献综述

科学论文总是会对已有文献进行综述，主要目的是避免重复他人的工作，在撰写文献综述的时候，能够很好地把握想要研究的相关主题。作为一名研究人员，首先应该确保工作是具有原创性的，或者说论文是建立在已经发现或已有研究的基础之上的，并非复制别人已经做过的工作。出于这个原因，在撰写任何科学论文之前，都需要阅读领域内的大量研究成果，以加深对相关主题的认识和了解。

在阅读已有文献时，作者会了解当前研究领域当中存在的空白。如果相信自己，可以做一些必要的研究来澄清或解决一个问题，那么这一未知领域就是你可以展开研究的方向。当然在开展研究之前也必须要评估自身能力，是否具有较好的学科背景知识。

（四）理论框架

科学论文应当具有理论框架。理论框架是作者进行研究的指南或地图，理论框架是文献综述的核心，它从一个现象当中提取出具体的变量，并对不同变量间的关系进行描述。

（五）研究方法

科学论文中的方法部分清晰地描述了写作程序，能够帮助研究人员充分回答问题的陈述或解决目标，方法部分也解释了为什么必须使用特定的方法来回答前期提出的问题。方法部分需要指明作者使用特定方法的理由，方法因学科而异，提供了关于研究是定性还是定量的信息。常见的定性研究方法包括访谈、焦点小组讨论等，常见的定量研究主要涉及相关性分析和因果推断。

（六）研究结果和讨论

研究结果和讨论部分是科学论文的一部分，作者通常会展示具体的发现，包括主观和客观的分析结论，以及根据其他文献对于文章当中结论的解释。主观分析主要涉及作者对所要研究问题的判断或意见，而客观分析是由数据驱动的，通过统计分析揭示相关趋势。在实际研究中作者会将二者结合起来，从不同角度看待和解释问题。

（七）研究结论和建议

在结果或讨论部分的最后，作者必须根据前期的假设形成结论和建议。研究结论是对全文的简要重述，也就是研究结果中所讨论的内容。研究建议是回应研究目标的一种体现，主要根据文章的结论提出解决现实瓶颈问题的相关对策建议。

（八）参考文献

遵循研究的一般规范，科学论文应该在研究过程中引用已有文献，确保在研究论文当中提到的任何内容都有相应的参考资料支持，同时也要确保文献引用足够细致，因为其他想要引用研究的人可能会寻找相关文献。在文献引用的数量方面没有硬性规定，但是一些期刊规定了文献引用的上限，例如最多引用30篇。此外，在文献引用时还要注重所引用文献的质量。

九、二级健康管理师的执业能力

（一）二级健康管理师申报条件

根据《中华人民共和国劳动法》的有关规定，为了进一步完善国家职业标准体系，为职业教育和职业培训提供科学、规范的依据，卫计委同劳动和社会保障部在中华预防医学会健康风险评估与控制专业委员会协助下，委托有关专家，制定了《健康管理师国家职业标准》（以下简称《标准》）。

健康管理师职业共设三个等级，分别为：助理健康管理师（国家职业资格三级）、健康管理师（国家职业资格二级）、高级健康管理师（国家职业资格一级）。任何健康管理师需要至少满足中专毕业的学历要求，同时要求健康管理师身体健康，具备一定的观察和理解、资料收集和处理、计算和分析、信息获取和使用、表达和交流、协调、管理及学习的能力。二级健康管理师的晋级培训期限不少于130标准学时。培训教师应当具备健康管理相关知识，一定的健康管理实际操作经验和丰富的教学经验，良好的语言表达能力和知识传授能力。培训二级健康管理师的培训教师应具有高级健康管理师职业资格证书或有关专业高级专业技术职务任职资格。

申报二级健康管理师必须具备以下条件之一：

（1）取得助理健康管理师职业资格证书后，连续从事健康管理工作5年以上。

（2）取得助理健康管理师职业资格证书后，连续从事健康管理工作4年以上，经健康管理师正规培训达规定标准学时数，并取得结业证书。

（3）具有医药卫生专业本科学历，取得助理健康管理师职业资格证书后，连续从事健康管理工作4年以上。

（4）具有医药卫生专业本科学历，取得助理健康管理师职业资格证书后，连续从事健康管理工作3年以上，经健康管理师正规培训达规定标准学时数，并取得结业证书。

（5）具有医药卫生专业中级或以上专业技术职业任职资格者，经健康管理师正规培训达规定标准学时数，并取得结业证书。

（6）具有医药卫生专业硕士研究生及以上学历，连续从事本职业工作2年以上。

（二）二级健康管理师的工作要求

二级健康管理师的具体工作要求和需要掌握的技能如下表所示。

表 7-2

职业功能	工作内容	能力要求	相关知识
一、健康监测	（一）健康需求分析	1. 能够与个人或人群负责人沟通，明确个人或人群健康需求	1. 群体健康及其影响因素知识
	（二）信息收集	1. 能够选用健康调查表 2. 能够设计健康调查表	1. 问卷制定与考评知识 2. 常用调查方法
	（三）信息管理	1. 能够分类和汇总收集到的信息 2. 能够检索、查询、更新和调用信息 3. 能够利用信息工具建立健康档案	1. 信息分类相关知识 2. 信息检索策略和方法 3. 健康档案设定基本要求、内容和方法
	（四）信息分析与利用	1. 能够分析动态信息资料 2. 能够撰写信息分析报告	1. 常用数据处理方法和步骤 2. 描述性统计分析知识 3. 调查报告的书写知识 4. 数据库的设计和管理知识
	（五）监测方案制定与实施	1. 能够设计健康和疾病史采集方案 2. 能够设计体检方案 3. 能够制定动态健康指标监测方案 4. 能够制定方案实施时间表 5. 能够组织和实施监测方案 6. 能够评估监测方案，并对方案的实施进行质量控制	1. 预防性诊疗服务指南 2. 健康筛选原则与步骤 3. 健康风险信息的收集、分类、分析、确定和交流、途径和步骤 4. 诊断学相关知识 5. 健康监测实施策略知识 6. 项目管理一般知识
二、健康风险评估和分析	（一）评估分析	1. 能够鉴别重要或需要优先改善的危险因素 2. 能够选择评估工具	1. 生活方式危险因素的危害及评估方法 2. 膳食运动与健康的关系及评估方法 3. 行为及心理危险因素的危害及评估方法 4. 常见疾病危险因素的危害及评估方法
	（二）评估判断	1. 能够分析健康和危险因素，找出危险因素可能存在的原因 2. 能够评估个人所处的危险水平 3. 能够告知和解释健康和疾病危险性评估结果	1. 因果关系确认的方法和步骤 2. 统计方法

（续表）

职业功能	工作内容	能力要求	相关知识
三、健康指导	（一）健康咨询	1. 能够用电话、面谈及其他媒介方式进行个性化健康咨询和指导	慢性疾病预防指南
	（二）健康教育	1. 能够制定健康教育计划 2. 能够进行个性化的健康教育 3. 能够按照不同需求对人群进行健康教育	1. 人群或个体健康信息需求的评价 2. 根据健康需求制定健康教育计划并实施
四、健康干预	（一）制定干预计划	1. 能够进行人群的需求评估，确定优先干预的健康问题和行为因素 2. 能够确定干预的短期目标和长期目标 3. 根据健康危险因素制定阶段性的健康干预计划 4. 能够根据个人或人群的重点危险因素选择适当的干预手段、场所和干预策略	1. 膳食干预 2. 运动干预 3. 行为心理干预 4. 健康干预计划制定的原则、策略和要点
	（二）实施干预计划并监控	1. 能够依据制定的干预短期目标和长期目标，分阶段实施健康干预计划 2. 能够制定实施时间表 3. 对方案实施过程进行监控，实施方案过程中发现偏离目标后立即进行纠正	1. 健康干预的实施方法和流程 2. 质量控制的内容和方法
	（三）进行干预效果评估	1. 能够评估健康干预的过程、效应和结果 2. 能够评估健康干预效果的质量，保障健康干预的先进性和科学性	1. 健康干预评估的性质、目的和意义 2. 健康干预评估的种类和内容 3. 健康干预评估的方法
五、指导与培训	（一）操作指导	1. 能够指导助理健康管理师进行实际操作	1. 现场教学法 2. 现代教育手段和技巧
	（二）理论培训	1. 能够对助理健康管理师进行技术理论培训	

附录1

健康管理师国家职业标准（试行）

中国人民共和国劳动和社会保障部制定

说　明

根据《中华人民共和国劳动法》的有关规定，为了进一步完善国家职业标准体系，为职业教育、职业培训和职业技能鉴定提供科学、规范的依据，劳动和社会保障部、卫生部共同组织有关专家，制定了《健康管理师国家职业标准（试行）》（以下简称《标准》）。

一、本《标准》以客观反映现阶段本职业的水平和对从业人员的要求为目标，在充分考虑经济发展、科技进步和产业结构变化对本职业影响的基础上，对职业的活动范围、工作内容、能力要求和知识水平都作了明确规定。

二、本《标准》的制定遵循了有关技术规程的要求，既保证了《标准》体例的规范化，又体现了以职业活动为导向、以职业能力为核心的特点，同时也使其具有根据科技发展进行调整的灵活性和实用性，符合培训、鉴定和就业工作的需要。

三、本《标准》依据有关规定将本职业分为三个等级，包括职业概况、基本要求、工作要求和比重表四个方面的内容。

四、本《标准》是在各有关专家和实际工作者的共同努力下完成的。参加编审的主要人员有：陈君石、黄建始、李明、陈晓红、王克安、侯培森、王培玉、何耀、许志伟、李可基、胡佩诚、杨镜、胡波、陈蕾、王萍、廖海涛、崔霞、曲典、靖瑞锋。本《标准》在制定过程中，得到卫生部职业技能鉴定指导中心等有关单位的大力支持，在此一并致谢。

五、本《标准》业经劳动和社会保障部批准，自2007年4月25日起施行。

健康管理师国家职业标准

1. 职业概况

1.1 职业名称

健康管理师。

1.2 职业定义

从事个体或群体健康的监测、分析、评估以及健康咨询、指导和健康危险因素干预等工作的专业人员。

1.3 职业等级

本职业共设三个等级，分别为：三级健康管理师（国家职业资格三级）、二级健康管理师（国家职业资格二级）、一级健康管理师（国家职业资格一级）。

1.4 职业环境

室内、常温。

1.5 职业能力特征

具备一定的观察、理解、表达、交流、协调、学习能力，以及信息的获取、使用和管理能力。

1.6 基本文化程度

高中毕业（或同等学历）。

1.7 培训要求

1.7.1培训期限

全日制职业学校教育，根据其培养目标和教学计划确定。晋级培训期限：三级健康管理师不少于180标准学时；二级健康管理师不少于130标准学时；一级健康管理师不少于110标准学时。

1.7.2培训教师

培训三级健康管理师的教师应具有二级健康管理师及以上的职业资格证书或有关专业中级及以上专业技术职务任职资格；培训二级健康管理师的培训教师应具有一级健康管理师职业资格证书或有关专业副高级及以上专业技术职务任职资格；培训一级健康管理师的教师应具有一级健康管理师职业资格证书2年以上或有关专业正高级专业技术职务的任职资格。

1.7.3培训场地设备

可容纳40名以上学员的标准教室；有必要的教学设备、设施；室内光线、通风、卫生条件良好。

1.8 鉴定要求

1.8.1适用对象

从事或准备从事本职业的人员。

1.8.2申报条件

——三级健康管理师（具备以下条件之一者）

（1）具有医药卫生专业大学专科以上学历证书。

（2）具有非医药卫生专业大学专科以上学历证书，连续从事本职业或相关职业工作2年以上，经三级健康管理师正规培训达规定标准学时数，并取得结业证书。

（3）具有医药卫生专业中等专科以上学历证书，连续从事本职业或相关职业工作3年以上，经三级健康管理师正规培训达规定标准学时数，并取得结业证书。

——二级健康管理师（具备以下条件之一者）

（1）取得三级健康管理师职业资格证书后，连续从事本职业工作5年以上。

（2）取得三级健康管理师职业资格证书后，连续从事本职业工作4年以上，经健康管理师二级正规培训达规定标准学时数，并取得结业证书。

（3）具有医药卫生专业本科学历证书，取得三级健康管理师职业资格证书后，连续从事本职业工作4年以上。

（4）具有医药卫生专业本科学历证书，取得三级健康管理师职业资格证书后，连续从事本职业工作3年以上，经二级健康管理师正规培训达规定标准学时数，并取得结业证书。

（5）取得医药卫生专业中级或以上专业技术职业任职资格者，经二级健康管理师正规培训达规定标准学时数，并取得结业证书。

（6）具有医药卫生专业硕士研究生及以上学历证书，连续从事本职业或相关职业工作2年以上。

——一级健康管理师（具备以下条件之一者）

（1）取得二级健康管理师职业资格证书后，连续从事本职业工作4年以上。

（2）取得二级健康管理师职业资格证书后，连续从事本职业工作3年以上，经一级健康管理师正规培训达规定标准学时数，并取得结业证书。

（3）具有医药卫生专业大学本科学历证书，连续从事本职业或相关职业工作13年以上；

（4）取得医药卫生专业副高级及以上专业技术职务任职资格后，经一级健康管理师正规培训达规定标准学时数，并取得结业证书。

（5）具有医药卫生专业硕士、博士研究生学历证书，连续从事本职业或相关职业工作10年以上。

1.8.3鉴定方式

分为理论知识考试和专业能力考核。理论知识考试采用闭卷考试或上机操作方式，专业能力考核采用现场实际操作或闭卷笔试方式。理论知识考试和专业能力考核均实行百分制，成绩皆达60分及以上者为合格。二级健康管理师和一级健康管理师还须进行综合评审。

1.8.4考评人员与考生配比

理论知识考试考评人员与考生配比为1∶20，每个标准教室不少于2名考评人员；专业能力考核考评员与考生配比为1∶20，每个考场不少于3名考评人员；综合评审委员不少于5人。

1.8.5鉴定时间

理论知识考试不少于90min；专业能力考核不少于60min；综合评审时间不少于15min。

1.8.6鉴定场所设备

理论知识考试在标准教室或配备一定数量电脑设备的标准机房进行；专业能力考核在配备多媒体设备、计算机设备的教室和配备必要体检设备的场所进行。综合评审在条件较好的小型会议室进行。

2. 基本要求

2.1 职业道德

2.1.1职业道德基本知识

2.1.2职业守则

（1）健康管理师不得在性别、年龄、身体状况、职业、民族、国籍、宗教信仰、价值观等方面歧视被服务的个体或群体。

（2）健康管理师首先应该让被服务的个体或群体了解健康管理工作的性质、特点以及个体或群体自身的权利和义务。

（3）健康管理师在对个体或群体进行健康管理工作时，应与个体或群体对工作的重点进行讨论并达成一致意见，必要时（如采用某些干预措施时）应与个体或群体签订书面协议。

（4）健康管理师应始终严格遵守保密原则，具体措施如下：

①健康管理师有责任向个人或群体说明健康管理工作的相关保密原则和规定。

②在健康管理工作中，一旦发现个人或群体有危害自身或他人的情况，必须采取必要的措施，防止意外事件发生（必要时应通知亲属或有关部门）。

③健康管理工作中的有关信息，包括个案记录、检查资料、信件、录音、录像和其他资料，均属专业信息，应在严格保密的情况下妥善保存，不得泄露。

④只有在个体同意的情况下才能对工作或危险因素干预过程进行录音、录像。在因专业需要进行案例讨论，或采用案例进行教学、科研、写作等工作时，应隐去可能会据此辨认出个体的有关信息。

2.1.3礼仪和礼貌语言知识

2.2 **基础知识**

2.2.1健康管理基本知识

（1）健康管理的基本概念与组成。

（2）健康风险评估理论与应用。

2.2.2健康保险相关知识

（1）中国医疗保险与商业健康保险的现状。

（2）中国医疗保险与商业健康保险的原理和方法。

2.2.3医学基础知识

（1）临床医学基础知识。

（2）预防医学基础知识。

（3）常见慢性非传染性疾病基本知识。

（4）卫生保健基本知识。

（5）流行病学和生物统计学基础知识。

（6）健康教育学基础知识。

（7）中医养生学基础知识。

2.2.4其他相关知识

（1）医学信息学基本概念。

（2）营养与食品安全基础知识。

（3）心理健康概念。

（4）健康相关产品知识。

（5）医学伦理学的基本概念。

（6）健康营销学相关知识。

2.2.5相关的法律、法规知识

（1）《中华人民共和国劳动法》相关知识。

（2）《中华人民共和国消费者权益保护法》相关知识。

（3）《中华人民共和国执业医师法》《中华人民共和国食品法》等卫生相关法律、法规知识。

3. 工作要求

本标准对三级健康管理师、二级健康管理师、一级健康管理师的能力要求依次递进，高级别涵盖低级别的要求。

3.1 三级健康管理师

职业功能	工作内容	能力要求	相关知识
一、健康监测	（一）信息收集	1. 能够选用健康调查表 2. 能够填写健康信息记录表 3. 能够进行身高、体重等体格测量 4. 能够识别不合逻辑的健康信息记录 5. 能够使用生活方式、健康体检信息记录表等常用健康信息记录表收集信息	1. 信息采集的原则、途径和方法 2. 基本体格测量知识
	（二）信息管理	1. 能够录入信息 2. 能够清理数据 3. 能够传递和接收健康信息 4. 能够保存健康信息	1. 健康信息鉴别与核实的原则和方法 2. 计算机应用基础知识 3. 信息安全知识 4. 个人隐私保护知识
二、健康风险评估	（一）风险识别	1. 能够识别相关健康危险因素 2. 能够选择健康风险评价指标 3. 能够使用选定的健康风险评估工具进行健康风险识别	1. 健康危险因素相关知识 2. 健康风险评估工具使用方法
	（二）风险分析	能够根据识别的健康风险结果做出初步判断	健康风险报告的书写原则和要求
三、健康指导	（一）跟踪随访	1. 能够采用电话、邮件或交谈等方法进行随访 2. 能够记录个体和群体健康指标的动态变化	1. 沟通技巧 2. 科学观察和记录的技巧

（续表）

职业功能	工作内容	能力要求	相关知识
三、健康指导	（二）健康教育	1. 能够按照既定方案，选用健康教育材料 2. 能够在个体或群体中传播健康信息	1. 健康教育计划制定方法和原则 2. 健康信息传播的方法
四、健康危险因素干预	（一）实施干预方案	1. 能够按照干预方案制订实施计划 2. 能够根据实施计划进行干预	高血压、高血脂、肥胖、吸烟等健康风险因素干预方法
	（二）监测干预效果	1. 能够利用体重计、血糖仪、血压计、记步器等等特定工具记录健康指标的变化并做出反馈 2. 能够根据干预计划核查干预措施执行情况	1. 干预的原则 2. 干预过程的记录与报告方法

3.2 二级健康管理师

职业功能	工作内容	能力要求	相关知识
一、健康监测	（一）信息收集	1. 能够收集个体或群体的健康需求信息 2. 能够根据健康需求设计健康调查表	1. 群体健康及其影响因素 2. 问卷制订与考评知识 3. 常用流行病学调查方法
	（二）信息管理与使用	1. 能够分类、汇总信息 2. 能够检索、查询、更新信息 3. 能够建立健康档案 4. 能够分析动态信息资料 5. 能够撰写健康信息分析报告	1. 信息分类和检索相关知识 2. 健康档案设计的基本原则、内容和方法 3. 常用数据处理方法和步骤 4. 健康信息分析报告的书写知识
	（三）监测方案制定与实施	1. 能够制订健康和疾病史采集方案 2. 能够制订体检方案 3. 能够制订动态健康指标监测方案 4. 能够组织和实施健康和疾病史采集方案、体检方案和动态健康指标监测方案 5. 能够选择监测方案	1. 健康风险信息的收集、分类和分析知识 2. 预防性诊疗服务知识 3. 健康筛查知识 4. 诊断学相关知识 5. 健康监测知识 6. 健康管理相关项目管理知识 7. 方案实施的质量控制方法

（续表）

职业功能	工作内容	能力要求	相关知识
二、健康风险评估和分析	（一）风险识别	1. 能够鉴别重要的或可优先改善的健康危险因素 2. 能够选择、确定健康风险评估工具	1. 生活方式对健康的影响及评估方法 2. 行为和心理因素对健康的影响及评估方法
	（二）风险分析	1. 能够分析影响健康的危险因素及其可能产生的原因 2. 能够评估个体健康风险程度 3. 能够解释健康风险评估结果	1. 流行病学因果关系知识 2. 健康风险评估知识
三、健康指导	（一）健康咨询	能够针对不同需求，用电话、面谈及其他方式进行个性化的健康咨询和指导	慢性非传染性疾病预防控制知识
	（二）健康教育	1. 能够制定健康教育计划 2. 能够组织实施健康教育计划	1. 个体或群体健康信息需求的评价方法 2. 制定健康教育计划的原则
四、健康危险因素干预	（一）制订干预计划	1. 能够根据群体需求评估结果确定优先干预的健康危险因素 2. 能够确定干预的短期目标和长期目标并制订相应干预计划	1. 膳食、体力活动干预方法 2. 行为、心理干预方法 3. 制定健康危险因素干预计划相关知识
	（二）实施与评估	1. 能够依据制定的干预短期目标和长期目标，分阶段实施健康危险因素干预计划 2. 能够对方案实施过程进行监控及调整 3. 能够评估干预的过程和结果	1. 健康危险因素干预实施方法和流程 2. 质量控制方法 3. 干预评估的目的和意义 4. 干预评估的种类和方法
五、指导，培训与研究	（一）操作指导	能够指导三级健康管理师进行实际操作	现场教学方法
	（二）理论培训	能够对三级健康管理师进行理论培训	现代教育理论与技术基础知识

3.3一级健康管理师

职业功能	工作内容	能力要求	相关知识
一、健康监测	（一）信息分析与利用	1. 能够分析和确定个体的健康需求 2. 能够分析和量化群体的健康需求 3. 能够确认和解释健康检查结果 4. 能够分析个体和群体健康或疾病发展趋势，提出解决方案	1. 健康需求分析和评估方法 2. 健康信息数据库的设计、建立与管理方法 3. 健康信息的比较与分析方法
	（二）群体监测方案制订与实施	1. 能够指导群体监测方案的制订 2. 能够审核群体监测实施方案 3. 能够组织和指导方案实施的质量控制 4. 能够评估监测方案，提出修订意见	1. 循证医学基本原则 2. 医学筛查知识
二、健康风险评估和分析	（一）群体风险评估	1. 能够根据健康危险因素确定不同群体的风险程度 2. 能够分析群体健康风险趋势、提出评估报告	1. 群体健康管理分类原则 2. 群体健康风险评估方法
	（二）群体风险管理	1. 能够确定健康风险管理重点 2. 能够制定健康风险管理方法 3. 能够制定健康风险管理质量控制原则	1. 健康风险预测技术 2. 健康风险控制策略
三、健康指导	（一）健康教育	1. 能够审核健康教育计划 2. 能够编写健康教育材料 3. 能够评估个体或群体健康教育效果	1. 健康教育计划的评价 2. 健康教育的策略和方法 3. 健康教育材料制作知识
	（二）健康维护	1. 能够制订健康维护计划 2. 能够组织和实施健康维护计划 3. 能够评估个体或群体健康改善的效果	健康维护的原则和方法
四、健康危险因素干预	（一）制定干预计划	1. 能够评价和修正个体健康危险因素干预计划 2. 能够根据群体健康需求评估结果制订群体健康危险因素干预计划	群体健康危险因素干预计划制订的原则和方法

（续表）

职业功能	工作内容	能力要求	相关知识
四、健康危险因素干预	（二）实施与评估	1. 能够制订计划实施原则 2. 能够制订评估方案 3. 能够根据评估结果提出改进建议 4. 能够分析干预的成本—效果和成本—效益	健康危险因素干预的实施原则
五、指导、培训与研究	（一）指导、培训	1. 能够指导二级健康管理师和三级健康管理师进行实际操作 2. 能够对二级健康管理师和三级健康管理师进行理论培训 3. 能够编写健康管理培训讲义	1. 培训方法 2. 培训讲义的编写方法
	（二）专业研究	1. 能够进行文献检索和综述 2. 能够开展健康管理研究并撰写论文 3. 能够评估健康管理的技术和方法	1. 科学文献检索和综述方法 2. 科研设计与论文撰写方法 3. 健康管理技术的评价方法

4.比重表

4.1 理论知识

项目		三级健康管理师（%）	二级健康管理师（%）	一级健康管理师（%）
基本要求	职业道德	5	5	5
	基础知识	50	30	20
相关知识	健康监测	15	10	10
	健康风险评估和分析	10	15	20
	健康指导	10	15	15
	健康危险因素干预	10	15	20
	指导、培训与研究	—	10	10
合计		100	100	100

4.2 专业能力

项目		三级健康管理师（%）	二级健康管理师（%）	一级健康管理师（%）
能力要求	健康监测	60	40	10
	健康风险评估和分析	10	15	30
	健康指导	15	20	25
	健康危险因素干预	15	15	20
	指导、培训与研究	—	10	15
合计		100	100	100

附录 2

参考文献

1. 王陇德. 健康管理师　国家职业资格二级[M]. 2版. 北京：人民卫生出版社，2019.

2. 王陇德. 健康管理师基础知识[M]. 2版. 北京：人民卫生出版社，2020.

3. 白书忠. 健康管理师　健康体检分册[M]. 1版. 北京：人民卫生出版社，2014.

4. 白书忠. 健康管理师　社区管理分册[M]. 1版. 北京：人民卫生出版社，2015.

5. 中国营养学会肥胖防控分会，中国营养学会临床营养分会，中华预防医学会行为健康分会，等. 中国居民肥胖防治专家共识[J]. 中华流行病学杂志，2022，43（5）：609-626.

6. 《中国高血压防治指南》修订委员会. 中国高血压防治指南2018年修订版[J]. 心脑血管病防治，2019，19（1）：1-44.

7. 国家心血管病中心国家基本公共卫生服务项目基层高血压管理办公室，国家基层高血压管理专家委员会. 国家基层高血压防治管理指南2020版[J]. 中国循环杂志，2021，36（3）：209-220.

8. 中国心血管健康与疾病报告编写组. 中国心血管健康与疾病报告2021概要[J]. 中国循环杂志，2022，37（6）：553-578.

9. 国家卫生健康委. 中国脑卒中防治指导规范（2021年版）[EB/OL]. [2023年7月19日]. http://www.nhc.gov.cn/yzygj/s3593/202108/50c4071a86df4bfd9666e9ac2aaac605/files/674273fa2ec049cc97ff89102c472155.pdf.

10. 《中国人群身体活动指南》编写委员会. 中国人群身体活动指南（2021）[J]. 中华预防医学杂志，2022，56（1）：7-8.

11. 中华医学会糖尿病学分会，国家基层糖尿病防治管理办公室. 国家基层糖尿病防治管理指南（2022）[J]. 中华内科杂志，2022，61（3）：249-262.

12. 中华医学会糖尿病学分会. 中国2型糖尿病防治指南（2020年版）[J]. 中华糖尿病杂志，2021，13（4）：315-409.

13. 中国血脂管理指南修订联合专家委员会. 中国血脂管理指南（2023年）[J]. 中国循环杂志，2023，38（3）：237-271.

14. 中国营养学会. 中国居民膳食指南（2022）[M]. 1版. 北京：人民卫生出版社，2022.

15. 国家卫生计生委. 国家基本公共卫生服务规范（第三版）[EB/OL]. 2017年[2023年7月19日]. http：//www. nhc. gov. cn/ewebeditor/uploadfile/2017/04/20170417104506514. pdf.

16. 中华医学会健康管理学分会，中华健康管理学杂志编委会. 健康体检基本项目专家共识[J]. 中华健康管理学杂志，2014，8（2）：81-90.

17. 中华医学会呼吸病学分会慢性阻塞性肺疾病学组，中国医师协会呼吸医师分会慢性阻塞性肺疾病工作委员会. 慢性阻塞性肺疾病诊治指南（2021年修订版）[J]. 中华结核和呼吸杂志，2021，44（3）：170-205.

18. 《中华人民共和国医师法》.

19. 《中华人民共和国食品安全法》.

20. 《中华人民共和国基本医疗卫生与健康促进法》.

21. 赵景波，李晓霞. 预防医学[M]. 3版. 北京：科学出版社，2020.

22. 吴疆等. 微课程和多媒体课件设计与制作规范[M]. 2版. 北京：人民邮电出版社，2016.

23. 王雨磊. 学术论文写作与发表指引[M]. 2版. 北京：文化发展出版社，2022.

24. 李志河等. 现代教育技术[M]. 3版. 北京：清华大学出版社，2019.

25. 张剑平，李艳. 现代教育技术[M]. 5版. 北京：高等教育出版社，2021.

26. 钱慎一，王曼. PPT多媒体课件制作标准教程[M]. 全彩微课版. 北京：清华大学出版社，2021.

27. 罗伯特·H. 沙姆韦，戴维·S. 斯托弗. 时间序列分析 基于R的数据分析方法[M]. 李洪成，潘文捷，译. 北京：机械工业出版社，2022.

28. 中华医学会健康管理学分会，《中华健康管理学杂志》编辑委员会. 健康体检主检报告撰写专家共识[J]. 中华健康管理学杂志，2020，14（1）：8-11.

29. 金新政. 卫生信息系统管理[M]. 北京：人民卫生出版社，2009.

30. 陈敏，金新政. 卫生管理信息系统[M]. 北京：高等教育出版社，2006.

31. 傅征，梁铭会. 数字医学概论[M]. 北京：人民卫生出版社，2009.

32. 刘文. 心理学基础[M]. 南京：南京大学出版社，2018.

33. 陈志霞. 社会心理学[M]. 北京：人民邮电出版社，2016.

34. 钱铭怡. 心理咨询与心理治疗[M]. 北京：北京大学出版社，1994.

35. 王建平，尉玮. 临床心理学[M]. 北京：中国人民大学出版社，2013.

36. 沈渔邨. 精神病学[M]. 4版. 北京：人民卫生出版社，2002.

37. 袁勇贵，徐治. 自我识别心理障碍[M]. 南京：东南大学出版社，2015.

38. 中华医学会精神科分会. 中国精神障碍分类与诊断标准[M]. 3版. 青岛：山东科技出版社，2000.

39. 侯胜田. 医疗服务营销[M]. 北京：经济管理出版社，2010.

40. 万融. 商品学概论[M]. 北京：中国人民大学出版社，2013.

41. 郭清. 中国健康服务业发展报告2017[M]. 北京：人民卫生出版社，2018.

附录3

健康管理师（二级）模拟试卷

一、单项选择题（只有1个最佳答案，请将答案填写在括号内，每题1分，计20题，共20分）

1．职业道德的产生来源于（ ）。

（A）社会分工和政治发展 （B）生产发展和社会分工

（C）生产发展和经济分工 （D）社会发展与市场经济

2．在健康管理中，不属于服务对象的义务的是（ ）。

（A）保持和恢复健康的义务 （B）配合健康管理工作的义务

（C）进行宣传、教育的义务 （D）承担相关费用的义务

3．人际沟通活动中说话的技巧错误的是（ ）。

（A）讲话速度适中 （B）避免长时间自己一个人说话

（C）恰当地运用举例引证 （D）尽量使用规范专业术语

4．中国居民健康素养三要素不包括（ ）。

（A）具备基本知识和理念素养 （B）拥有基本技能

（C）具备健康生活方式与行为素养 （D）拥有基本心理健康

5．疾病保险的保险金给付条件依据是（ ）。

（A）疾病诊断结果 （B）疾病诊断费用

（C）疾病治疗费用 （D）疾病诊断和治疗费用之和

6．现代健康观认为，健康是（ ）。

（A）没有疾病 （B）指心理健康

（C）多维的 （D）指躯体健康

7．时间序列分析以（ ）为基础。

（A）方差分析 （B）聚类分析

（C）回归分析 （D）因子分析

8．“油光满面生痤疮，口苦口臭小便黄。大便粘滞解不清，阴部潮湿白带黄。”属于中医学的（ ）体质。

（A）痰湿质　（B）气虚质　（C）阳虚质　（D）湿热质

9. 常见心理障碍的类型不包括（　　）。

（A）焦虑障碍　　（B）双相障碍

（C）精神病性障碍　（D）心境障碍

10. 已建立劳动关系，未同时订立书面劳动合同的，应当自用工之日起（　　）内订立书面劳动合同。

（A）1周　（B）10日　（C）1月　（D）2月

11. 反映肾功能的指标是（　　）。

（A）血清白蛋白　（B）血清肌酸激酶

（C）血肌酐　　　（D）血清碱性磷酸酶

12. 诊断慢性阻塞性肺疾病的必备条件是（　　）。

（A）慢性咳嗽　　　　　（B）湿啰音

（C）不完全可逆性气流受限　（D）桶状胸

13. 根据研究目的需要或研究者主观判断选择研究对象的抽样方法是（　　）。

（A）主观抽样　（B）目的抽样　（C）方便抽样　（D）雪球抽样

14. 数据分析前，原始数据录入计算机，录入文件类型一般不包括（　　）。

（A）SPSS　（B）Word　（C）Excel　（D）PDF

15. 没有列入《卫生信息数据元目录》（WS363-2011）的是（　　）。

（A）健康史　　（B）健康危险因素

（C）健康教育　（D）药品、设备与材料

16. 行为改变的阶段理论中，对于成瘾行为所特有的阶段是（　　）。

（A）维持阶段　（B）行动阶段　（C）终止阶段　（D）准备阶段

17. 糖尿病预防和膳食治疗的首要原则是合理控制（　　）。

（A）蛋白质　（B）碳水化合物　（C）脂肪　（D）总能量

18. 心理分析疗法的始创人是（　　）。

（A）罗杰斯　（B）Thorne　（C）艾利斯　（D）弗洛伊德

19. 不属于多媒体技术的特点的是（　　）。

（A）交互性　（B）动态性　（C）集成性　（D）广延性

20. 多媒体辅助教学的效果在很大程度上取决于（　　）。

（A）学生　（B）教师　（C）硬件　（D）软件

二、多项选择题（每题有2个或2个以上的答案正确，请将正确答案填写在括号内，每题2分，计10题，共20分）

21．一般认为，不良行为包括（　　）。

（A）致病性行为模式　（B）不良生活方式　（C）违规行为

（D）不良疾病行为　（E）不良情绪

22．属于必需氨基酸的有（　　）。

（A）色氨酸　（B）丙氨酸　（C）亮氨酸　（D）丝氨酸　（E）精氨酸

23．老年期的心理生理发展特点包括（　　）。

（A）感知觉功能下降　　（B）自我意识明确，意志坚定

（C）易兴奋、易激惹　　（D）以自我为中心

（E）生理方面退行性变化

24．属于肌肉力量的评价指标有（　　）。

（A）台阶试验　（B）引体向上　（C）仰卧举腿

（D）坐位体前屈　（E）俯卧背伸

25．以问题为导向记录的基本要素有（　　）。

（A）个人基础资料　（B）问题描述　（C）转会诊记录

（D）健康问题随访记录　（E）健康体检

26．不能在空腹状态下进行的检查项目有（　　）。

（A）血脂测定　（B）血小板计数　（C）经颅多普勒检查

（D）胸部X线检查　（E）平板运动试验

27．属于健康教育计划过程评价指标的有（　　）。

（A）干预活动覆盖率　（B）目标人群满意度　（C）有效指数

（D）活动经费使用率　（E）干预活动暴露率

28．健康的“四大基石”是（　　）。

（A）合理膳食　（B）适量运动　（C）良好的生活方式

（D）戒烟限酒　（E）心理平衡

29．检后健康风险评估方法包括（　　）。

（A）单因素加权法　（B）多因素模型法　（C）回归分析法

（D）分层分析法　　（E）生存分析法

30．多媒体课件设计原则中，善用必要认知加工原则下的具体原则包括（　　）。

（A）切块呈现　（B）时间邻近　（C）预先准备　（D）双重通道

（E）个性显现

三、判断题（请将答案填写在括号内，正确请填写字母A，错误请填写字母B，每题1分，计10题，共10分）

（　　）31．职业道德通常是一种非强制性约束机制。

（　　）32．健康管理工作中，健康管理提供者是主要道德责任方。

（　　）33．任何有能力进行健康管理项目开发及服务的机构都应该是健康管理服务的提供者。

（　　）34．统计学中的第II类错误：指的是原假设是错误的，却没有拒绝。

（　　）35．速度也是一种数据。

（　　）36．非因工负伤，在规定的医疗期内的，用人单位不得解除劳动合同。

（　　）37．咨询师应尽量劝说服务对象接受正确的建议。

（　　）38．检后流程设计对体检质量无影响。

（　　）39．缺乏明确目标的健康教育计划无意义。

（　　）40．科学论文在研究过程中可以不引用已有文献。

四、简答题，每题5分，共30分。

41．简述心理障碍临床诊断需要注意的因素。

42．简述在健康教育实施中应遵循的伦理原则。

43．简述健康咨询通常包含的五个基本步骤。

44．简述身体活动干预的原则。

45．简述健康危险因素干预实施应重点做好的五项工作。

46．简述现场教学的主要类型。

五、论述题，每题10分，共20分。

47．试述骨质疏松的主要危险因素及高危人群。

48．陈述健康风险评估所基于的假说。

附录 4

健康管理师（二级）模拟试卷参考答案

一、单项选择题

1.B　2.C　3.D　4.D　5.A　6.C　7.C　8.D　9.B　10.C　11.C　12.C　13.B　14.D　15.C　16.C　17.D　18.D　19.D　20.B

二、多项选择题

21.ABCD　22.AC　23.ACDE　24.BCE　25.ABCD　26.CE　27.ABCDE　28.ABDE　29.AB　30.ACD

三、判断题

31.A　32.A　33.A　34.A　35.A　36.A　37.B　38.B　39.A　40.B

四、简答题，

41.简述心理障碍临床诊断需要注意的因素。

答：

至少需要关注四方面的因素：

（1）应激因素，即当事人是否存在足以引起心理异常的生物-心理-社会因素；

（2）心理异常的表现形式与内容，即心理异常的具体表现以及是否与应激因素相关；

（3）心理异常是否造成当事人精神痛苦或社会功能损害；

（4）心理异常的持续时间以及影响因素。

42. 简述在健康教育实施中应遵循的伦理原则。

答：

（1）承认并尊重每个人或每种文化的价值与权利。

（2）尽可能减少对目标人群正常生活和工作秩序的影响。

（3）任何检测和干预活动应做到知情同意，而不能强迫、利诱和隐瞒信息。

（4）尊重目标人群的隐私，对个人信息保密。

（5）教育引导与规范约束并重。

（6）关注目标人群的个性化需求。

43. 简述健康咨询通常包含的五个基本步骤。

答：

评估；劝告；达成共识；协助；安排随访。

44. 简述身体活动干预的原则。

答：

（1）循序渐进运动量要由小到大，动作由简到繁。

（2）贵在坚持。

（3）系统全面。

（4）运动应从个人的实际出发。

（5）运动应符合安全、效果好、有趣的原则。

45. 简述健康危险因素干预实施应重点做好的五项工作。

答：

制订实施时间表；建立实施组织；实施质量控制；培训工作人员；配备材料设备。

46. 简述现场教学的主要类型。

答：

观摩学习型；教训总结型；问题诊断型；决策审定型；综合型。

五、论述题

47. 试述骨质疏松的主要危险因素及高危人群。

答：

包括性别、年龄、种族、身材、体重、家族骨折史、钙和维生素D摄入量、每日日照时长、活动量、吸烟史、饮酒、饮茶或咖啡、过早绝经、绝经时间、绝经后是否激素替代治疗、怀孕次数、患影响骨代谢的疾病、应用影响骨代谢的药物等。

骨质疏松症的高危人群主要分布在绝经后的女性和50岁以上男性，其次是钙和维生素D缺乏、吸烟、过量饮酒和咖啡、身体活动少、性激素低下等人群。

48. 陈述健康风险评估所基于的假说。

答：

（1）若已知某一特定疾病的发生率及危险因素，则改变人群的危险因素暴露率将会改变疾病的发生率。

（2）提供个体风险相关的信息将会提高个体自我改善的意识（降低风险）并付诸行动。

在现实社会中，那些看起来健康且没有病状的人，也可能具有发病或致死亡的潜在风险。风险评估的假设认为通过评估能够找出可能导致风险的因素，通过控制这些危险因素就可以预防或降低致病或死亡的可能性，达到预防或延迟发病的效果。